Biological Research and Application of Paralytic Shellfish Poisoning Toxins

中国海洋生物资源研究丛书

麻痹性贝类毒素
生物学研究与应用

张晓玲　杨桥

编著

华中科技大学出版社
http://www.hustp.com
中国·武汉

内 容 简 介

本书共分为8章,内容包括麻痹性贝类毒素的结构与性质,麻痹性贝类毒素的毒性与毒理,麻痹性贝类毒素的来源与危害,赤潮甲藻藻际菌群的结构与功能,麻痹性贝类毒素的生物与化学合成,麻痹性贝类毒素的提取与分析,麻痹性贝类毒素污染监测与水产品质量安全,麻痹性贝类毒素的药用价值与开发利用。

本书详细介绍了国内外研究人员在麻痹性贝类毒素的生物学研究与应用方面取得的最新进展,体现了该领域的研究水平与发展趋势。

本书可作为高等院校海洋生物学、环境科学研究生及本科生的教学用书,也可用作从事海洋科学、环境微生物学及藻毒素生物学研究及管理人员的参考书。

图书在版编目(CIP)数据

麻痹性贝类毒素生物学研究与应用/张晓玲,杨桥编著.—武汉:华中科技大学出版社,2022.6
ISBN 978-7-5680-6677-8

Ⅰ.①麻… Ⅱ.①张… ②杨… Ⅲ.①贝类-毒素-研究 Ⅳ.①R996.3

中国版本图书馆 CIP 数据核字(2022)第 079559 号

麻痹性贝类毒素生物学研究与应用 　　　　　　　　　　张晓玲　杨　桥　编著
Mabixing Beilei Dusu Shengwuxue Yanjiu yu Yingyong

策划编辑:罗　伟
责任编辑:马梦雪　李　佩
封面设计:孙雅丽
责任校对:刘　竣
责任监印:周治超
出版发行:华中科技大学出版社(中国·武汉)　　　电话:(027)81321913
　　　　　武汉市东湖新技术开发区华工科技园　　　邮编:430223
录　　排:华中科技大学惠友文印中心
印　　刷:武汉科源印刷设计有限公司
开　　本:787mm×1092mm　1/16
印　　张:14.75　插页:2
字　　数:370千字
版　　次:2022年6月第1版第1次印刷
定　　价:88.00元

《麻痹性贝类毒素生物学研究与应用》

编 委 会

网络增值服务

使 用 说 明

欢迎使用华中科技大学出版社医学资源服务网 yixue.hustp.com

 使用流程

（建议读者在PC端完成注册、登录、完善个人信息的操作）

（1）PC 端操作步骤

① 登录网址：http://yixue.hustp.com（注册时请选择普通用户）

注册 ▷ 登录 ▷ 完善个人信息

② 查看数字资源：（如有学习码，请在个人中心 - 学习码验证中先验证，再进行操作）

选择
图书

首页图书 ＞ 图书详情页 ＞ 查看数字资源

（2）手机端扫码操作步骤

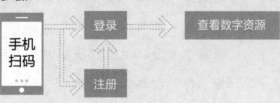

前　言

////////////

　　自然是人类的生存之本、发展之基,而人类面临着全球气候变暖、生物多样性遭严重破坏及环境污染的巨大挑战。如何谋求与自然的和谐共生,实现人类的可持续发展,仍是我们在认识及改造世界过程中亟待解决的重要议题。

　　有害藻华(harmful algal blooms,HABs)是全球性生态灾害,包括海洋赤潮和淡水水华,严重危害水体生态环境,给海洋渔业、近海养殖业及旅游业等带来巨额经济损失。其还引发种类繁多的藻毒素(phycotoxin),经食物链传递,严重威胁人类健康与生命安全。揭示赤潮成因并探求其科学防控,已成为当今海洋科学领域的研究前沿。有害藻华是我国近海较为突出的生态灾害之一,随着经济的快速发展和生产生活等所导致的水体富营养化程度的持续加剧,我国近海有害藻华的发生规模与频率逐年增大,已受到国家与社会各界的广泛关注。

　　已有藻毒素中,麻痹性贝类毒素(paralytic shellfish poisoning toxin,PSP)的全球分布广、毒害事件发生频率高,对公众的生命健康危害最为严重。海洋甲藻、淡水蓝藻及部分海洋细菌均可产生 PSP,而 PSP 的来源问题,目前仍悬而未决。PSP 的跨界分布现象背后蕴含的自然规律是什么? 其意义及应用价值为何? 只有深入开展有害藻华基础与应用的研究,才能早日实现其科学防控,造福人类。

　　浮游藻类与海洋细菌均为地球早期的生命形式,两者已共存数亿年。浮游藻类是海洋生态系统中最重要的初级生产者,而海洋细菌则是生物地球化学循环的重要引擎。藻菌共同构成了海洋生态系统结构与功能的关键调控者。而藻际菌群是见证藻类起源与进化的"活化石"。藻际是蕴含丰富微生物种群的特殊生态位,在此微尺度环境内演绎着复杂的动态藻菌互作(algae-bacteria interaction，ABI）关系。藻菌在进化过程中形成了互惠共生、相互竞争或抑制拮抗等复杂奥妙的微生态关系，并随着藻的生存环境与生长时期的改变而发生动态变化，凸显了结构可变与功能可塑的智能性。

浮游藻类是藻华发生的始因，而藻菌关系渗透于藻华发生、发展、演替及衰退消亡始末。利用现代多维组学手段开展多学科交叉研究，解析此复杂的动态跨界关联，是破解 PSP 产生之谜的关键，亦是探求赤潮科学防控的基石。而精确解读藻际菌群的结构与功能，已成为阐释藻菌关系的关键，亦可为实现"以菌治藻"、探索有害藻华的生物防治提供重要支撑。

编者于 2017 年创建了 ABI 研究组，聚焦于探索海洋赤潮甲藻藻际菌群（phycosphere microbiota，PM）的结构与功能。秉承严谨求实的科学态度与开拓创新的探索精神，通过团队的不懈努力，谋求揭示藻菌关系奥秘、拓展实际应用的新突破，为探索、利用与改造自然贡献力量。

当今科技发展日新月异，对麻痹性贝类毒素生物学研究与应用的认识亦应与时俱进。编者在长期的科学研究实践中，深感对此更新的必要性与紧迫性。本书的出版，即是对其最新研究成果的系统性归纳与总结。本书包括 8 章，第 1 章为麻痹性贝类毒素的结构与性质；第 2 章为麻痹性贝类毒素的毒性与毒理；第 3 章为麻痹性贝类毒素的来源与危害；第 4 章为赤潮甲藻藻际菌群的结构与功能；第 5 章为麻痹性贝类毒素的生物与化学合成；第 6 章为麻痹性贝类毒素的提取与分析；第 7 章为麻痹性贝类毒素污染监测与水产品质量安全；第 8 章为麻痹性贝类毒素的药用价值与开发利用。力争通过此书，抛砖引玉，给关注麻痹性贝类毒素生物学研究及应用的读者提供有益的帮助与启发。

本书获得国家自然科学基金（41876114）、舟山市科技局项目浙江海洋大学科技专项（2022C41018）、浙江海洋大学"海洋科学"浙江省一流学科（A 类）建设专项的资助。

在本书编写过程中，获得了武汉大学校友缪辉南老先生、上海海洋大学何培民教授的悉心指导及大力支持，同时，得到了 ABI 研究组研究生蒋志伟、冯琪、段钰涵、齐敏、李金燕、李桂先、解鹏飞、王作春、徐嘉泉和王书恒的帮助，在此一并表示衷心感谢。

限于编者知识水平，本书难免存在疏漏与不当之处，恳请各位专家和广大读者提出宝贵意见。

编　者

目录

第 1 章

麻痹性贝类毒素的结构与性质

有害藻华(harmful algal blooms,HABs)是全球典型的生态灾害,包括海洋赤潮和淡水水华,严重危害水体生态环境,给海洋渔业、近海养殖业及旅游业等带来巨额经济损失。其还引发种类繁多的藻毒素(phycotoxin),经食物链传递,严重威胁人类健康与生命安全。已发现的各类藻毒素中,麻痹性贝类毒素(paralytic shellfish poisoning toxin,PSP)的分布范围广、毒害事件发生频率高、对公众生命健康危害最为严重。本章主要介绍麻痹性贝类毒素(PSP)的种类、结构和性质。

1.1 有害藻华与藻毒素

海洋生态系统中生活着数量庞大的微型(几微米到几毫米)浮游藻类,构成了海洋食物链的基础。浮游藻类吸收光能,利用水体中的碳、氮、磷等元素合成有机物,并通过食物链传递,支撑着庞大的海洋生态系统。但在一定的条件下,部分藻类可迅速生长或聚集,使海水中藻细胞密度骤增,导致海水颜色改变,即赤潮(red tide)。但赤潮并非全部为红色,由于赤潮引发物种的不同,赤潮发生时海水会呈红色、绿色、灰色及褐色等颜色。部分微藻如定鞭藻纲(Prymnesiophyceae)抑食金球藻(*Aureococcus anophagefferens*)可引发褐潮(brown tide)。大型绿藻如浒苔属(*Enteromorpha*)或石莼属(*Ulva*)及微绿球藻属(*Nannochloris*)藻类可引发绿潮(green tide)(图 1-1)。

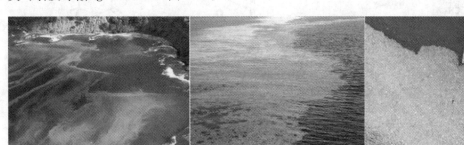

扫码看
彩图

图 1-1 三种典型有害藻华的发生实景

　　赤潮引发了种类繁多的藻毒素,经食物链的传递而严重威胁人类生命健康。代表性的藻毒素包括麻痹性贝类毒素(PSP),冈田软海绵酸(okadaic acid,OA)及扇贝毒素(pectenotoxin,PTX)等腹泻性贝类毒素(diarrhetic shellfish poison,DSP)、神经性贝类毒素(neurotoxic shellfish poison,NSP)、记忆丧失性贝类毒素(amnesic shellfish poison,ASP)及雪卡毒素(ciguatoxin,CTX)等。近年来,还陆续发现了环亚胺类毒素和氮杂螺环酸类毒素如原多甲藻酸(azaspiracid,AZA)、虾夷扇贝毒素(yessotoxin,YTX)、螺环内酯毒素(spirolide,SPX)等有毒物质(图1-2)。

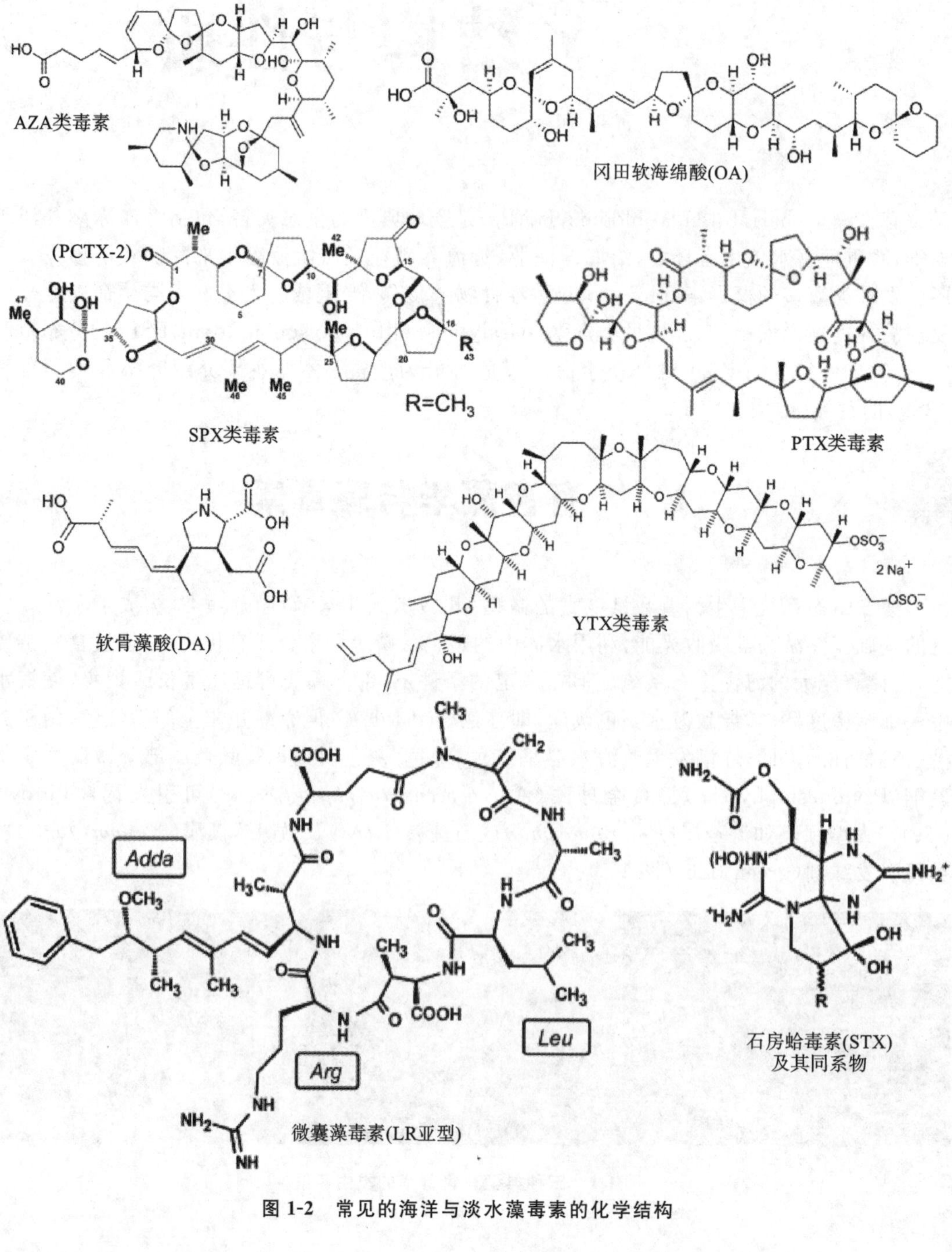

图1-2　常见的海洋与淡水藻毒素的化学结构

拟柱孢藻毒素　　　　　　　　　鱼腥藻毒素

续图 1-2

在已发现的藻毒素中,PSP 的毒性强,经常造成中毒者死亡;又因其引发的中毒事件范围的广布性与频率的高发性,已成为世界各国水产品质量安全监测的重点关注对象。

1.2　石房蛤毒素的首次发现

麻痹性贝类毒素(PSP)包括石房蛤毒素(saxitoxin,STX)及其类似物。PSP 是一类天然强效神经毒素,人体误食后会出现神经系统症状,如麻痹和呼吸困难,因此称其为麻痹性贝类中毒(paralytic shellfish poisoning)。

1957 年人类首次从大石房蛤(*Saxidomus giganteus*,或 *Saxidomus gigantea*)中分离获得石房蛤毒素(STX)。随后在加州贻贝(*Mytilus californianus*)中再次发现 STX(图 1-3)。在许多可食用软体动物及河鲀中也陆续报道发现 STX 及其类似物。而 STX 已成为目前研究最多的 PSP 类物质。

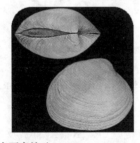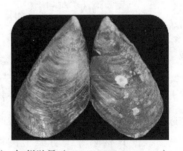

大石房蛤(*Saxidomus giganteus*)　加州贻贝(*Mytilus californianus*)

图 1-3　最早报道分离 STX 的大石房蛤及加州贻贝的形态图

扫码看
彩图

自 STX 首次发现到人源 $Na_v1.5$ 蛋白结构的解析,PSP 研究经历了 70 多年的发展历程,多位科学家在各自的研究领域内做出了一系列重要学术贡献(表 1-1)。

表 1-1　麻痹性贝类毒素研究历程中的代表性事件

年份	1957	1975	1977	1982	1987	1993	2005	2008	2018	2021
学术贡献	首次发现 STX	解析 STX 晶体结构	实现 STX 化学合成	藻共生菌产毒假说	分离首株产 PSP 细菌	STX 生物合成路线	解析 PSP 抗性机制	发现蓝藻 *sxt* 基因簇	解析 $Na_v1.4$ 结构	解析 $Na_v1.5$ 结构

续表

年份	1957	1975	1977	1982	1987	1993	2005	2008	2018	2021
学者及国别	美国	美国	美国	葡萄牙	日本	美国	加拿大	澳大利亚	中国	中国
	Edward J. Schantz	Herry Rapoport	Yoshito Kishi	Silva E. S.	Masaaki Kodama	Yuzuru Shimizu	Monica Bricelj	Brett Neilan		颜宁

1.3 麻痹性贝类毒素的种类及其结构

PSP 是一类含胍基的四氢嘌呤三环化合物,化学结构与河鲀毒素(tetrodotoxin,TTX)类似。1975 年合成了 STX 的第一个晶体衍生物,美国学者 Henry Rapoport 通过 X 射线与核磁共振(NMR)阐明了 STX 的立体化学结构(图 1-4)。

扫码看
彩图

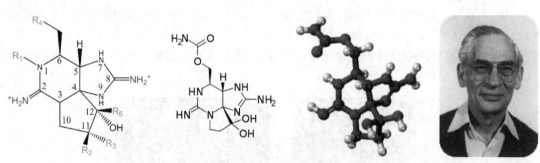

图 1-4 PSP 分子骨架及阐明 STX 立体化学结构的美国学者 Henry Rapoport

目前已发现的 PSP 近 60 种(表 1-2),其嘌呤环上 C2 和 C8 含有—NH_2,形成两个带正电荷的胍基官能团。根据其核心分子骨架上的取代基(R_1、R_2、R_3、R_4 及 R_5)的不同,常见的 PSP 可分为四类,包括:①氨基甲酸酯类毒素(carbamate toxin);②N-磺酰氨甲酰基类毒素(N-sulfocarbamoyl toxin);③脱氨甲酰基类毒素(decarbamoyl toxin);④脱氧脱氨甲酰基类毒素(deoxydecarbamoyl toxin)。

此外,还包括沃氏鞘丝藻毒素(Lyngbyawolleitoxin,LWTX),链状裸甲藻(*Gymnodinium catenatum*)中发现的苯甲酸酯类毒素(GC),贻贝(*Mytilus* spp.)中发现的 M 类毒素及螃蟹、河鲀及金蛙中发现的其他 STX 类似物。

表 1-2 已知的 PSP 主要种类及化学组成

毒素名称	R_1取代基	R_2取代基	R_3 取代基	R_4取代基	R_5取代基
非硫酸盐类					
STX	H	H	H	$OCONH_2$	OH

续表

毒素名称	R₁取代基	R₂取代基	R₃取代基	R₄取代基	R₅取代基
neoSTX	OH	H	H	OCONH$_2$	OH
单硫酸盐类					
GTX1	OH	H	OSO$_3^-$	OCONH$_2$	OH
GTX2	H	H	OSO$_3^-$	OCONH$_2$	OH
GTX3	H	OSO$_3^-$	H	OCONH$_2$	OH
GTX4	OH	OSO$_3^-$	H	OCONH$_2$	OH
GTX5(B1)	H	H	H	OCONHSO$_3^-$	OH
GTX6(B2)	OH	H	H	OCONHSO$_3^-$	OH
12β-deoxyGTX3	H	H	OSO$_3^-$	OCONH$_2$	H
二硫酸盐类					
C1	H	H	OSO$_3^-$	OCONHSO$_3^-$	OH
C2	H	OSO$_3^-$	H	OCONHSO$_3^-$	OH
C3	OH	H	OSO$_3^-$	OCONHSO$_3^-$	OH
C4	OH	OSO$_3^-$	H	OCONHSO$_3^-$	OH
脱氨甲酰基类					
dcSTX	H	H	H	OH	OH
dcneoSTX	OH	H	H	OH	OH
dcGTX1	OH	H	OSO$_3^-$	OH	OH
dcGTX2	H	H	OSO$_3^-$	OH	OH
dcGTX3	H	OSO$_3^-$	H	OH	OH
dcGTX4	OH	OSO$_3^-$	H	OH	OH
脱氧脱氨甲酰基类					
doSTX	H	H	H	H	OH
doGTX1	OH	H	OSO$_3^-$	H	OH
doGTX2	H	H	OSO$_3^-$	H	OH
单羟基苯甲酸酯类					
GC1	H	H	OSO$_3^-$	OCOPhOH	OH
GC2	H	OSO$_3^-$	H	OCOPhOH	OH
GC3	H	H	H	OCOPhOH	OH
GC4*	OH	H	OSO$_3^-$	OCOPhOH	OH
GC5*	OH	OSO$_3^-$	H	OCOPhOH	OH
GC6*	OH	H	H	OCOPhOH	OH

毒素名称	R₁取代基	R₂取代基	R₃取代基	R₄取代基	R₅取代基
二羟基苯甲酸酯类					
GC1a*	H	H	OSO_3^-	DHB	OH
GC2a*	H	OSO_3^-	H	DHB	OH
GC3a*	H	H	H	DHB	OH
GC4a*	OH	H	OSO_3^-	DHB	OH
GC5a*	OH	OSO_3^-	H	DHB	OH
GC6a*	OH	H	H	DHB	OH
硫酸苯甲酸酯类					
GC1b*	H	H	OSO_3^-	SB	OH
GC2b*	H	OSO_3^-	H	SB	OH
GC3b*	H	H	H	SB	OH
GC4b*	OH	H	OSO_3^-	SB	OH
GC5b*	OH	OSO_3^-	H	SB	OH
GC6b*	OH	H	H	SB	OH
沃氏鞘丝藻毒素					
LWTX1	H	H	OSO_3^-	$OCOCH_3$	H
LWTX2	H	H	OSO_3^-	$OCOCH_3$	OH
LWTX3	H	OSO_3^-	H	$OCOCH_3$	OH
LWTX4	H	H	H	OH	H
LWTX5	H	H	H	$OCOCH_3$	OH
LWTX6	H	H	H	$OCOCH_3$	H
其他 STX 类似物					
M1	H	OH	H	$OCONHSO_3^-$	OH
M2	H	OH	H	$OCONH_2$	OH
M3	H	OH	OH	$OCONHSO_3^-$	OH
M4	H	OH	OH	$OCONH_2$	OH
M5*					
A*					
B*					
C*					
D*					
M5-HA	H	OH	OH	$OCONHSO_3^-$	H

毒素名称	R₁取代基	R₂取代基	R₃ 取代基	R₄取代基	R₅取代基
M6-HA	H	OH	OH	OCONH₂	H
SEA	H	CH₂COO⁻	H	OCONH₂	OH
STX-uk	H	H	H	OCONHCH₃	OH

ZTX

取代基

OCONH2   OCONHSO₃⁻   OCOCH₃   OCOPhOH   OCONHCH₃

SB   DHB
硫酸苯甲酸酯   二羟基苯甲酸酯

注:* 表示毒素尚未进行结构表征。

1.3.1 四种常见的 PSP 类型

常见的四类 PSP 中,氨基甲酸酯类毒素包括石房蛤毒素(STX)、新石房蛤毒素(neosaxitoxin,neoSTX)、膝沟藻毒素 1~4(gonyautoxin 1~4,GTX 1~4)。N-磺酰氨甲酰基类毒素包括 GTX5(B1)、GTX6(B2)及 C1~4 毒素。脱氨甲酰基类毒素包括脱氨甲酰基石房蛤毒素(decarbamoylsaxitoxin,dcSTX)、脱氨甲酰基新石房蛤毒素(decarbamoylneosaxitoxin,dcneoSTX)、脱氨甲酰基膝沟藻毒素 1~4(decarbamoylgonyautoxin 1~4,dcGTX 1~4)。脱氧脱氨甲酰基类毒素包括脱氧脱氨甲酰基石房蛤毒素(deoxydecarbamoylsaxitoxin,doSTX)、脱氧脱氨甲酰基膝沟藻毒素 2~3(deoxydecarbamoylgonyautoxin 2~3,doGTX 2~3)。

海洋甲藻中产 PSP 的三个主要属为亚历山大藻属(*Alexandrium*)、裸甲藻属(*Gymnodinium*)与盾甲藻属(*Pyrodinium*)(图 1-5)。

1. 氨基甲酸酯类毒素

氨基甲酸酯类毒素(carbamate toxin)共 6 种,包括石房蛤毒素(STX)、新石房蛤毒素(neoSTX)、膝沟藻毒素 1(GTX1)、膝沟藻毒素 2(GTX2)、膝沟藻毒素 3(GTX3)、膝沟藻毒素 4(GTX4)。其化学结构信息详见附录 B 表 B-1。

neoSTX 首先在有毒的大石房蛤(*Saxidomus giganteus*)中作为次要毒素成分被分离出来,之后在产 PSP 北大西洋甲藻塔玛膝沟藻(*Gonyaulax tamarensis*)中作为主要毒素被发现。

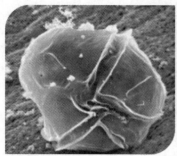

亚历山大藻属 *Alexandrium*

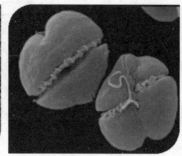

裸甲藻属 *Gymnodinium*

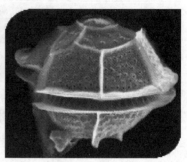

盾甲藻属 *Pyrodinium*

图 1-5　产 PSP 海洋甲藻的三个代表性属的典型形态电镜图

GTX1 和 GTX4 为差向异构体,是 neoSTX 的 C11-羟基硫酸盐衍生物。而 GTX2 和 GTX3 为差向异构体,是 STX 的 C11-羟基硫酸盐衍生物。

2. N-磺酰氨甲酰基类毒素

N-磺酰氨甲酰基类毒素(N-sulfocarbamoyl toxin)有 6 种,包括 GTX5、GTX6 及 C1~4。其化学结构信息详见附录 B 表 B-2。

3. 脱氨甲酰基类毒素

脱氨甲酰基类毒素(decarbamoyl toxin)有 12 种,包括 dcneoSTX、dcGTX1、dcGTX2、dcGTX3、dcGTX4、deoxy-GTX2、deoxy-GTX3 及 LWTX1~5。其化学结构信息详见附录 B。2019 年 Takashi 等在卷曲鱼腥藻(*Anabaena circinalis*,TA04)提取物中鉴定了一种新的 STX 类似物,确定其化学结构为 12β-deoxygonyautoxin 3(12β-deoxyGTX3)(图 1-6)。

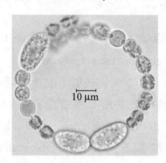

图 1-6　分离自卷曲鱼腥藻 TA04 的 STX 类似物 12β-deoxyGTX3(Takashi et al.,2019)

4. 脱氧脱氨甲酰基类毒素

脱氧脱氨甲酰基类毒素(deoxydecarbamoyl toxin)有 3 种,包括 doSTX、doGTX2 及 doGTX3。其化学结构信息详见附录 B 表 B-4。

1.3.2　沃氏鞘丝藻毒素(LWTX)

淡水蓝藻是产生 STX 类似物的重要来源。20 世纪 60 年代,国外学者从美国新罕布什尔州 Kezar 湖中采集的淡水蓝藻——水华束丝藻(*Aphanizomenon flos-aquae*)被证实可产生 PSP。1991 年澳大利亚南部卷曲鱼腥藻(*Anabaena circinalis*)爆发造成牲畜死亡,卷曲鱼腥藻被证实可产生多种 STX 类似物(图 1-7)。

扫码看

彩图

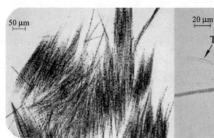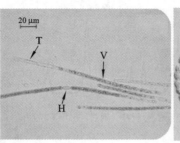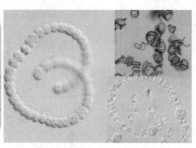

水华束丝藻 (*Aphanizomenon flos-aquae*)　　　　卷曲鱼腥藻 (*Anabaena circinalis*)

图 1-7　代表性产 PSP 淡水蓝藻水华束丝藻及卷曲鱼腥藻的形态图

之后发现淡水蓝藻沃氏鞘丝藻也含有对老鼠致命的神经毒素。小鼠中毒后的表现加上与 STX 类似物结合蛋白 saxiphilin 的试验呈阳性，表明其中存在的毒素可能是 STX 类似物。

1997 年 Hideyuki Onodera 等利用高效液相色谱-柱后荧光衍生法(HPLC-FLD)分析了沃氏鞘丝藻的提取物，除了发现 dcGTX2、dcGTX3 和 dcSTX 这些已知的毒素之外，还观察到 6 个未知色谱峰。使用质谱(MS)和核磁共振(NMR)技术对这 6 种未知化合物进行了化学结构解析，最终分别将其命名为沃氏鞘丝藻毒素 1～6(Lyngbyawolleitoxin 1～6，LWTX 1～6，附录 B 表 B-5)。

LWTX1～6 中 LWTX1～3、LWTX5～6 五种毒素的 R_4 侧链上有一个乙酰基基团，LWTX1/4/6 三种毒素的 C12 处的水合酮还原为 α-醇。LWTX2 和 LWTX3 是 dcGTX2 和 dcGTX3 的乙酰基衍生物。LWTX5 的 NMR 波谱与 STX 的非常相似，只是用乙酰基基团代替了氨基甲酰基。

1.3.3　苯甲酸酯类毒素(GC)

根据 R_4 位置上的取代基不同，苯甲酸酯类毒素(GC)可分为单羟基苯甲酸酯类毒素(GC1～6)、二羟基苯甲酸酯类毒素(GC1a～6a)和硫酸苯甲酸酯类毒素(GC1b～6b)。

澳大利亚学者 2003 年从澳大利亚链状裸甲藻(*Gymnodinium catenatum*)中发现了两个新的 STX 类似物。这些化合物在 C 类毒素色谱柱中较晚被洗脱，最初将其标记为 C5 和 C6。进一步的研究表明，这些毒素成分并不是 C 类毒素，但它们在钠离子通道阻断活性测试中呈阳性，其他测试显示提取物中还存在其他相关化合物。

利用柱后氧化和荧光检测色谱分析技术，发现了三种新的含有疏水性侧链的 STX 类似物，将它们命名为 GC1、GC2 和 GC3(图 1-8)。GC3 是 dcSTX 的 4-羟基苯甲酸酯衍生物，而 GC1 和 GC2 是 GC3 的差向异构 11-羟基硫酸盐衍生物。此外，还发现了包括 GC1～3 的 N1-羟基化类似物，称为 GC4～6。

GC1a～6a 是假设的新的 GC 类似物，在苯甲酸酯侧链中具有额外羟基，同时存在 N1-羟基化和非 N1-羟基化的变体。GC1b～6b 是假设由 GC1～6 构成的另外一类毒素，一类具有羟基硫酸根基团的新型 GC 类似物。但由于缺乏该类毒素的标准品，对产毒藻及毒素污染贝类水产品中上述 PSP 的检测尚较为困难。

R_4 含疏水取代基的三类苯甲酸酯类毒素有 18 种(附录 B 表 B-6)。

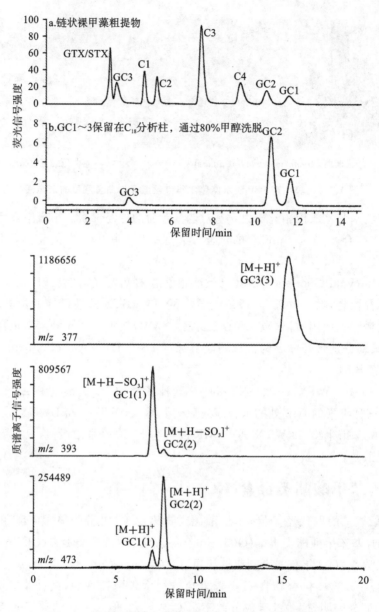

图 1-8　链状裸甲藻产 PSP 的 HPLC 与 LC-MS 分析图谱

1.3.4　M 类毒素

在加拿大东部塔玛亚历山大藻（*Alexandrium tamarense*）爆发期间，通过对贻贝（*Mytilus* spp.）样本的毒素分析，确定这些样品内含有新的 PSP。通过亲水作用液相色谱-串联质谱技术（HILIC-MS/MS）证实了已知毒素的成分（图 1-9）。首次揭示贻贝中存在的 5 种 STX 新代谢产物（M1～5），分离得到了其中的 4 种化合物，并通过质谱、1D 和 2D 核磁共振谱及化学互相转换实验确定了其化学结构。其中一种是 11β-羟基石房蛤毒素（11β-hydroxysaxitoxin，M2），其他三种是新的 STX 类似物（附录 B 表 B-7），分别为 11β-羟基-N-磺酰氨甲酰石房蛤毒素（11β-hydroxy-N-sulfocarbamoylsaxitoxin，M1）、11,11-二羟基-N-磺酰氨甲酰石房蛤毒素(11,11-dihydroxy-N-sulfocarbamoylsaxitoxin,M3)、11,11-二羟基石房蛤毒素(11,11-dihydroxysaxitoxin,11,11-dhSTX,M4,其化学合成参见本书第 5 章)。化合物 M5 因缺少足量毒素样品而无法确定其具体化学结构。

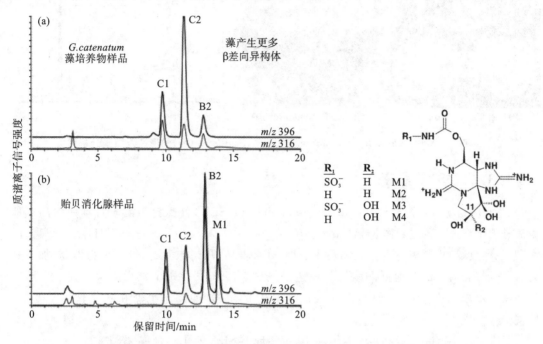

图 1-9　通过亲水作用液相色谱-串联质谱技术解析 M 类毒素化学结构(Dell′Aversano et al.,2008)

　　2021 年,日本学者在虾夷盘扇贝(*Mizuhopecten yessoensis*)中发现了两种新的 STX 类似物(图 1-10),将其命名为 M5-HA 和 M6-HA,推测其在贝类体内由 C2 毒素代谢产生。

扫码看
彩图

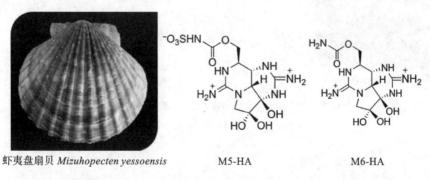

虾夷盘扇贝 *Mizuhopecten yessoensis*　　　　M5-HA　　　　M6-HA

图 1-10　分离自虾夷盘扇贝的新 STX 类似物 M5-HA 及 M6-HA(Satoshi et al.,2021)

1.3.5　A-D 毒素

　　2008 年 Vale 等采集了安哥拉罗安达(Luanda)港唱片蛤(*Semele proficua*)及姆苏鲁岛(Mussulo)老人毛蚶(*Senilia senilis*)(图 1-11)。通过柱前衍生-高效液相色谱技术对提取的PSP 进行分析,发现四个主要化合物与已报道的亲水性 PSP 的 10 种氧化产物均不匹配。这四个化合物无自发荧光,经过氧化物氧化后比经高碘酸盐氧化后的响应强。尽管荧光发射和紫外线吸收最大值与 STX 类似物的氧化产物相似,但在两个不同 C_{18} 色谱分析柱中分离时,与标准品氧化产物保留时间并不相符。随后,通过亲水作用液相色谱-串联质谱技术(HILIC-MS/MS)对化合物进行结构解析,将四个化合物命名为 A、B、C、D。

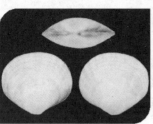
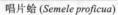
唱片蛤 (*Semele proficua*)

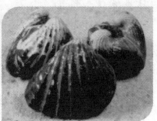
老人毛蚶 (*Senilia senilis*)

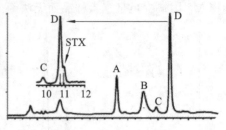

图 1-11 唱片蛤(*Semele proficua*)及老人毛蚶(*Senilia senilis*)的形态及毒素分析图

1.3.6 SEA 毒素

11-石房蛤毒素乙醇酸(11-saxitoxinethanoic acid,SEA)分离自生活于日本四国岛东部德岛县太平洋海岸的花纹爱洁蟹(*Atergatis floridus*)。花纹爱洁蟹分布于日本、夏威夷、澳大利亚、印度、斯里兰卡、斐济,土阿莫土群岛、社会群岛、马绍尔群岛、吉尔伯特群岛、加罗林岛、西沙群岛、海南岛等地低潮线岩石岸边及珊瑚礁浅水中。SEA 毒素通常存在于生活在某些特定地域的花纹爱洁蟹中,未在其他含 PSP 的生物(如海洋甲藻和双壳软体动物)中发现。

日本学者 Kazuo Nagasawa 等于 2016 年实现了 SEA 的化学合成(图 1-12)。

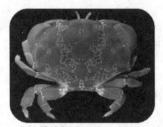
花纹爱洁蟹(*Atergatis floridus*)

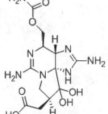

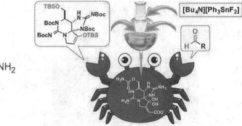

图 1-12 花纹爱洁蟹(*Atergatis floridus*)的形态及 SEA 毒素的化学合成图
(Wang et al. ,2016;Waler et al. ,2019)

1.3.7 STX-uk 毒素

1998 年 Zaman 等报道了生活在孟加拉国的两种淡水河鲀,睛斑鲀(*Tetraodon cutcutia*,主要分布于印度、孟加拉国、斯里兰卡、缅甸,湄公河流域淡水及半咸水底层水域)和凹鼻鲀(*Chelonodon patoca*,俗名冲绳河鲀,主要分布于印度西太平洋区)含大量 PSP,如 STX、dcSTX、GTX2、GTX3、dcGTX2、dcGTX3 及三个未鉴定成分 STX-uk、GTX-uk1 和 GTX-uk2(图 1-13)。这些未知成分被假定为 PSP。尽管目前由于缺乏毒素标准品导致其化学结构未完全阐明,但 GTX-uk1 和 GTX-uk2 可能是 GTX2 和 GTX3 的 N-甲基氨基甲酰基(N-methylcarbamoyl)衍生物。

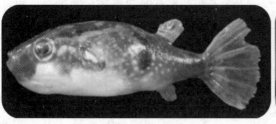
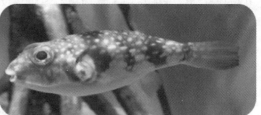

睛斑鲀（*Tetraodon cutcutia*）　　　　凹鼻鲀（*Chelonodon patoca*）

图 1-13　产 STX-uk 毒素的睛斑鲀及凹鼻鲀（Zaman et al., 1998）

1.3.8　ZTX 毒素

Zetekitoxin AB(ZTX)由 Shindelman 等于 1969 年分离自巴拿马金蛙（Panamanian golden frog,*Atelopus zeteki*）的皮肤（图 1-14）。ZTX 具有独特的化学结构,在 STX 诸多类似物中,其结构最为复杂,毒性最强（$LD_{50}=11\ \mu g/kg$（小鼠））。

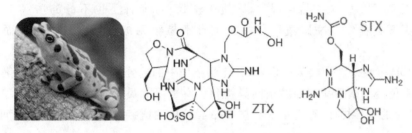

图 1-14　分离自巴拿马金蛙（*Atelopus zeteki*）的 Zetekitoxin AB(ZTX)及与 STX 结构比较
（Shindelman et al., 1969）

1.4　PSP 的物理性质

PSP 是一类含胍基的四氢嘌呤三环化合物,其分子量小,白色,极性较大,不挥发,易溶于水,微溶于甲醇和乙醇,不溶于非极性溶剂。化学结构含有两个胍基,因此具有两个解离常数:C8 位胍基 pK_a 为 8.22,C2 位胍基 pK_a 为 11.28,在生理 pH 条件下,C2 位胍基带正电荷,而 C8 位胍基部分去质子化。石房蛤毒素(STX)的盐酸盐呈白色,吸湿性固体;遇热稳定,不被人体中的消化酶破坏;在酸性条件下稳定,-80 ℃可稳定保存 18 个月。

由于 STX 类似物含有两个胍基,因此其化合物的极性较大。根据 R_4 取代基不同,PSP 可分为亲水性和疏水性两大类。

常见的 PSP 通常为亲水性物质,包括非硫酸盐类,如石房蛤毒素(STX)、新石房蛤毒素(neoSTX);单硫酸盐类,如膝沟藻毒素(GTX 1～6);二硫酸盐类,如 C1～4。此外,还包括各种脱氨甲酰基类,如脱氨甲酰基石房蛤毒素(dcSTX 与 dcneoSTX)、脱氨甲酰基膝沟藻毒素(dcGTX 1～4)和 C13-脱氧脱氨甲酰基衍生物(doSTX、doGTX2 及 doGTX3)。

沃氏鞘丝藻毒素(LWTX)具有疏水性侧链,这些毒素通常仅在淡水中存在。GC1～3 是包含疏水性 R_4 侧链的 STX 类似物,首先从澳大利亚的链状裸甲藻中分离得到,之后在全球其他地域的链状亚历山大藻中也分离出。这些毒素的亲脂性可能导致海洋生物体内生物毒素蓄积潜力的增加。

1.5 PSP 的化学性质

STX 及其类似物通常对热较稳定,因此烹煮含 STX 及其类似物的食物一般不会使毒素失活。但 PSP 在碱性条件下易发生热分解。在食物烹饪过程中部分 PSP 会溶解在水里。若将水除去,食品的毒性有所降低。弱酸性条件下加热时,PSP 可转化为毒性更高的其他 STX 类似物。

PSP 的稳定性因 pH 和结构不同而差异较大。碱性条件下 PSP 不稳定,易被氧化。即使在室温条件下其毒素成分亦可迅速降解。PSP 在酸性条件下对热稳定(N-磺酰氨甲酰基类毒素除外)。STX 非常稳定,其盐酸盐溶液可储存数十年而不丧失毒性。但像 GTX 2/3,类似 C11-O-硫酸盐类毒素,即使在较低 pH 条件下也不稳定。N1-H 类毒素比 N1-OH 类毒素更稳定。N-磺酰氨甲酰基类毒素易经无机酸处理发生水解而获得脱硫毒素。

尽管 PSP 一般条件下较为稳定,但其化学结构中的部分基团易发生下列变化。

(1)C11 位羟基磺酸盐基团的空间异构化。有毒藻和贝类体内大量存在的 β 异构体可转化成更稳定的 α 异构体,稳定后 α 异构体/β 异构体的值接近于 3,可用于判断贝类染毒时间的长短。

(2)N-磺酰氨甲酰基类毒素在加热、酸性条件下会脱掉磺酰基,生成相应的氨基甲酸酯类毒素;而在稳定条件下则生成相应的脱氨甲酰基类毒素。后者常发生在贝类组织中。

(3)贝类体内 N1 位原子上的羟基可能在还原剂的作用下脱去氧原子,生成对应的毒素,同时 C11 位原子上的 OSO_3^- 也可能被消除。

(4)C12 位酮/二元醇 STX 类似物在 pH 升高时易被氧化,导致 C4/C12 键破裂,剩下两个环重新定向成一个平面,呈芳香构型,形成的嘌呤衍生物具荧光。此构型转变是毒素化学分析的基础。

PSP 的毒性也不尽相同(表 1-3)。常见的四类 PSP 中,除脱氧脱氨甲酰基类毒素之外,其余三类毒素均已确定其毒性大小。其中氨基甲酸酯类毒素的毒性最强,脱氨甲酰基类毒素次之,N-磺酰氨甲酰基类毒素最弱。

表 1-3 麻痹性贝类毒素的相对毒性大小比较

化学结构	毒素	相对毒性大小
	Zetekitoxin AB	63、160、580 (基于人脑、心脏及肌肉 Na_v 结合力)

化学结构	毒素	相对毒性大小
	非硫酸盐类(non-sulfated)	
	STX	1
	neoSTX	0.5～1.1
	单硫酸盐类(mono-sulfated)	
	GTX1/4(α/β 混合物)	0.39/0.76～0.48/1.09
	GTX2/3(α/β 混合物)	0.8/0.33～0.9/0.9
	脱氨甲酰基类(decarbamoylated)	
	dcSTX	0.43
	dcneoSTX	0.43
	dcGTX1～4	0.18～0.45
	二硫酸盐类(di-sulfated)	
	C1～4	<0.14

除 Zetekitoxin AB 外,PSP 中毒性最强的是 STX 及 neoSTX。STX 的毒性是眼镜蛇毒素的 80 倍,0.5 mg 足以使人毙命,其毒力与神经毒气沙林相当(表 1-4)。1999 年 STX 被世界卫生组织(WHO)列入《禁止化学武器公约》第一类清单,也是目前唯一被宣布为化学武器的海洋天然产物。

表 1-4　STX 对不同实验动物的急性毒性(LD_{50})

服药方式	LD_{50}(μg/kg 体重)
小鼠	
口服	260～263
静脉注射	2.4～3.4

续表

服药方式	LD$_{50}$（μg/kg 体重）
腹腔注射	9.0～11.6
其他实验动物（口服）	
大鼠	192～212
猴	277～800
猫	254～280
兔子	181～200
狗	180～200
豚鼠	128～135
鸽子	91～100

注：该表参考 Mons et al.，1998。

第 2 章
麻痹性贝类毒素的
毒性与毒理

赤潮引发了种类繁多的藻毒素,经食物链传递而严重威胁人类生命与健康。代表性的藻毒素包括麻痹性贝类毒素(PSP)、腹泻性贝类毒素(DSP)、神经性贝类毒素(NSP)、记忆丧失性贝类毒素(ASP)和雪卡毒素(CTX)。其中 PSP 被公认为对公众生命与健康危害最为严重的藻毒素。赤潮发生时,贝类大量摄食有毒藻类,其产生的藻毒素在体内累积,通过食物链逐级传递,当其毒素含量超过食用安全标准时,人类食用贝类产品即发生中毒,甚至死亡(图 2-1)。本章介绍麻痹性贝类毒素(PSP)的毒性与毒理,重点介绍电压门控钠离子通道(Na$_\text{v}$ 通道)蛋白结构解析方面取得的最新进展,并阐述了 PSP 与人源 Na$_\text{v}$ 分子的对接研究,为阐析 PSP 毒性机制奠定了基础。

扫码看
彩图

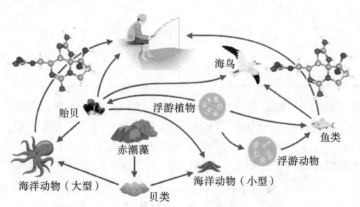

图 2-1　赤潮藻毒素的产生及其食物链传递示意图

2.1　PSP 的毒性与中毒症状

2.1.1　PSP 的毒性

PSP 是现有的毒性较强的天然毒素之一。PSP 的神经毒性是通过阻塞电压门控钠离子通道(voltage-gated sodium channel,Na_v 通道),及调节钙离子和钾离子通道的门控行为实现的,其毒性以 STX 当量(STXeq)表示,由每种类似物的毒性因子计算得出。由于电荷的差异以及基本结构上取代基的替换,STX 及其类似物之间毒性不尽相同。PSP 分子结构骨架上有两个胍基,这种化学特性使其在生理 pH 条件下具有 1～2 个正电荷,这对 PSP 的毒性具有重要意义。除此之外,分子骨架上 R_1～R_5 五个功能取代基对 PSP 的毒性也起到重要作用(表 2-1)。

表 2-1 常见 PSP 成分毒性大小的比较

PSP 类型	毒性大小(MU/μmol)	相对毒性
STX	—	1
GTX1	2468	0.994
neoSTX	2295	0.5～1.1
GTX4	1803	0.7261
GTX3	1548	0.6379
dcSTX	1274	0.5131
dcGTX3	935	0.3766
GTX2	892	0.3592
11-OH-STX	791	0.3186
dcGTX2	382	0.1538
C2	239	0.0963
GTX5(B1)	160	0.0644
GTX6(B2)	160	0.0644
C4	143	0.0576
C3	33	0.0133
C1	15	0.006

在已知亲水性 PSP 中,侧链差异是影响 PSP 毒性的最重要因素。苯甲酸酯类毒素侧链的多样性也可能会影响这些化合物在生态系统中的毒性。在 R_4 侧链上引入疏水基团会导致化合物与 Na_v 通道上受体的结合力减弱。与氨基甲酸酯类毒素相比,R_4 侧链中乙酰基的存在会使毒素对小鼠的毒性作用降低为原来的 0.05～0.14,五元环上的两个羟基或水合酮基对其毒性也至关重要,用氢将该基团催化还原成单羟基后,毒素对小鼠的毒性作用则完全丧失。用羟基替换六元环上的氨基甲酰基侧链后,生成的新分子的毒性约为原来的 60%。该活性羟基的存在为制备各种 STX 类似物奠定了结构基础。

分离自巴拿马金蛙(Atelopus zeteki)的毒素 ZTX 具有极强的 Na_v 通道抑制活性(比STX 强 600 倍以上),$Na_v1.2$、$Na_v1.4$ 和 TTX-r 亚型 $Na_v1.5$ 的 IC_{50} 分别为 6.1 pmol/L、65 pmol/L 及 280 pmol/L。尽管人们对 ZTX 的毒性机制非常感兴趣,但巴拿马金蛙为濒危物种,无法对 ZTX 进行规模化提取。因此,需要通过化学合成方法获得足量 ZTX 毒素,才能顺利开展 ZTX 相关毒性机制的研究。

2.1.2 PSP 的中毒症状

五类贝类毒素的中毒症状见表 2-2。其中 PSP 是目前引发毒害事件最广、最频繁的天然藻毒素。自 20 世纪以来，世界各地已发生了数千例与 PSP 相关的人类中毒病例，特别是在北美太平洋和大西洋海岸、南美洲 11 个国家，开普敦、日本和中国。据报道，每年 PSP 的全球发病数约为 2000 例，由于监测技术的限制，实际数值可能更高。其不仅给水产经济造成巨大损失，使淡水资源受到污染，还对公众健康构成极大的威胁，甚至导致死亡。

表 2-2　五类贝类毒素的中毒症状

毒素种类	毒素成分	中毒症状
麻痹性贝类毒素（PSP）	石房蛤毒素（STX）及其类似物	嘴唇感觉异常、乏力、肌张力障碍、共济失调、低血压、心动过速、呕吐等，可导致完全瘫痪，呼吸困难者甚至会窒息死亡
腹泻性类贝毒素（DSP）	冈田软海绵酸（OA）扇贝毒素（PTX）鳍藻毒素（DTX）	腹泻、恶心、呕吐和腹痛（不致命）
	虾夷扇贝毒素（YTX）	暂无关于人类不良反应的报道
记忆丧失性贝类毒素（ASP）	软骨藻酸（DA）	恶心、呕吐、腹部绞痛、腹泻；头痛和短期记忆丧失
神经性贝类毒素（NSP）	短裸甲藻毒素（BTX）	恶心、呕吐、腹泻、寒战、出汗、低血压、心律失常，嘴唇、面部和四肢感觉异常、痉挛、瘫痪、癫痫发作和昏迷
雪卡毒素（CTX）	雪卡毒素（CTX）刺尾鱼毒素（MTX）	"干冰的感觉"和热感颠倒

STX 的毒性包括神经毒性、心血管系统毒性和细胞毒性三个方面。STX 是毒性较强的神经毒素之一，是典型的 Na_v 通道阻滞剂。STX 及其类似物具有非常高的致死率，STX 对成年人轻度中毒剂量为 110 μg，致死剂量为 540～1000 μg。STX 和 neoSTX 是 PSP 中毒性较强的两个毒素，其毒性是氰化钠的 1000 倍以上，是眼镜蛇毒素的 80 倍。但不同的 STX 类似物对 Na_v 通道受体的亲和力不尽相同，因此其毒性亦不同，其中 neoSTX 的毒性仅次于 STX。

PSP 的中毒症状包括恶心、呕吐等消化道症状和多种神经系统症状，严重者可危及生命。

神经系统症状是由于 STX 及其类似物与 Na_v 通道结合，阻断了 Na_v 通道，抑制钠离子内流，使膜失去极化状态，从而抑制可兴奋细胞中动作电位的产生和传播，感觉和运动功能受损引起的。

根据中毒的严重程度，症状最初在摄入后 2 h 内出现，随后是长达 12 h 的发展阶段。患者可能会出现口腔和面部感觉异常，吞咽困难，呼吸肌麻痹，腹痛和呼吸困难等症状。如果不及时治疗，可能会导致呼吸停止、心力衰竭、昏迷，甚至死亡。敏感的患者可能会出现复视、头痛和头晕等症状。

STX 的半数致死剂量（median lethal dose，LD_{50}）取决于动物种类、年龄和给药途径。在人体中，根据患者的年龄和身体状况，其 LD_{50} 为 1～4 mg；在大鼠和小鼠腹膜内（腹腔）注射 STX，其 LD_{50} 分别为 10～12 μg STXeq/kg 和 9～10.6 μg STXeq/kg，而口服 STX 的 LD_{50} 为 260～263 μg STXeq/kg。

PSP 中毒后轻微的症状包括嘴唇周围的刺痛感或麻木感，逐渐扩散到面部和颈部，指尖和足趾有刺痛感,感觉头痛、头晕和恶心;中重度患者的中毒症状是言语不连贯,四肢刺痛感加重,四肢僵硬不协调,全身无力,感觉轻盈,随后会出现呼吸困难、脉搏加快并伴有背痛;在极严重的情况下,患者会出现肌肉麻痹导致呼吸困难,并伴有窒息(表 2-3)。致死病例是由患者食用受污染的贝类后 12 h 内没有采取人工呼吸而引发呼吸麻痹造成的。

表 2-3　不同程度 PSP 中毒的症状

中毒程度	PSP 中毒症状
轻微	嘴唇周围的刺痛感或麻木感,逐渐扩散到面部和颈部,指尖和足趾有刺痛感,感觉头痛、头晕和恶心
中重度	言语不连贯,四肢刺痛感加重,四肢僵硬不协调,全身无力,感觉轻盈,呼吸困难、脉搏加快并伴有背痛
极严重	肌肉麻痹导致呼吸困难,并伴有窒息

2.1.3　PSP 中毒的治疗措施

目前尚无针对 PSP 中毒的治疗方法,也没有已批准的针对急性胍类毒素中毒的靶向解毒剂。已知抗箭毒药物无效,曾尝试作为治疗剂的抗胆碱酯酶药物,如非选择性毒蕈碱型乙酰胆碱受体拮抗剂阿托品,并未取得理想的治疗效果,甚至适得其反。抗胆碱酯酶抑制剂在 PSP 中毒时无效或起反作用的作用机制,仍不清楚,可能是由于抗胆碱酯酶抑制剂不能拮抗毒素阻滞引起的麻痹。至少在河鲀毒素(TTX)中毒的情况下,神经肌肉传递在运动轴突和肌膜处被中断而不是在终板处。但兴奋剂苯丙胺(安非他命)可能在人工呼吸过程中和缩短恢复期时发挥作用。

PSP 中毒者须立即进行医疗救助,通常须辅助呼吸。在某些情况下,口服活性炭以吸附尚未从受害者的消化系统中清除的残留毒素,或使用碳酸氢盐等抗酸性药物洗胃,可有助于减轻症状。PSP 的残留症状可持续一周,但临床尚未报道其长期的影响。

PSP 中毒严重时会危及生命,因此在发病初期进行对症治疗,对身体康复至关重要。早期诊断可将症状归因于其他原因,如滥用药物中毒、精神障碍或脑血管意外,患者可能需要插管、排空胃内容物和呼吸机支持。使用利尿剂和密切监测心血管参数非常重要,因为有 PSP 中毒患者出现高血压和心动过速。受严重影响的 PSP 中毒患者可能会出现共济失调,且对常规检查无反应,但维持急诊护理必不可少,因为出现过类似昏迷或脑死亡的严重病例。

PSP 食物中毒很难诊断,一般诊断主要依据进食史,即发病前是否摄入可能含 PSP 的水产品。PSP 中毒以神经系统功能紊乱为主要症状,可通过有无神经系统症状及明显心血管异常等进行判断,并且需要与抗胆碱酯酶(如毒扁豆碱)杀虫剂中毒、河鲀毒素中毒等进行区分。

目前尚无特效的实验室检测方法来协助诊断 PSP 中毒,但可通过收集中毒水产品养殖及捕捞地水样,检测有毒甲藻并对可疑食物进行定性定量检测来确定。中毒早期患者可采取皮下注射盐酸阿扑吗啡引吐,或洗胃后灌入碳酸氢钠,口服活性炭吸附剂,使 PSP 被吸附排出。对肌肉麻痹者,可在急性期后给予士的宁皮下或肌内注射。一旦发现患者呼吸困难,必须立即进行人工呼吸、气管插管或机械呼吸等供氧措施。

对 STX 中毒临床上主要采取催吐、洗胃,用活性炭吸附胃内毒素的措施。4-氨基吡啶可拮抗 STX 的毒性作用,起到一定的治疗效果,但 4-氨基吡啶毒副作用大,安全剂量范围小。因此,4-氨基吡啶对 STX 中毒的治疗效果和安全剂量范围有待进一步研究。

STX 中毒患者主要采取对症支持治疗,中毒患者在常规治疗基础上,主要采取以下三项措施:①维持体内弱碱性内环境。依据血气检测结果,用 5% 碳酸氢钠溶液静脉滴注,维持血气 pH 7.40~7.45、HCO_3^- 浓度 24~27 mmol/L 至患者出现表浅自主呼吸运动为止。②换血疗法是中毒的重要治疗措施之一,能迅速降低血液毒素浓度,促进机体代谢,促进解毒,较安全。③中药汤剂灌服。中医认为动物毒素中毒属邪毒,主要以清热解毒法为疗法。

2.2　PSP 的代谢与转化

2.2.1　PSP 在贻贝内的酶促代谢

目前已发现的 60 多种 PSP 中,除常见的赤潮藻毒素外,更多毒素仅在贝类中发现,为贝类的代谢产物,贝类中可发生不同 PSP 之间的相互转化(图 2-2)。

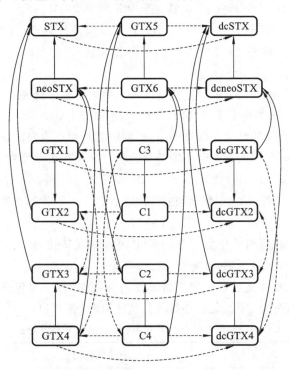

图 2-2　常见 PSP 在贝类中的相互转化途径

Kim 等进行了塔玛亚历山大藻中 PSP 组分与贻贝中 PSP 组分的比较,发现塔玛亚历山大藻内主要毒素为 C2 及 GTX4,贻贝暴露初期体内 PSP 组分与藻细胞中类似,但随着中毒时间延长,贻贝中主要毒素转变为 C1 及 GTX1,分别是初始浓度的 2.1 倍及 2.4 倍。Wiese

及 Gracia 的研究亦获得类似结论。但与扇贝、牡蛎等相比,贻贝体内 PSP 代谢转化率相对较低。

Choi 等用只含有 C2 毒素的塔玛亚历山大藻 ATDP 对贻贝开展暴露实验,净化阶段在贻贝内检测到 GTX2、GTX3 等毒素,证实了贻贝可将低毒性 N-磺酰氨甲酰基类毒素转化成高毒性氨基甲酸酯类毒素。

于姬等在体外实验研究中发现,酸性加热条件下,N-磺酰氨甲酰基类毒素(C1~4、GTX5 和 GTX6)易转化为 PSP 组分中毒性更强的氨基甲酸酯类毒素(GTX1~4、STX 和 neoSTX)(图 2-3)。

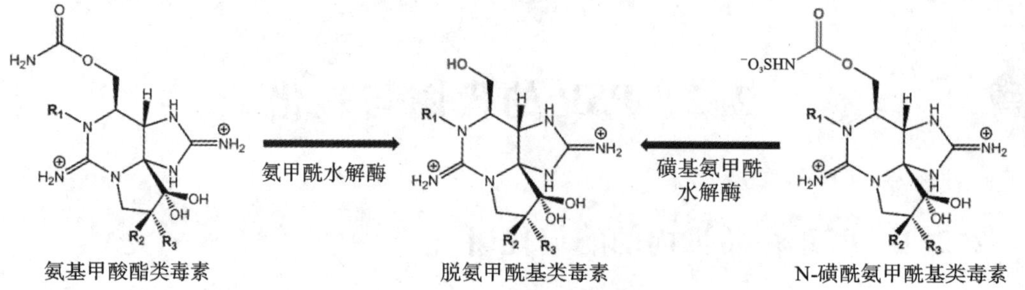

图 2-3　氨甲酰水解酶及磺基氨甲酰水解酶催化的毒素转化反应

Paulo 等对链状裸甲藻的研究发现,其主要 PSP 毒素为 C1~4、GTX5、GTX6,而在贻贝体内转化成 dcGTX2/3、dcSTX 和 dcneoSTX。还原反应是贝类常见的 PSP 转化反应,且还原反应后贝类中 PSP 毒性相对增高,如 GTX2/3 还原成 STX,C1/2 还原成 GTX5,dcGTX2/3 还原成 dcSTX。

邱江兵等发现 GTX6 的 N1 位羟基在贻贝消化腺中可发生还原反应生成 GTX5。近些年,在 PSP 检测中发现贝类中独有的 PSP 代谢产物,如 STX 变体(M1~4),而在微藻中并未发现。根据这些化合物的结构和活性关系,推测可能是贻贝自身的解毒中间产物。

为阐明这些新代谢产物的来源和生物转化途径,Ding 等在实验室条件下用两种塔玛亚历山大藻(ATHK 株及 TIO108 株)喂养贻贝,结果发现 M1 和 M3 由 C2 转化而来,M7 和 M9 由 C4 转化而来。此外,M2、M4 和 M6 可能是 GTX2/3 的代谢产物,M8 和 M10 可能由 GTX1/4 转化而来。

研究表明,贻贝不仅可对藻中已存在的 PSP 进行相互转化,还可产生新的 PSP 代谢产物,且这些新的代谢产物与贝类的自身解毒过程有关。

酶在贝类 PSP 代谢转化过程中发挥着重要的催化作用,主要包括磺基氨甲酰水解酶、磺基转移酶、氨甲酰酯酶、N-氧化酶和谷胱甘肽还原酶(表 2-4)。

表 2-4　贻贝中参与 PSP 代谢转化的酶的种类及功能

PSP 代谢转化酶	酶的催化功能
磺基氨甲酰水解酶	催化 N-磺酰氨甲酰基类毒素部分水解,生成脱氨甲酰基类毒素
磺基转移酶	催化 STX、GTX2、GTX3 分别转化生成 GTX5、C1、C2
氨甲酰酯酶	催化 STX、neoSTX、GTX1~4 分别水解为 dcSTX、dcneoSTX 及 dcGTX1~4

PSP 代谢转化酶	酶的催化功能
N-氧化酶	催化 GTX2、GTX3 生成 GTX1、GTX4
谷胱甘肽还原酶	促进 11α-羟基毒素向 11β-羟基毒素及 C2 转化

　　Lin 等从贝类消化腺中分离纯化了一种氨甲酰水解酶，实现 R_4 基团中氨甲酰基（或 N-磺酰氨甲酰基）的水解。Yoshida 等研究发现磺基转移酶可将 3′-磷酸腺苷-5′-磷酸硫酸（PAPS）中的硫酸基团转移到 STX 和 GTX2/3 的 N21 位氨甲基基团，分别生成 GTX5 和 C1/2。卞中园等研究发现氨基甲酰酯酶可催化氨基甲酸酯类毒素（STX、neoSTX 及 GTX 1~4）C11 位上的氨基甲酰基发生水解反应，生成脱氨甲酰基类毒素（dcSTX、dcneoSTX 及 dcGTX 1~4）。邹迎麟等在 PSP 生物合成中检测到 N-氧化酶可将 GTX2、GTX3 转化为 GTX1、GTX4。邱江兵等进行了消化腺体外转化实验，发现贻贝消化腺在谷胱甘肽还原酶的催化下，可促使 11α-羟基毒素如 GTX1、GTX2 及 C1 向 11β-羟基毒素如 GTX3、GTX4 及 C2 转化。因此，贝类、甲藻、鱼类及人类中 PSP 之间会发生一系列的酶促反应（图 2-4）。

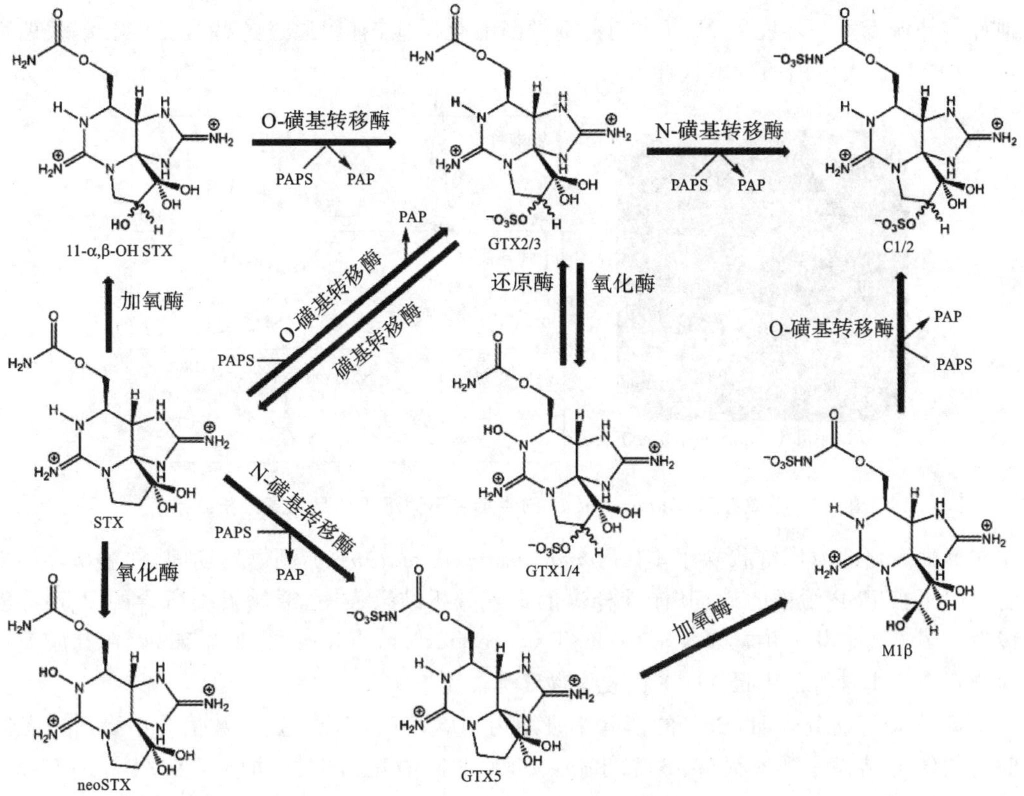

图 2-4　贝类、甲藻、鱼类及人类中 PSP 之间发生的酶促反应

　　贝类中 PSP 代谢转化还受 pH、温度和还原剂等因素的影响。如在较高温度和 pH 条件下会加速 PSP 的差向异构化。双壳贝类组织中毒素的生物转化不仅是酶促作用的结果，也可能是存在于消化道中细菌转化的结果。Kotaki 等研究表明弧菌、假单胞菌能将CTX1/2/3 和 neoSTX 转化为 STX，且在有氧条件下比无氧条件下转化快。

2.2.2　PSP 的人体代谢研究

由于严重的 PSP 中毒可危及人体生命,而取样和检测通常在医院急症室内进行,因此有关 PSP 人体中毒的临床报道及人体 PSP 代谢动力学的报道并不多见。PSP 可通过排尿途径被人体消除。PSP 的消除是在毒素未被分解的情况下发生的。事实上,贝类中发现的PSP 成分与在 PSP 中毒患者血液及尿液中发现的毒素成分不同。对一名食用剧毒蟹肉渔民的组织尸检分析结果表明,其尿液、肝脏和血液中均含有 STX。尿液中还检测到由 STX氧化生成的 neoSTX 以及通过 STX 水解氨基甲酰氨部分生成的 dcSTX,从而首次证实了PSP 在人体内的代谢变化。

2002 年 6 月两名工作于巴塔哥尼亚(Patagonia)地区的渔民,在食用剧毒罗纹贻贝(*Aulacomya ater*,又称麦哲伦贻贝或带肋贻贝,原产于秘鲁、智利、阿根廷和马尔维纳斯群岛)3～4 h 后死亡,通过对其组织和体液的分析,发现其胃液中含有 GTX1～5,尿液和胆汁中含有 neoSTX 和 GTX1/4 差向异构体(图 2-5)。由于未在胃液中检测到 neoSTX,因此假定毒素为 STX 的 N-氧化产物。同理,在毒素摄入后至死亡前,GTX1/4 差向异构体应是通过 GTX2/3 氧化代谢产生的。后来使用新鲜的人肝提取物进行的体外研究证实,PSP 可像其他许多外源毒素一样发生 N-氧化和葡萄糖醛酸化反应,有望通过这些常见的分解代谢途径,促使 PSP 在人体内的分解代谢。

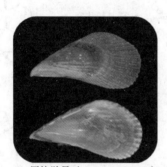

罗纹贻贝（*Aulacomya ater*）

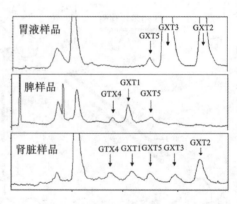

图 2-5　罗纹贻贝(*Aulacomya ater*)中毒者不同组织样品毒素分析结果

在葡萄牙西北海岸链状裸甲藻(*Gymnodinium catenatum*)赤潮爆发期间,一名幸存的中毒者食用了被 PSP 污染的蛤,其体液样本的毒素分析结果表明,原始贝类所含的 PSP 毒素组成发生了重要变化。中毒者尿液中 dcSTX、neoSTX 和 GTX5 的含量增高,而在其尿液中未检测到在蛤中含有的大量 11-O-硫酸盐毒素类似物。

DeGrasse 等研究表明,PSP 的消除半衰期为 10.4～12.6 h。这些数值与中毒后患者恢复时间的统计结果一致。另外,STX 和 neoSTX 的硫酸化衍生物,即 GTX1/4 和 GTX2/3差向异构体,具有较短的消除半衰期。

2.2.3　PSP 代谢的实验动物研究

大鼠静脉注射 PSP 后 24 h 内,通过高效液相色谱法(HPLC)测定其尿液内的毒素含量变化。结果显示,其中的大部分 STX 被完全清除。猫麻醉后静脉注射 STX,毒素主要通过肾小球滤过消除,而不会在体液中积累,口服亚致死剂量的 GTX2/3 可观察到类似情况。在大鼠和人细胞系中使用 GTX2/3 差向异构体进行肠道吸收的体外转运试验结果,亦为 PSP 的主动转运系统提供了试验证据。

STX 因长期存在于食用贝类中而受到广泛关注。然而,STX 慢性暴露诱导效应的机制尚不清楚。国内学者通过行为测试、病理学分析和海马蛋白质组学分析,评估了长期低剂量 STX 暴露对 C57BL 小鼠的神经毒性影响。结果表明,在小鼠饮用水中以 0～4.5 μg STXeq/kg 处理 3 个月后,小鼠出现认知缺陷。与对照组相比,暴露于 STX 的小鼠表现出脑神经元损伤。在不同 STX 剂量组中,共有 29 种蛋白发生显著改变。其中蛋白磷酸酶 1(PP1)和芳基硫酸酯酶 A(ARSA)参与"河马信号通路"和鞘脂代谢通路。ARSA 表达量的降低,表明长期低剂量 STX 暴露会导致神经元抑制,这是一个与空间记忆障碍相关的过程。该研究提供了对 STX 神经毒性分子机制认识的新证据。

2.3　电压门控钠离子通道概述

1939 年,英国科学家艾伦·劳埃德·霍奇金(Alan Lloyd Hodgkin)与安德鲁·赫胥黎(Andrew Fielding Huxley)第一次在枪乌贼的巨大神经元上检测电流并首次记录到静息电位和动作电位。1952 年,他们发现了电压门控的钠离子电流,开启了现代生物体内电信号研究的新纪元,并因此获得 1963 年诺贝尔生理学或医学奖(图 2-6)。

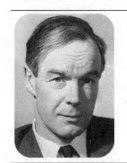 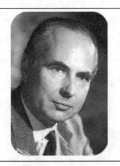 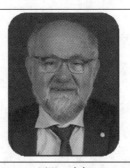 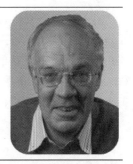

艾伦·劳埃德·霍奇金　　安德鲁·赫胥黎　　　　厄温·内尔　　　　　伯特·索克曼
(Alan Lloyd Hodgkin)　(Andrew Fielding Huxley)　(Erwin Neher)　　　(Bert Sakmann)
1914—1998　　　　　　1917—2012　　　　　　1944—　　　　　　　1942—

神经电生理学奠基人,获1963年诺贝尔生理学或医学奖　发明膜片钳技术,获1991年诺贝尔生理学或医学奖

图 2-6　神经科学领域研究做出突出贡献的 4 位科学家

20 世纪 70 年代,厄温·内尔(Erwin Neher)和伯特·索克曼(Bert Sakmann)于 1980 年用膜片钳技术记录了单个离子通道的电流,因此获得 1991 年诺贝尔生理学或医学奖(图 2-6)。1984 年,日本科学家沼田秀作(Shosaku Numa)等第一次克隆出电鳗中钠离子通道基因。之后,海利(Hille)、阿姆斯特朗(Armstrong)、波泽尼拉(Bezanilla)、卡特罗(Catteral)等多名科学家的研究工作,极大地推动了钠离子通道生物物理和电生理研究进程。

电压门控离子通道(voltage-gated ion channel,VGIC)主要有钠、钾、钙等离子通道,通常由同一亚基的四个跨膜区段围成孔道,孔道中有一些带电基团(电位敏感器)控制闸门,当跨膜电位发生变化时,电位敏感器在电场力的作用下产生位移,响应膜电位的变化,造成闸门的开启或关闭。孔道口的孔径和电荷分布形成离子选择器,但并非对其他离子绝对不通透。电压门控离子通道沿轴突和突触方向传播电信号,通常是离子特异性的。通道的打开和关闭是由细胞膜两侧离子浓度的改变引起的,因此电荷梯度也随之改变。大多数海洋神经毒素的主要靶点是电压门控钠离子(voltage-gated sodium,Na$_v$)通道蛋白(图 2-7)。此外,STX 及其类似物也可作用于钾离子和钙离子通道,但是对三个离子通道的作用机制不同。

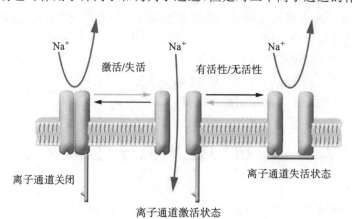

图 2-7　Na$_v$ 通道的不同状态切换示意图

2.3.1　Na$_v$ 通道的结构组成

离子通道是成孔的膜蛋白,该孔道允许离子快速和被动地扩散穿过脂质双分子层,通常可分为两大类,配体门控和电压门控,电压门控通道受膜电位变化的调节。Na$_v$ 通道是在神经和肌肉组织中表达的一类跨膜蛋白,通常包含一个由 SCNxA 编码的核心 α 亚基(220～260 kDa)(图 2-8)和 1～3 个辅助 β 亚基(33～36 kDa)。人体中 Na$_v$ 通道 α 亚基有 9 种不同亚型,分别被命名为 Na$_v$1.1～1.9,β 亚基有 4 种亚型,分别被命名为 β1～4。

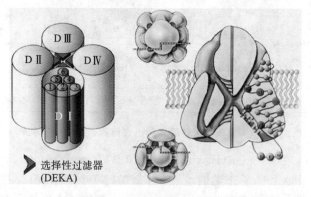

图 2-8　Na$_v$ 通道 α 亚基的 4 个同源结构域示意图(Jiang et al. ,2018)

Na$_v$ 通道 α 亚基由 1 个多肽链组成,该多肽链可折叠成 4 个同源结构域(Ⅰ～Ⅳ),每个结构域包含 6 个疏水跨膜片段(S1～S6)和 1 个位于 S5 和 S6 片段之间的短的折返段(SS1/SS2)。每个结构域中的 S1～S4 片段构成电压感应区(voltage-sensing domain,VSD),S4 片段作为电压感受器,含有带正电荷的精氨酸和赖氨酸残基。膜的去极化会触发带正电荷的S4 片段向细胞膜的外侧移动,从而使孔道打开,通道激活。

Na$_v$ 通道蛋白内电荷的移动主要局限于 S4 片段的膜内区域,作为通道门控的中介引起门控电流,而 4 个结构域的 S4 跨膜片段中的正电荷中和会改变通道门控。Na$_v$ 通道失活在膜兴奋性中起着至关重要的作用,有助于调节 Na$_v$ 通道恢复静息电位。

Na$_v$ 通道失活有不同类型,包括快速失活(fast inactivation,FI)(由一组疏水残基引起,即异亮氨酸-苯丙氨酸-甲硫氨酸(IFM))、慢速失活(slow inactivation,SI)和超慢速失活(ultra-slow inactivation,USI)。电压感受器向细胞膜外侧运动打开通道的同时,也暴露了灭活门 IFM 基序在细胞内的结合位点,随后 IFM 基序移动到结合位点使通道失活,并防止通道重新打开,直到通道恢复到静息状态。SI 和 USI 被认为是通过重新排列孔道来改变通道的构象,它们在生理、药理和分子水平上都与 FI 不同。每个结构域中螺旋片段 S5、S6 形成孔内层,它们之间短的折返段形成离子传导通路。

尽管成孔的 α 亚基具有电压感应和离子选择性等功能,但是辅助亚基 β 亚基对 Na$_v$ 通道的电压依赖性和门控动力学至关重要。此外,它们在细胞黏附、信号转导和质膜通道表达中也起着重要作用。β 亚基可调整 α 亚基在细胞膜中的位置,调控钠离子电流的峰值以及调节电压依赖性通道的激活和失活。4 个 β 亚基全部由 1 个氨基(N)-末端免疫球蛋白(Ig)结构域,1 个跨膜螺旋(TM)和 1 个细胞内结构域组成,β1 和 β3 通过非共价相互作用与 α 亚基结合,而 β2 和 β4 与 α 亚基之间以二硫键结合。成人中枢神经系统和心脏中的 Na$_v$ 通道含有 β1~β4,而成人骨骼肌中的 Na$_v$ 通道仅含有 β1(图 2-9)。

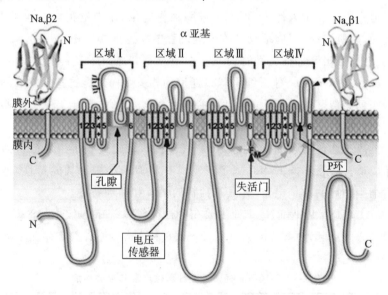

图 2-9　Na$_v$ 通道蛋白结构的平面示意图

每个结构域中跨膜片段通过小的细胞内环和细胞外环连接,同源结构域之间通过较大的细胞内环连接,从而发挥各种功能。每个结构域的 S5 和 S6 跨膜片段之间的细胞外环,称为 P 环,返回到膜中以形成孔的外层和选择性过滤器(selectivity filter,SF)。大的细胞内环连接 4 个同源结构域,并包括蛋白质磷酸化位点。连接同源结构域Ⅲ和Ⅳ的短细胞内环中的异亮氨酸-苯丙氨酸-甲硫氨酸(IFM)基序用作灭活门(图 2-10),在膜的持续去极化过程中,折叠后进入通道结构并从内部阻塞孔道,引起通道快速失活。

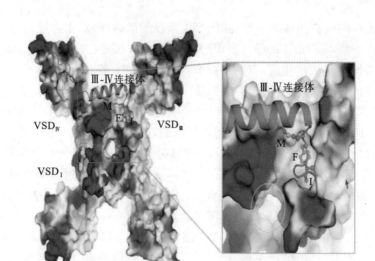

图 2-10　Na_v 通道蛋白结构域 Ⅲ 和 Ⅳ 中的异亮氨酸-苯丙氨酸-甲硫氨酸

2.3.2　Na_v 的分类与命名

1. Na_v 的主要类型

钠离子通道广泛存在于人体中,可产生细胞动作电位,在中枢神经系统的调控、神经兴奋的产生与传导、心脏搏动、肌肉蠕动和收缩等过程中发挥重要作用。

迄今为止,已鉴定出 9 种哺乳动物的 Na_v 通道亚型并进行了功能表达($Na_v1.1 \sim 1.9$),第 10 种亚型(Na_x)被认为是一种不编码 Na_v 通道的相关蛋白质。这些亚型在跨膜和胞外结构域的氨基酸序列相似度均大于 50%,且功能特性相似,因此,所有 9 种 Na_v 通道亚型都被认为是同一家族的成员。

在电压门控离子通道中,Na_v 通道家族最早被发现,因此这些蛋白质被认为是离子通道超家族的创始成员。尽管不同的 Na_v 通道亚型具有相似的结构和功能特性,但是它们在不同类型的兴奋细胞中启动动作电位,并具有独特的调节和药理特性。

$Na_v1.1$、$Na_v1.2$、$Na_v1.3$ 和 $Na_v1.6$ 主要在中枢神经系统中起作用。$Na_v1.4$ 和 $Na_v1.5$ 分别在骨骼肌和心脏中起作用。而 $Na_v1.7$、$Na_v1.8$ 和 $Na_v1.9$ 则主要存在于周围神经系统中(表 2-5)。

表 2-5　不同 Na_v 通道亚型细胞位点及其相关疾病

Na_v 通道亚型	编码基因	存在的位置	相关疾病
$Na_v1.1$	SCN1A	中枢神经系统	癫痫
$Na_v1.2$	SCN2A	中枢神经系统	癫痫
$Na_v1.3$	SCN3A	中枢神经系统	神经损伤
$Na_v1.4$	SCN4A	骨骼肌	肌强直
$Na_v1.5$	SCN5A	心脏	心律失常
$Na_v1.6$	SCN8A	中枢神经系统	中枢神经失常
$Na_v1.7$	SCN9A	周围神经系统(背根神经节)	痛觉敏感

Na_v 通道亚型	编码基因	存在的位置	相关疾病
$Na_v1.8$	SCN10A	周围神经系统(背根神经节)	痛觉敏感
$Na_v1.9$	SCN11A	周围神经系统(背根神经节)	痛觉敏感

2. Na_v 的命名方法

通过电生理记录、生化纯化和分子克隆已鉴定出各种不同的 Na_v，Na_v 最初以多种不同方式命名，对于各亚型无统一命名方法。为避免对 Na_v 名称的混淆，标准化命名法应运而生。此命名法基于电压门控钾离子通道的命名，根据通道氨基酸序列之间的相似性，使用数字系统来定义子族和亚型。

在此命名系统中，单个通道的名称(Na_v)由主要渗透离子的化学符号(Na)和主要生理调节剂(电压，V)组成。后面的数字表示基因亚家族(目前仅是 Na_v1)，而点后面的数字表示特定通道的亚型(如 $Na_v1.1$)。最后一位数字根据每个已知基因的大概顺序来确定。每个家族成员的剪接变体由数字后的小写字母标识(如 $Na_v1.1a$)。

2.3.3　人源 Na_v 蛋白结构解析的发展历程

尽管 Na_v 对许多人类疾病具有重要影响，但经过几十年的不懈努力，仍未解析出任何人源 Na_v 蛋白结构，大大影响了对其分子作用机制的阐明，阻碍了相关疾病新疗法的探索。Na_v 通道在产生神经冲动信号方面具有关键性作用，因此它们是多种化学杀虫剂和人类药物的靶点，同时 Na_v 通道也是诸多神经毒素的最常见分子作用靶标。

神经毒素靶向钠离子通道可分为两类。第一类称为孔隙阻滞剂(pore blocker)，它们通过堵塞离子通道孔隙来抑制钠离子的流动，这类神经毒素包括河鲀毒素(TTX)和石房蛤毒素(STX)。第二类神经毒素称为门控调节毒素(gating modifier toxin，GMT)，它们通过复杂的别构效应将离子通道的构象固定在一个状态，从而达到抑制或激活离子通道的效果，比如蜘蛛毒素 Dc1a。

蛋白质三维结构的分析技术主要包括三种：X 射线晶体衍射技术、核磁共振(nuclear magnetic resonance，NMR)技术及电镜(electron microscopy，EM)技术。

X 射线晶体衍射技术是目前分辨率最高的结构测定方法，但该技术首先必须获得蛋白晶体，分子质量较大的蛋白质及膜蛋白很难获得蛋白晶体。核磁共振(NMR)技术比较适合研究分子质量较小(通常小于 20 kDa)的蛋白质和蛋白质相互作用位点的信息，而冷冻电镜技术比较适合研究超大分子质量蛋白复合物(通常远大于 100 kDa)，甚至亚细胞器的结构。在已解析的 1000 多种膜蛋白结构中，90% 以上采用 X 射线晶体衍射技术，核磁共振技术在分子质量较小的蛋白质结构解析中发挥重要作用。但这两种方法都面临不少限制。X 射线晶体衍射技术需要目标分子能形成高质量的晶体，即使如此也只能获得结晶态分子结构，无法反映生物分子动态变化。

1. 冷冻电镜技术

冷冻电镜技术(cryo-electron microscopy，cryo-EM)是用于扫描电镜的超低温冷冻制样及传输技术，可实现直接观察液体、半液体及对电子束敏感的样品，如生物、高分子材料等。电镜三维重构技术是电子显微技术、电子衍射技术与计算机图像处理相结合而形成的具有重要应用前景的一门新技术,尤其适合分析难以形成三维晶体的膜蛋白以及病毒和蛋白质-核酸复合物等大复合体的三维结构。

长期以来,人们认为电子显微镜(简称电镜)只能用于死亡生物成像,因为电镜中高强度电子束会破坏生物材料。美国哥伦比亚大学 Joachim Frank 教授推广了该项技术,使之获得广泛应用。1975—1986 年,他开发出一种图像处理技术,可分析电镜的模糊二维图像,将其合并生成清晰的三维结构。

1990 年,英国剑桥大学 MRC 实验室 Richard Henderson 教授成功地利用电镜获得一种蛋白质的三维图像,图像分辨率达到原子水平。这次突破证明了冷冻电镜技术的巨大发展潜力。

瑞士洛桑大学 Jacques Dubochet 教授将水引入电镜技术中,成功实现了水的玻璃化,让其以液体形态固化生物样本,使得生物分子在真空管中仍能保持自然形态。

基于上述三位杰出科学家的研究,电镜技术获得全方位发展。2013 年电镜的分辨率达到原子水平。目前,研究人员可以较为容易地获得生物分子三维结构。上述三位科学家也因此获得了 2017 年诺贝尔化学奖(图 2-11)。

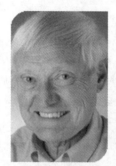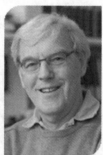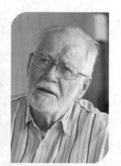

约阿希姆·弗兰克　　　　理查德·亨德森　　　　雅克·迪波什
Joachim Frank　　　　Richard Henderson　　　　Jacques Dubochet

图 2-11　三位科学家因在冷冻电镜领域的杰出贡献获得 2017 年诺贝尔化学奖

2. 真核 Na_v1. 4-β1 结构的首次解析(2017 年)

2017 年,颜宁团队在 *Cell* 上发表题为"Structure of the Na_v 1. 4-β1 complex from electric eel"的研究论文,首次报道解析了带有辅助性亚基的真核生物电鳗 Na_v 通道复合物 4. 0Å 分辨率的结构,并提出了钠离子通道快速失活(fast inactivation)的别构阻滞机制(allosteric blocking mechanism)(图 2-12)。

该研究所报道的电鳗(*Electrophorus electricus*)EeNa_v1. 4 蛋白复合物,是首个被纯化并被克隆的钠离子通道,是钠离子通道功能研究的重要模型,其电生理特性曾被世界上多个课题组分别报道,通过与人源的 Na_v 通道氨基酸序列对比,人们认为 EeNa_v1. 4 是最为接近的。

颜宁团队观察到 EeNa_v1. 4-β1 复合物的开通道结构,这对于用冷冻电镜技术研究 Na_v 通道来说,是出乎意料的。因为冷冻电镜下的样品膜电位为 0 mV,在这个条件下,Na_v 通道应该处于被激活后的快速失活状态(关闭状态)。然而计算表明,通道的半径在 2Å 以上,足够钠离子通过。电子密度图谱显示,可能有物质卡住通道,导致解出开放通道的结构。进一步比较发现,EeNa_v1. 4 开通道结构相比以前报道的 Na_v PaS 的闭通道结构,可有助于更好地理解药物作用于重复折叠间的膜内开口的通道状态依赖性的分子机制。

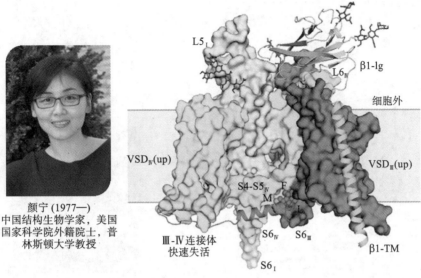

图 2-12　颜宁团队首次报道的 Na$_v$ 通道 EeNa$_v$1.4-β1 复合物冷冻电镜结构

　　该研究解析了适合电生理研究的 Na$_v$ 通道蛋白与 β1 结合的结构。为进一步厘清钠离子通道快失活的分子机制，及 β1 亚基如何调节 α 亚基功能提供了重要的结构基础。

　　3. 真核 Na$_v$PaS 结构的首次解析（2018 年）

　　2018 年，颜宁团队在 *Science* 上发表了题为"Structural basis for the modulation of voltage-gated sodium channels by animal toxins"的研究论文，分别解析了 Na$_v$ 与门控调节毒素 Dc1a，以及在此基础上加入河鲀毒素（TTX）和石房蛤毒素（STX）的冷冻电镜结构，分辨率分别达到了 2.8Å、2.6Å 和 3.2Å，首次详细阐述了 Na$_v$ 通道与相关毒素的作用机制（图 2-13）。另外，研究人员还在结构中看到了一个结合在通道选择筛（selectivity filter）中的钠离子，结合此前的分子动力学模拟研究，文章提出了这类通道实现钠离子选择性的可能机制。

　　2.6Å 是目前已知利用冷冻电镜技术解析膜蛋白结构的最高分辨率，可清晰地看到结合的 TTX、STX 小分子以及钠离子。观察到由三个羧酸酯基团构成选择性过滤器（SF）中的钠离子结合位点。该结构阐明了 TTX/STX 对孔隙阻滞的分子基础。

　　该研究成果是颜宁团队在成功解析了第一个真核钙离子通道结构、第一个真核钠离子通道结构和第一个钠离子通道与调控亚基复合物结构之后，针对离子通道研究的又一重要突破，为从基础研究到转化应用打下了重要基础。

　　4. 人源 Na$_v$1.4-β1 结构的首次解析（2018 年）

　　人体中 Na$_v$ 通道 α 亚基有 9 种不同亚型，具有组织分布特异性，其异常失活或激活与多种严重的神经、心血管和肌肉系统的疾病相关，如 Na$_v$1.1 和 Na$_v$1.5 各自有 400 多种点突变分别与癫痫和心律失常相关，Na$_v$1.4 的异常会导致肌强直或高钾型周期性瘫痪，Na$_v$1.7 或 Na$_v$1.8 的异常会造成痛觉丧失或者疼痛异常等。Na$_v$ 通道是重要的药物靶标，是众多国际知名制药企业的重点研发对象。Na$_v$ 通道是蛇毒、蝎毒、河鲀毒素、蜘蛛毒素等多种动物毒素的直接作用靶点。

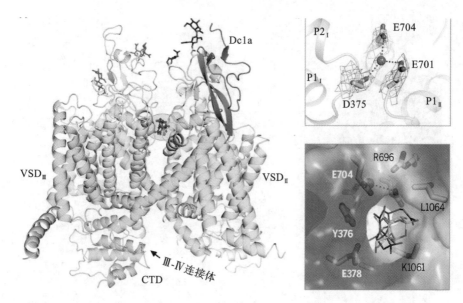

图 2-13　颜宁团队解析的 Na$_v$ 通道及与 TTX 及 STX 的复合结构(Shen et al. ,2018)

虽经过 70 多年的不断研究,但因获取微量优质蛋白样品极为困难,因此,人源 Na$_v$ 通道蛋白结构的解析成为结构生物学极富挑战性的研究之一。

2018 年,颜宁团队在 *Science* 上发表题为"Structure of the human voltage-gated sodium channel Na$_v$1.4 in complex with β1"的研究论文,首次报道了人类 Na$_v$1.4-β1 复合物的结构,分辨率达 3.2Å。该结构提供了关于孔道结构域、电压感应域及 β1 亚基的详细信息,为阐明人源 Na$_v$1.4 在钠离子渗透性上的分子基础提供了模板(图 2-14)。

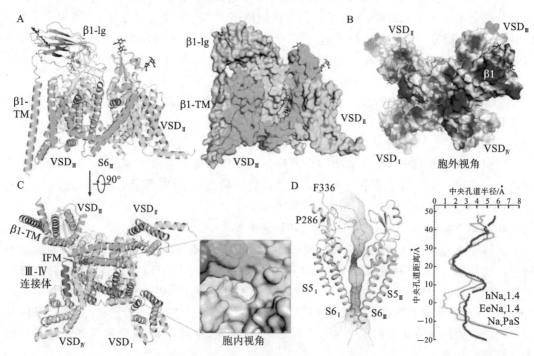

图 2-14　颜宁团队解析的人源 Na$_v$1.4 及特异性调节亚基 β1 复合物结构(Pan et al. ,2018)

在此基础上,他们将在肌强直及高钾型周期性瘫痪患者中发现的 50 多个单点突变一一对应到蛋白结构上,并讨论了与电压感知和快速失活相关的突变,为理解其致病机制提供了重要依据。同时,人源 $Na_v1.4$ 蛋白结构的阐明,使得针对 $Na_v1.4$ 通道研发新药成为可能。

5. 人源 $Na_v1.5$ 结构的首次解析(2021 年)

2021 年,颜宁团队在 *PNAS* 上发表题为"Structure of human $Na_v1.5$ reveals the fast inactivation-related segments as a mutational hotspot for the long QT syndrome"的研究论文,报道了 3.3Å 分辨率的人源 $Na_v1.5$ 通道结构,揭示了快速失活相关区域为长 QT 间期综合征的突变热点区域,为开发治疗心律失常、猝死等疾病的精准医疗手段提供了结构生物学基础(图 2-15)。建立结构-功能关系和疾病变异的机制将有助于抗心律失常药物的开发。

扫码看
彩图

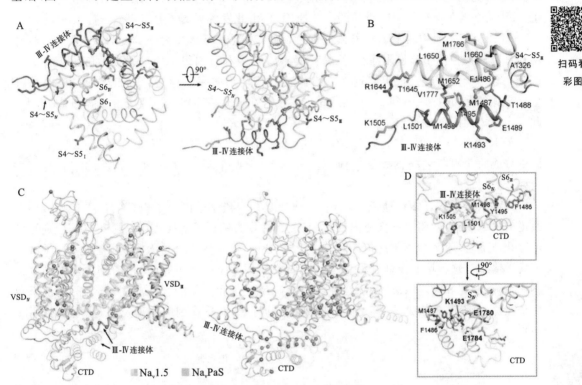

图 2-15　颜宁团队解析的快速失活相关 LQT3 突变的结构示意图(Li et al. ,2021)

2.3.4　人源 Na_v 蛋白结构解析的里程碑意义

人源 Na_v 蛋白精确结构的解析,翻开了钠离子通道结构与机制研究的新篇章,向完整阐释钠离子通道的过程迈出了重要一步,具有深远的影响。其主要表现在如下几个方面。

从基础研究来看,在此之前,动物毒素与离子通道的复合物的高分辨率三维结构较少。这项研究揭示了两大类型三种不同毒素与 Na_v 通道的复合物结构,为阐明离子通道调控机制提供了丰富信息。

从转化医学的角度来看,该研究为以 Na_v 通道为靶点的药物筛选与设计奠定了坚实基础。如人类 Na_v 通道中的 $Na_v1.7$ 是镇痛药物的绝佳靶点,GX-936 等小分子与 $Na_v1.7$ 嵌合体通道的三维结构已得到解析。而动物毒素作为一大类极具潜力的候选生物大分子药物,人类才刚刚认识到其在 $Na_v1.7$ 上的作用。Na_v 与 Dc1a、TTX 及 STX 高分辨率复合物结构的解析,将大大推动动物毒素创新药物的研发。

2.4　PSP 的毒性作用过程

在研究胍类毒素的作用方式之前,人类对离子通道基本上未知。美国学者 Toshio Narahashi 等的开创性研究促进了人们对离子通道的深入研究。两种胍类毒素(STX 和 TTX)在干扰神经和骨骼肌中动作电位的产生的作用方式上具有相似性。因此,STX 和 TTX 已成为药理学研究的强大工具,用于研究可兴奋细胞膜的分子结构。后来的研究证实了 PSP 胍基的正电荷是引起毒性的主要原因,也由此发现了离子通道蛋白家族。

STX 及其类似物属于小分子胍类毒素,尚未发现其可形成大分子复合物,主要毒性作用通过电压门控离子通道阻滞介导,特别是通过神经和肌肉组织中可兴奋细胞膜上 Na_v 通道介导。与其他 Na_v 通道阻滞剂如来自海洋软体动物的多肽毒素(μ-芋螺毒素)相比,PSP 令人吃惊的是,这些由不到 20 个碳原子、3～5 个氮原子、氢和氧原子组成的小分子却能以如此高亲和力阻断 Na_v 通道。

STX 类似物上的胍基是阻断 Na_v 通道的活性基团,其与 Na_v 通道受体位点 1 结合,从而部分或完全阻断内向钠离子电流。此外,C12 上两个羟基对与 Na_v 通道的结合也至关重要。

当毒素分子靠近 Na_v 通道时,被 Na_v 通道氨基酸残基的阴离子电荷的静电作用吸引到通道的边缘,可有效阻止钠离子向细胞内流入,并作为钠离子的替代物。胍基与 Na_v 通道的外部孔口适合,每个钠离子通道结合一个 PSP 分子,但是毒素分子太大而无法通过,导致离子通道堵塞。这种堵塞会抑制可兴奋细胞膜中动作电位的产生和传播,影响大多数动物的感觉系统、肌肉和神经系统,特别是神经系统高度复杂和分化的脊椎动物,严重的情况下可导致死亡。因此,毒素是从 Na_v 通道外部将通道阻塞,而非在细胞内部发挥药理作用(图 2-16)。

扫码看
彩图

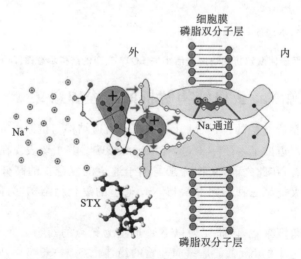

图 2-16　STX 与 Na_v 通道的分子识别示意图

PSP 也与人的钾离子通道结合,但是其作用机制与钠离子通道不同。它修饰通道调节门控而不是阻塞通道,从而使通道打开,导致更强的跨膜去极化作用。与仅与单个分子结合的钠离子通道相互作用不同,4 个或更多分子可与细胞外位点结合。sxt 基因簇表明,钾离子通道可能是该化合物的最初目标。

PSP 作用于电压门控钙离子通道时,其阻断作用与对钠离子通道的阻断作用不同。但是,研究表明,PSP 与钙离子通道细胞外位点的作用,类似于其与钠离子通道的作用。钙离子通道可能同时渗透钠离子和钙离子,而 Na_v 通道可能从钙离子通道演化而来,存在于甲藻和动物的共同祖先中。

2.4.1　Na_v 的受体结合位点

在赤潮藻毒素中,麻痹性贝类毒素(PSP)、神经性贝类毒素(NSP)和雪卡毒素(CTX)都是通过作用于细胞膜 Na_v 从而影响细胞正常生理功能。海洋中还存在其他毒素如河鲀毒素、芋螺毒素、海葵毒素、虾夷扇贝毒素等,都对 Na_v 受体具有高选择性及高亲和性,从而影响与受体有关的一系列细胞调控活动,具有广泛的神经系统活性、心血管系统活性和细胞毒活性。

根据毒素在 Na_v 通道上与靶受体结合位点的不同,主要分为三大类:Na_v 通道阻滞剂、Na_v 通道激活剂和 Na_v 通道失活剂。

(1)Na_v 通道阻滞剂:按其分子性质,又可分为小分子阻滞剂和肽类阻滞剂。特异性与 Na_v 通道靶受体位点 1 结合的毒素,主要包括 PSP 和河鲀毒素(TTX)等。它们通过堵塞离子通道孔隙来抑制钠离子的流动。

(2)Na_v 通道激活剂:作用于 Na_v 通道靶受体位点 5 上的毒素,包括雪卡毒素(CTX)、短裸甲藻毒素(BTX)等。

(3)Na_v 通道失活剂:主要包括特异性结合 Na_v 通道靶受体位点 3 的毒素(如海葵毒素)和作用于受体位点 6 的 δ-芋螺毒素等。

所有作用于 Na_v 通道的化合物在 α 亚基上均具有受体位点(图 2-17),神经毒素的药理研究确定了 Na_v 通道内至少有 6 个不同受体位点和 1 个局部麻醉药受体位点(表2-6)。

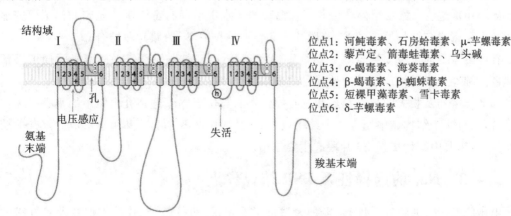

位点1:河鲀毒素、石房蛤毒素、μ-芋螺毒素
位点2:藜芦定、箭毒蛙毒素、乌头碱
位点3:α-蝎毒素、海葵毒素
位点4:β-蝎毒素、β-蜘蛛毒素
位点5:短裸甲藻毒素、雪卡毒素
位点6:δ-芋螺毒素

扫码看
彩图

图 2-17　Na_v 通道蛋白的受体结合位点

表 2-6　不同类型的 Na_v 通道蛋白的受体结合位点与相应毒素

受体结合位点	毒素或药物名称	结合域
位点 1	河鲀毒素(TTX)、石房蛤毒素(STX)、μ-芋螺毒素	Ⅰ SS2～S6、Ⅱ SS2～S6、Ⅲ SS2～S6、Ⅳ SS2～S6
位点 2	藜芦定、箭毒蛙毒素、乌头碱	Ⅰ S6、Ⅳ S6
位点 3	α-蝎毒素、海葵毒素	Ⅰ S5～S6、Ⅳ S3～S4、Ⅳ S5～S6
位点 4	β-蝎毒素	Ⅱ S1～S2、Ⅱ S3～S4
位点 5	短裸甲藻毒素、西加鱼毒素	Ⅰ S6、Ⅳ S5
位点 6	δ-芋螺毒素	Ⅳ S3～S4
局部麻醉药受体位点	局部麻醉药、抗心律失常药、抗癫痫药	Ⅰ S6、Ⅲ S6、Ⅳ S6

　　神经毒素受体位点 1 结合非肽孔阻滞剂,如河鲀毒素(TTX)和石房蛤毒素(STX)以及肽孔阻滞剂 μ-芋螺毒素(μ-conotoxin)。这些毒素受体位点在孔外端的细胞外侧,由 S5 和 S6 片段之间 P 环中的氨基酸残基形成。

　　神经毒素受体位点 2 结合的是一类脂溶性毒素,如箭毒蛙毒素(batrachotoxin)、藜芦定(veratridine)、乌头碱等,它们可增强 Na_v 通道的激活作用。光亲和标记和诱变研究表明结构域Ⅰ和Ⅳ S6 跨膜片段是箭毒蛙毒素的受体位点。

　　神经毒素受体位点 3 结合 α-蝎毒素(α-scorpion toxin)和海葵毒素(palytoxin),它们会减慢 Na_v 通道激活与失活的耦合。这些肽毒素结合到复杂的受体位点,该位点在结构域Ⅳ中的 S4 片段外端的 S3～S4 环。

　　神经毒素受体位点 4 与 β-蝎毒素(β-scorpion toxin)结合,从而增强 Na_v 通道的激活作用,β-蝎毒素的受体位点在结构域Ⅱ中的电压感应 S4 片段细胞外端的 S3～S4 环。

　　神经毒素受体位点 5 结合了复杂聚醚类短裸甲藻毒素(brevetoxin)和雪卡毒素(ciguatoxin),这些毒素由甲藻产生并可在温暖的海水中引起有毒赤潮。光亲和标记研究显示短裸甲藻毒素与结构域Ⅰ的 S6 跨膜片段和结构域Ⅳ的 S5 跨膜片段结合。

　　神经毒素受体位点 6 结合 δ-芋螺毒素(δ-conotoxin),和 α-蝎毒素一样减慢了通道灭活的速度。神经毒素受体位点 6 的位置目前未知。

　　局部麻醉药及相关的抗癫痫药和抗心律失常药与位于 Na_v 通道孔内腔中的重叠受体位点结合,来自 4 个结构域中至少 3 个结构域的 S6 片段中的氨基酸残基用于形成此复杂的药物受体位点,其中结构域Ⅳ S6 片段起主要作用。

2.4.2　Na_v 的选择性及 PSP 结合位点

　　电压门控离子通道(VGIC)是多种天然毒素的靶标,包括胍类、仲胺类似物及各种多肽和蛋白质神经毒素。Na_v 主要存在于可兴奋细胞的细胞膜中,负责动作电位的启动和在所有类型的可兴奋细胞(如神经、肌肉和内分泌细胞)中传播,它们在非兴奋细胞中表达水平低,生理作用尚不清楚,是 PSP 等天然神经毒素的主要作用靶点。

通过研究阳离子相对渗透性,分析 Na_v 通道孔隙结构和离子选择性过滤器。钠离子通过 $3\times5\text{Å}$ 宽孔隙传导,该孔隙太小而不能使胍类毒素通过。单价阳离子(H^+、Li^+、Ti^+)、二价阳离子(Be^{2+}、Mg^{2+}、Ca^{2+}、Sr^{2+}、Ba^{2+})和三价阳离子(La^{3+}、Sm^{3+}、Er^{3+})与 STX 和 TTX 竞争常见的 Na_v 结合位点(图 2-18)。正常情况下,Na_v 通道选择性过滤器(SF)允许钠离子迅速流入并抑制其他带正电荷的分子或离子进入,而钾离子通过相应离子通道进行代偿性流出,这种跨膜电化学电荷梯度的形成导致离子失衡,进而引起动物神经、肌肉及内分泌细胞中产生动作电位。

该过滤器由 4 个氨基酸组成:天冬氨酸(D)-谷氨酸(E)-赖氨酸(K)-丙氨酸(A),被称为 DEKA 环。其构成了通道孔道外前庭的基底,STX 和 TTX 分子过大而滞留于此。因此,胍类毒素类似于塞子,堵塞了圆锥孔孔道开口(图 2-19)。

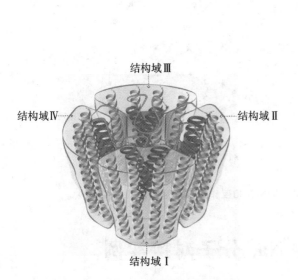

图 2-18　胍类毒素受体结合位点

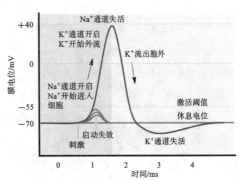

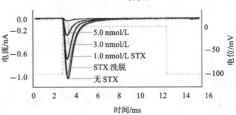

图 2-19　STX 对动作电位的抑制

2.4.3　PSP 受体蛋白(SAX)

PSP 受体蛋白 saxiphilin(SAX)是一种单体可溶性蛋白,属于转铁蛋白家族,具有与转铁蛋白相似的组织分布但其不与 Fe^{3+} 结合,可能是一种转运和隔离内源性有机分子的载体。SAX 可高特异性地与石房蛤毒素(STX)等多种 PSP 结合,但不与竞争物河鲀毒素(TTX)结合。SAX 广泛分布于节肢动物、鱼类、两栖动物以及爬行动物中。从美国牛蛙(*Rana catesbeiana*)血浆中分离到的 SAX 为 90 kDa 的可溶性蛋白,序列分析显示与转铁蛋白家族有关。这些蛋白质大多数是分子质量约 80kDa 的铁结合单体蛋白质。其具有双叶结构,其蛋白质 N 端和 C 端之间存在高度同源性。这种同源性包括每个叶中的金属离子(通常是 Fe^{3+})残基。但是,由于 N 端有 144 个残基插入而 C 端有许多氨基酸取代,SAX 不包含铁结合位点(图 2-20)。

扫码看
彩图

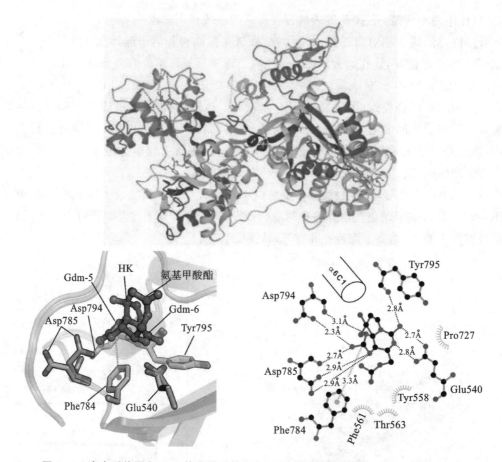

图 2-20　毒素受体蛋白 SAX 的三维结构及与 STX 相互作用示意图（Yen et al.，2019）

2.5　PSP 与人源 Na_v 分子对接实例

由于难以获得足够量的纯化 PSP 毒素物质，目前尚未对 PSP 所有结构类似物进行深入的毒性研究。在缺乏实验毒理学数据的情况下，可基于毒素的化学结构，通过分子对接（molecular docking）技术进行其构效关系（structure-activity relationship，SAR）模拟研究。

1. 分子对接的基本原理

分子对接技术是通过计算机模拟，将小分子配体（ligand）放置于大分子靶标受体（receptor）的结合区域，再通过计算物理化学参数预测两者的亲和力（结合亲和性）及结合方式（构象），进而找到配体与受体在其活性区域相结合时能量最低构象的方法。

配体与受体相互作用是分子识别的过程，主要包括静电作用、氢键、疏水作用、范德华力等。分子对接将已知三维结构数据库中的分子，逐一放在靶标蛋白分子的活性位点处，通过不断优化受体化合物的位置、构象、分子内部可旋转键的二面角和受体的氨基酸残基侧链和骨架，寻找受体小分子化合物与靶标大分子作用的最佳构象，并预测其结合模式、亲和力和通过打分函数挑选出接近天然构象的与受体亲和力最佳的配体。

按照受体与配体的形状互补、性质互补原则，对于相关的受体按其三维结构在小分子数库中直接搜索可能的配体,并将它放置在受体的活性位点处,寻找其合理的放置取向和构象,使得配体与受体形状互补、性质互补的即为最佳匹配。分子对接的一般流程如图 2-21 所示。

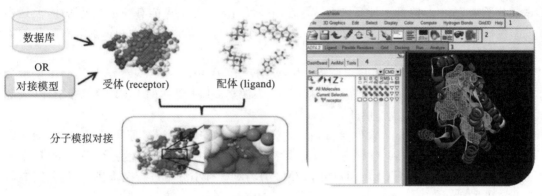

扫码看
彩图

图 2-21　分子对接的一般流程

2. 分子对接的类型

分子对接计算是在受体活性位点区域通过空间结构互补和能量最小化原则来搜寻配体与受体是否能产生相互作用以及它们之间的最佳结合模式。

分子对接的思想起源于 Fischer E 的"锁钥模型",主要强调的是空间形状的匹配。但配体和受体的识别要比这个模型更加复杂。首先,配体和受体在对接过程中会由于相互适应而产生构象的变化。其次,分子对接还要求能量匹配,对接过程中结合自由能的变化决定了两个分子是否可以结合以及结合的强度。

1958 年美国学者丹尼尔·科什兰(Daniel E. Koshland)提出分子识别过程的诱导契合学说(induced-fit theory)。受体分子活性中心的结构原本并非与底物完全吻合,但其柔软可塑。当受体分子与配体相遇时,两者相互诱导以发生相应变化,从而有利于两者结合(图 2-22)。

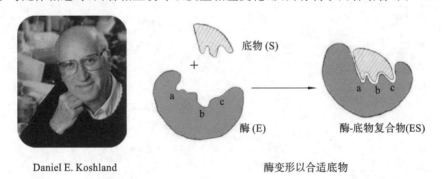

扫码看
彩图

Daniel E. Koshland　　　　　　　　酶变形以合适底物

图 2-22　Daniel E. Koshland 教授提出的诱导契合学说

分子对接方法根据不同的简化程度分为三类:刚性对接、半柔性对接和柔性对接。

(1)刚性对接:对接过程中,研究体系的构象不发生变化。该方法适合考察比较大的体系,如蛋白质和蛋白质之间以及蛋白质与核酸之间的对接。

(2)半柔性对接:对接过程中,研究体系尤其是配体的构象允许在一定的范围内变化。该方法适合处理大分子和小分子之间的对接,对接过程中小分子的构象一般可变化,但大分子为刚体。

(3)柔性对接:对接过程中,研究体系的构象基本上可自由变化。该方法一般用于精确考虑分子之间的识别情况,由于计算过程中研究体系构象可变化,因此计算过程比较耗时。

3. PSP 与人源 Na_v 分子对接分析实例

目前的对接程序将蛋白质视为刚体,将配体视为柔性分子,通过忽略配体结合导致的蛋白质分子构象变化,降低了计算成本。尽管这些蛋白质实际上可能有一定的灵活性,但这样的对接模拟对于预测配体-蛋白质相互作用非常有用,为探索识别特性和识别潜在的药效团提供了可能。

编者所在的 ABI 课题组从蛋白质结构数据库(PDB,https://www.rcsb.org)中搜索受体,其中人源 $Na_v1.2$ 受体的 PDB ID 为 6J8E,人源 $Na_v1.4$ 受体的 PDB ID 为 6AGF,人源 $Na_v1.7$ 受体的 PDB ID 为 6J8H。

利用 AutoDockTools 软件对蛋白质进行对接预处理,添加氢原子,删除水溶剂。将 STX 类似物用 ChemDraw 软件进行编绘并存为 cdx 文件,然后将化合物导入 Chem3D 中转换为三维格式,最后利用 Chem3D 中的 MM2 力场对所有小分子进行能量优化,优化完成后存为 pdb 文件。

通过 AutoDockTools 软件,将已阐明化学结构的 STX 类似物与三种代表性 Na_v 靶标蛋白($Na_v1.2$、$Na_v1.4$ 及 $Na_v1.7$)进行了分子对接分析,对 STX 类似物与靶标结合的亲和力进行了定量计算,结果如表 2-7 所示。

表 2-7 PSP 与三种 Na_v 靶标分子对接结果

PSP 种类	STX 类似物与靶标结合的亲和力/(kcal/mol)		
	$Na_v1.2$	$Na_v1.4$	$Na_v1.7$
STX	−7.2	−6.9	−7.3
neoSTX	−7.3	−6.5	−7.3
GTX1	−7.7	−7.5	−8.2
GTX2	−7.5	−7.1	−7.9
GTX3	−7.2	−6.6	−7.7
GTX4	−7.7	−7.9	−8.6
B1	−8.2	−7.5	−8.4
B2	−8.8	−7.8	−8.9
C1	−8.2	−7.9	−8.2
C2	−7.3	−7.2	−8.4
C3	−8.3	−7.7	−9.1
C4	−7.8	−8.5	−9.6
dcSTX	−6.7	−6.2	−6.8
dcneoSTX	−7.2	−7.0	−7.9
dcGTX1	−7.4	−7.4	−8.3
dcGTX2	−7.0	−7.3	−7.4
dcGTX3	−6.9	−6.5	−7.8
dcGTX4	−7.6	−7.7	−8.6
doSTX	−6.5	−6.3	−6.9
doGTX2	−6.8	−7.3	−7.8
doGTX3	−6.9	−7.1	−7.9
LWTX1	−7.3	−6.3	−7.1

续表

PSP 种类	STX 类似物与靶标结合的亲和力/(kcal/mol)		
	$Na_v1.2$	$Na_v1.4$	$Na_v1.7$
LWTX2	−7.4	−6.8	−7.6
LWTX3	−7.0	−6.6	−7.4
LWTX4	−6.1	−6.0	−6.3
LWTX5	−7.0	−6.8	−6.7
LWTX6	−6.9	−6.9	−7.0
M1	−8.2	−7.9	−7.9
M2	−6.8	−6.8	−7.2
M3	−7.8	−7.3	−8.1
M4	−6.7	−6.8	−7.3
SEA	−7.1	−7.1	−7.3
STX-uk	−7.3	−7	−7.2
GC1	−8.5	−7.9	−8.6
GC2	−8.3	−6.4	−8.3
GC3	−8.6	−7.5	−7.7
GC4	−8.9	−7.5	−8.6
GC5	−8.3	−6.8	−8.3
GC6	−8.5	−7.9	−8.1
GC1a	−8.5	−7.7	−8.2
GC2a	−8.6	−7.1	−8.7
GC3a	−8.3	−7.8	−8.3
GC4a	−9.0	−7.5	−8.2
GC5a	−7.1	−6.2	−8.5
GC6a	−8.7	−8.1	−8.6
GC1b	−9.0	−7.8	−8.9
GC2b	−8.8	−8.6	−8.6
GC3b	−9.3	−7.9	−8.4
GC4b	−8.7	−7.4	−8.6
GC5b	−7.6	−6.8	−8.9
GC6b	−9.1	−8.4	−7.9

通过分子模拟分析确定 Na_v 通道选择性过滤器(SF)氨基酸残基位点(表 2-8)。

表 2-8　人源 Na_v 通道选择性过滤器(SF)氨基酸残基位点

人源 Na_v 通道蛋白类型	PDB 数据库登录号	选择性过滤器氨基酸残基
$Na_v1.2$	6J8E	D384、E942、K1422、A1714
$Na_v1.4$	6AGF	D406、E761、K1244、A1536
$Na_v1.7$	6J8G、6J8H	D361、E927、K1406、A1698

比较具有明显不同毒素效力的毒素的自由能时，如 C2（$\Delta G = -14.1$ kcal/mol）与 STX，需要注意的是其毒性效力约为 STX 的 1/10。这种差异可能是由于 C2 的分子质量比 STX 大，因此在模拟分析中其与 $Na_v1.4$ 的表面相互作用更强。

2.5.1　PSP 与人源 $Na_v1.2$ 的分子对接分析

通过 AutoDockTools 软件，将 58 种 STX 类似物与人源靶标蛋白 $Na_v1.2$ 进行分子对接分析，对接示意图见图 2-23，对接结果见表 2-9。

扫码看
彩图

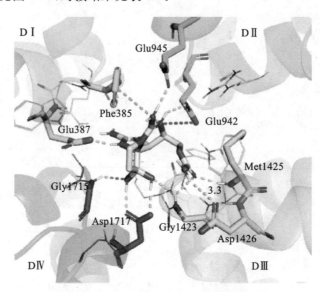

图 2-23　STX 与人源 $Na_v1.2$ 的分子对接示意图

表 2-9　PSP 与人源 $Na_v1.2$ 的分子对接结果

PSP 的种类	PSP 与人源 $Na_v1.2$ 相互作用分析	对接分数	$IC_{50}/$ (nmol/L)
STX	STX 与 $Na_v1.2$ 孔道的氨基酸残基形成 10 个氢键，Phe385（DⅠ）残基对 STX 在孔道处的结合模式起到特殊作用，其苯环与 STX 分子上的 1,2,3 位胍基存在阳离子-π 作用，7,8,9 位胍基与 Glu942（DⅡ）残基存在盐桥作用，侧链与 Met1425（DⅢ）残基支链存在疏水作用。Glu387（DⅠ）残基与 7,8,9 位胍基形成 1 个氢键，1,2,3 位胍基在生理条件下质子化，与 Glu942（DⅡ）、Glu945（DⅡ）残基分别形成 1 个氢键，其中与 Glu942（DⅡ）残基形成的是带电荷氢键；侧链羰基分别与 Gly1423（DⅢ）、Met1425（DⅢ）残基形成 1 个氢键，N21 氨基与 Asp1426（DⅢ）残基形成弱氢键；Asp1717（DⅣ）残基与 C12 位 2 个羟基形成 2 个氢键，C12 位 2 个羟基氧还分别与 Gly1423（DⅢ）残基和 Gly1715（DⅣ）残基形成 1 个氢键	-7.159	1

PSP 的种类	PSP 与人源 $Na_v1.2$ 相互作用分析	对接分数	IC_{50} / (nmol/L)
GTX2/3	GTX2/3 是 C11 差向异构体，与 STX 的差异是 C11 位 H 被 OSO_3^- 取代。LigPrep 时 N1 位质子化，C11 位 OSO_3^- 去质子化。GTX2/3 结合模式与 STX 非常相似，C11 位 OSO_3^- 基团与 Glu387（DⅠ）残基、Asp1717（DⅣ）残基之间的相互排斥作用使其得到稳定，与周围 Gln1709（DⅣ）、Gly1718（DⅣ）残基存在微弱氢键作用。虽然对接分数不算高，但是 GTX2/3 的毒性依然较强。表明 C11 位上庞大且带电荷的硫酸根基团不会实质性影响 STX 的活性，与受体位点的距离不足以发挥主要作用，但硫酸根基团增大了分子结合时的位阻	−6.56	2.55
dcSTX	dcSTX 侧链 C13 位上连接—OH，可由 STX 通过酸水解脱氨基甲酰化得到。dcSTX 在孔道中的结合模式与 STX 非常接近，由于侧链缺少氨基甲酰基功能基团，C13 位—OH 只是与残基 Gly1423（DⅢ）残基形成 1 个弱氢键（3.1Å）	−6.334	4.01
dcneoSTX	dcneoSTX 在孔道中的结合模式与 dcSTX 非常相似，对接分数也很高。pH 对 dcneoSTX 效力的影响与 neoSTX 相同，在 LigPrep 默认中性条件下 N1 位—O^- 同样质子化。但是，尽管 dcneoSTX 的 C13 位上仍存在—OH（与 dcSTX 中一样），但它非常靠近 N1 位—O^-，这些基团之间形成了分子内氢键，将减小与通道受体位点形成氢键的机会。这可能是 dcneoSTX 效力低的原因	−6.848	9.94
doSTX	doSTX 与 dcSTX 的差异是 C13 位—OH 变成 C13 位—CH_3，尽管 doSTX 与 dcSTX 的对接分数很接近，但是由于缺少氨基甲酰基功能基团，而 C13 位—CH_3 并不能像 C—OH 一样与附近残基形成氢键，因此 doSTX 的结合模式与 STX、dcSTX 相差很大是正常的。doSTX 与孔道残基形成 4 个氢键	−6.381	
LWTX5	LWTX5 是含有疏水性取代基的 STX 类似物，与 STX 的差异是侧链乙酰基代替氨基甲酰基。虽然对接分数较高，但是，由于侧链—CH_3 与 Asp1426（DⅢ）残基无法形成氢键，又不存在疏水作用，因此亲和力降低，毒性比 STX 弱得多	−6.886	

PSP 的种类	PSP 与人源 $Na_v1.2$ 相互作用分析	对接分数	$IC_{50}/$ (nmol/L)
STX-uk	STX-uk 是 STX N21 位—CH_3 类似物,结合模式与 STX 非常接近。但是 N21 位—CH_3 无法与 Asp1426(DⅢ)残基形成氢键,这可能并不影响对接分数与 STX 接近	-7.08	
M4	M4 C11 位比 STX 多了 2 个羟基,这 2 个羟基分别与 Glu387(DⅠ)残基和 Asp1717(DⅣ)残基形成 2 个氢键	-7.689	
M2	M2 可能是贝类中形成的代谢产物或降解产物,因为它们在贻贝消耗的浮游生物的毒素分布图中未观察到。M2 C11 位比 STX 多了 1 个羟基,羟基与 Asp1717(DⅣ)残基形成 1 个氢键	-7.407	
GC3	GC3 侧链由羟基苯甲酸酯构成,羟基苯甲酸酯基可增加毒素的亲脂性。侧链苯环与 Tyr1429(DⅢ)残基存在 π-π 相互作用,苯环上羟基与 Asp1426(DⅢ)残基形成氢键	-6.434	
GC6a	GC6a 对接分数很高,侧链苯环与 Tyr1429(DⅢ)残基存在 π-π 相互作用,苯环上羟基与 Asp1426(DⅢ)残基形成氢键	-7.497	

续表

PSP 的种类	PSP 与人源 $Na_v1.2$ 相互作用分析	对接分数	$IC_{50}/$ (nmol/L)
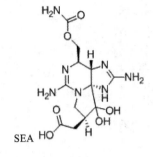	SEA C11 位存在特殊的 C—C 键，羧基与 Glu387（D Ⅰ）残基、Asp1717(D Ⅳ) 残基之间的排斥作用使其变得稳定，与周围 Gly1718(D Ⅳ) 残基存在弱氢键	−6.786	
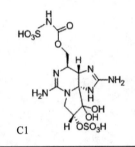	C1 结合模式与 STX 相差非常大，1,2,3 胍基功能团无法与 D Ⅱ 中两个氨基酸残基形成氢键，由于 C11 位和 N21 位存在庞大且带电荷的硫酸根基团，分子与通道结合的位阻变大，因此，C1 对接分数较低，毒性弱也正常	−5.186	76.15

2.5.2　PSP 与人源 $Na_v1.4$ 的分子对接分析

通过 AutoDockTools 软件，将 58 种 STX 类似物与人源靶标蛋白 $Na_v1.4$ 进行分子对接分析，对接示意图见图 2-24，对接结果见表 2-10。

扫码看
彩图

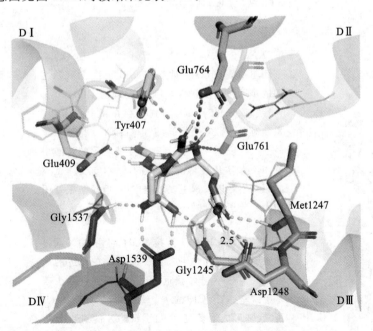

图 2-24　STX 与人源 $Na_v1.4$ 的分子对接示意图

表 2-10　PSP 与人源 $Na_v1.4$ 的分子对接结果

PSP 的种类	PSP 与人源 $Na_v1.4$ 相互作用分析	对接分数	$IC_{50}/$ (nmol/L)
STX	STX 分子与 $Na_v1.4$ 孔道周围的氨基酸残基形成 10 个氢键，Tyr407(DⅠ)残基对 STX 在孔道处的结合模式起到特殊作用，其苯环与 STX 1,2,3 位胍基存在阳离子-π 作用，7,8,9 位胍基与 Glu761 (DⅡ)、Glu764(DⅡ)残基存在盐桥作用，侧链与 Met1247(DⅢ)残基支链存在疏水作用。Glu409 (DⅠ)残基与 7,8,9 位胍基(N9 位)形成 1 个氢键，1,2,3 位胍基 N1 位在生理条件下质子化，只与 Glu764(DⅡ)羧基形成氢键；侧链距 DⅢ氨基酸残基较近，羰基分别与 Gly1245（DⅢ）、Met1247(DⅢ)残基形成 1 个氢键，N21 位氨基与 Asp1426(DⅢ)残基形成 1 个氢键；Asp1539(DⅣ)残基与 C12 位 2 个羟基形成 2 个氢键，C12 位两个羟基氧还分别与 Gly1423（DⅢ）残基和 Gly1715(DⅣ)残基形成 1 个氢键	−6.968	1.88
neoSTX	在 LigPrep 默认中性条件下 N1 位—O^- 质子化，与酸性残基 Glu764(DⅡ)的距离比 STX N1 位—H更近，形成的氢键更强。与 Arg756(DⅡ)残基形成 1 个氢键。因此，neoSTX 对接分数比 STX 高，与 IC_{50} 实验结果一致	−8.1	0.71
GTX3	GTX3 结合模式与 STX 非常相似，C11 位 OSO_3^- 基团与 Glu409(DⅠ)残基、Asp1539(DⅣ)残基之间的排斥作用使其变得稳定，与周围 Gly1540(DⅣ)残基、Ser1511(DⅣ)残基存在微弱的氢键。虽然对接分数有所降低，但是 GTX3 的毒性依然较强。这说明 C11 位上庞大且带电荷的硫酸根基团不会实质性影响 STX 的活性，与受体位点的距离不足以发挥主要影响作用，但硫酸根基团增大了分子结合时的位阻	−6.061	5.78
dcSTX	dcSTX 侧链 C13 位上连接—OH，可由 STX 通过酸水解脱氨基甲酰化得到。dcSTX 在孔道的结合模式与 STX 非常接近，但是，由于侧链缺少氨基甲酰基团，C13 位—OH 只能与 Gly1423(DⅢ)残基形成弱氢键。因此，dcSTX 的对接分数比 STX 低，与 IC_{50} 实验结果一致	−5.791	11.65

续表

PSP 的种类	PSP 与人源 $Na_v1.4$ 相互作用分析	对接分数	$IC_{50}/$ (nmol/L)
dcneoSTX	dcneoSTX 结合模式与 STX 有所差异,尽管对接分数较高,但是 IC_{50} 值很高,并不能与通道稳定结合。7,8,9 位胍基没有与 Glu409(DⅠ)残基形成氢键,而是与 Glu761(DⅡ)羧基形成氢键,Tyr407(DⅠ)稳定分子的作用消失,这可能是 dcneoSTX 对人源 $Na_v1.4$ 效力低的原因	−7.452	1240
M4	M4 C11 位比 STX 多了 2 个羟基,这 2 个羟基分别与 Asp1717(DⅣ)残基形成 1 个氢键,M4 对接分数比 STX 高,无 IC_{50} 实验结果,推测其比 STX 毒性强	−7.485	
SEA	SEA C11 位存在特殊的 C—C 键,羧基与 Glu409(DⅠ)残基、Asp1539(DⅣ)残基之间的排斥作用使其变得稳定,与周围 Gly1540(DⅣ)残基、Gly1718(DⅣ)残基存在弱氢键	−6.332	
LWTX5	LWTX5 是含有疏水性取代基的 STX 类似物,与 STX 的差异是侧链乙酰基代替氨基甲酰基。虽然对接分数较高,但是,由于侧链—CH_3 与 Asp1248(DⅢ)残基无法形成氢键,又不存在疏水作用,因此亲和力降低,毒性比 STX 弱得多	−6.661	

2.5.3　PSP 与人源 $Na_v1.7$ 的分子对接分析

通过 AutoDockTools 软件,将 58 种 STX 类似物与人源靶标蛋白 $Na_v1.7$ 进行分子对接分析,对接示意图见图 2-25,对接结果见表 2-11。

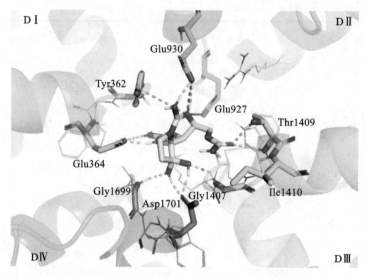

图 2-25　STX 与人源 $Na_v1.7$ 的分子对接示意图

表 2-11　PSP 与人源 $Na_v1.7$ 的分子对接结果

PSP 的种类	PSP 与人源 $Na_v1.7$ 相互作用分析	对接分数	$IC_{50}/$ (nmol/L)
STX	在人源 $Na_v1.7$-STX 共晶复合物中，Glu364（D Ⅰ）残基与 7，8，9 位胍基形成 2 个氢键；1，2，3 位胍基与 Glu930（D Ⅱ）残基形成 2 个氢键；STX 的氨基甲酰基与 Thr1409（D Ⅲ）的羟基形成 2 个氢键，与 Gly1407 残基形成 1 个氢键；Asp1701（D Ⅳ）残基与 C12 位 2 个羟基分别形成 1 个氢键。STX 与人源 $Na_v1.7$ 对接后的结合模式只是在氨基甲酰基侧链稍有不同。STX 氨基甲酰基侧链只能与 Thr1409（D Ⅲ）残基形成 2 个氢键，由于 D Ⅲ另一个关键残基 Ile1410 的疏水支链对 STX 与通道结合起不到任何作用，因此 STX 无法稳定结合在孔道中，与较高的 IC_{50} 实验值一致	−7.757	408
neoSTX	在 LigPrep 默认中性条件下 N1 位—O^- 质子化，与酸性残基 Glu930（D Ⅱ）的距离比 STX N1 位—H 更近，形成的氢键更强。因此，neoSTX 与通道结合更稳定	−7.587	81.6

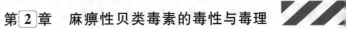

PSP 的种类	PSP 与人源 $Na_v1.7$ 相互作用分析	对接分数	IC_{50}/(nmol/L)
GTX3	GTX3 结合模式与 STX 非常相似，C11 位 OSO_3^- 基团与 Glu364（D Ⅰ）残基、Asp1701（D Ⅳ）残基之间的排斥作用使其得到稳定，与 Gly1702（D Ⅳ）残基存在微弱氢键。对接分数较高，但是 IC_{50} 值非常高	−7.07	1500
dcSTX	dcSTX 侧链 C13 位上连接—OH，可由 STX 通过酸水解脱氨基甲酰化得到。dcSTX 在孔道的结合模式与 STX 非常接近，但是，由于侧链缺少氨基甲酰基，C13 位—OH 只能与 Gly1407（D Ⅲ）、Thr1409（D Ⅲ）羟基形成弱氢键	−6.952	88.5
dcneoSTX	dcneoSTX 结合模式与 STX 有所差异，尽管对接分数较高，但是 IC_{50} 值很高，并不能与通道稳定结合。C13 位—OH 与 Thr1409（D Ⅲ）羟基形成氢键，Tyr362（D Ⅰ）稳定分子的作用消失，这可能是 dcneoSTX 对人源 $Na_v1.7$ 效力低的原因	−7.327	1240
doSTX	doSTX 在人源 $Na_v1.7$ 中结合模式与人源 $Na_v1.2$、人源 $Na_v1.4$ 不同，—CH_3 侧链与 Thr1409（D Ⅲ）残基、Ile1410（D Ⅲ）残基存在疏水作用，因此骨架结合模式与 STX 相同。但是由于缺少氨基甲酰侧链，仍不能与通道稳定结合，可能比在人源 $Na_v1.2$、人源 $Na_v1.4$ 中结合更稳定	−6.861	
LWTX5	LWTX5 是含有疏水性取代基的 STX 类似物，与 STX 的差异是侧链乙酰基代替氨基甲酰基。侧链—CH_3 与 Ile1410（D Ⅲ）残基支链形成疏水作用，对接分数较高，推测比在人源 $Na_v1.2$、人源 $Na_v1.4$ 中结合更稳定	−6.903	

续表

PSP 的种类	PSP 与人源 $Na_v1.7$ 相互作用分析	对接分数	IC_{50}/ (nmol/L)
STX-uk	STX-uk 是 STX N21 位—CH_3 类似物,结合模式与 STX 非常接近。氨基甲酰基侧链除了与 Thr1409(DⅢ)残基形成 2 个氢键外,还与 Gly1407(DⅢ)残基形成 1 个氢键,N21 位—CH_3 可与 Ile1410(DⅢ)残基支链形成疏水作用,使分子与通道稳定结合。对接分数较高,推测其毒性较强	-7.614	

2.5.4　PSP 分子对接结果总结

通过 PSP 与三种人源 Na_v 的分子对接分析,发现所有的 STX 类似物均可结合到同一个位点,尽管其结合方式和亲和力不同。这些数据在研究中已得到证实,但研究并未发现 PSP 与 Na_v 的亲和力和毒素效力之间的直接相关性。其原因可能是对接分析研究中,未考虑影响药代动力学参数的其他生物特性,如药物透过生物膜屏障到达药物靶点的有效分子数量。

在水体系或脂质膜内的分子运动依赖于原子、电荷的相互作用,这种相互作用可与相邻水分子形成氢键。待分析目标分子根据其取代基的不同而变化,影响了配体的识别,也影响了 PSP 在细胞内的生物利用度,从而影响了 PSP 到达靶标蛋白的有效分子数量。因此,当将 STX 类似物的化学结构、毒性与毒理学三方面关联起来时,必须考虑上述因素变化所产生的可能影响。

第 **3** 章
麻痹性贝类毒素的来源与危害

赤潮引发了种类繁多的藻毒素,而麻痹性贝类毒素(PSP)在现有藻毒素中毒性强、分布广且危害最严重。赤潮甲藻、淡水蓝藻及部分海洋细菌均可产生 PSP。PSP 究竟是由藻类产生,或由藻的共生菌产生,或由藻菌相互作用共同产生,尚无定论。而关于 PSP 的来源主要有三种假说:①由甲藻共生菌产生;②由甲藻和蓝藻协同进化产生;③由藻菌之间的水平基因转移与基因融合产生。本章对麻痹性贝类毒素的来源及其主要危害进行了介绍。

3.1 PSP 来源的三种学术假说

目前,PSP 的来源问题仍无定论,一般认为海洋浮游藻类中产 PSP 主要物种为甲藻,包括亚历山大藻属(*Alexandrium*)、裸甲藻属(*Gymnodinium*)、膝沟藻属(*Gonyaulax*)。淡水环境内产 PSP 物种主要为蓝藻,包括鱼腥藻属(*Anabaena*)、束丝藻属(*Aphanizomenon*)、拟柱孢藻属(*Cylindrospermopsis*)、浮丝藻属(*Planktothrix*)、鞘丝藻属(*Lyngbya*)及尖头藻属(*Raphidiopsis*)等。

除上述产毒藻以外,自由生活在自然海水、藻际(phycosphere)及藻内细菌如弧菌(vibrio)、邻单胞菌(plesiomonas)、假单胞菌(pseudomonas)、变形菌(proteobacteria)及莫拉菌(moraxella)等,同样可产生 PSP。研究表明,部分产毒藻来源藻内共生菌可单独产毒或与宿主藻的产毒特性紧密相关。

目前,对 PSP 来源问题仍存争议。有的学者认为 PSP 由甲藻或蓝藻单独产生;有的学者认为 PSP 由藻内共生菌产生;有的学者认为 PSP 由甲藻与蓝藻之间发生的水平基因转移(horizontal gene transfer,HGT)或协同进化(convergent evolution)形成(图 3-1)。

扫码看
彩图

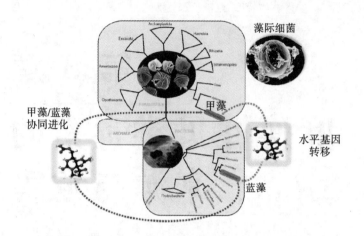

图 3-1　关于麻痹性贝类毒素来源的三种学术假说

3.2　藻内共生菌产毒假说的提出

1982 年，美国学者 E. Sousa Silva 提出了甲藻共生菌产毒假说，并对产毒甲藻内共生菌进行了研究，但一直缺乏共生菌产毒的直接实验证据。

1988 年，日本学者 Kodama 等首次从一株高毒塔玛亚历山大藻（最初称为 *Protogonyaulax tamarensis*）中分离到一株自产毒细菌，将其命名为莫拉菌（*Moraxella* sp.）PTB-1（图 3-2）。该菌株可在独立培养的条件下产 PSP，尽管产量相对较低。对这株细菌的生理生化研究表明，其 PSP 产量在磷元素缺乏条件下升高，这同产毒藻在磷缺乏条件下产毒量增加的情况类似。这些证据表明，部分产毒甲藻共生菌可单独产生 PSP。

扫码看
彩图

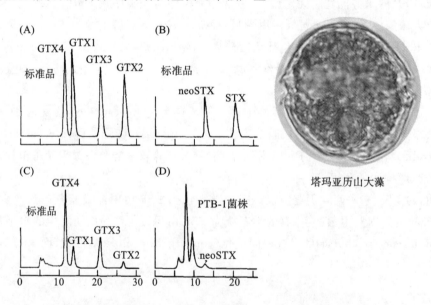

图 3-2　分离于产毒塔玛亚历山大藻的产毒细菌——莫拉菌（*Moraxella* sp.）PTB-1

甲藻基因组庞大，且调控机制复杂，目前尚无产毒海洋甲藻基因组测序结果，导致甲藻产 PSP 的生物合成研究尚无实质性进展。

与甲藻相比，细菌基因组小，易分离培养且遗传操作相对简单。因此，产毒细菌的 PSP 产生机制研究，较之甲藻相对易取得实质性突破。

石房蛤毒素（STX）是 PSP 合成的关键中间体。通过对蓝藻重要中间产物 STX 合成基因簇的分析发现，*sxtA* 基因是 STX 合成关键起始基因，且蓝藻中 *sxtA* 基因可能来源于细菌，其分别与 δ-变形菌（*Myxococcus xanthus*）聚酮合酶（polyketide synthase，PKS）、放线菌（*Frankia alni*）Ⅰ型及Ⅱ型氨基转移酶（class Ⅰ & Ⅱ aminotransferase）高度同源（图 3-3）。

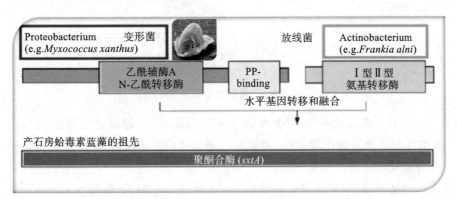

扫码看

彩图

图 3-3　蓝藻拟柱孢藻 PSP 起始合成基因 *sxtA* 的两个细菌起源

3.3　产 PSP 海洋甲藻

1773 年 Müller 首次提出"dinoflagellate"一词，译为"涡鞭毛藻"，因其常具两条鞭毛，也称为"双鞭毛藻"。又因其大多数细胞的细胞壁由许多小甲板组成，故常简称为"甲藻"（图 3-4）。

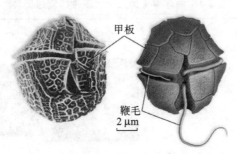

扫码看

彩图

图 3-4　甲藻细胞结构的鞭毛及甲板

甲藻曾被归为藻类植物一门。《中国生物物种名录》（2011 版）在双鞭毛虫门之下设有甲藻纲，约 1000 种，广泛分布于池塘、湖泊和海洋中。长期以来，植物学家与动物学家各自把该门划入各自研究领域，分别称为"甲藻"与"双鞭毛虫"。植物学家把它们命名为"Pyrrophyta"或"Pyrrhophyta"，意为"fire algae"。

甲藻个体多为单细胞，少数是球胞型或丝状体。植物体略呈球形，一般是黄绿色或黄褐色。甲藻含叶绿素和类胡萝卜素,少数种类无色,腐生或寄生。细胞壁主要由纤维素组成,壁上有花纹,少数种类无细胞壁。多数种类具有纵沟或纵横沟。因此,甲藻门分为横裂甲藻纲和纵裂甲藻纲,主要以细胞分裂和产生孢子进行繁殖(图 3-5)。

扫码看
彩图

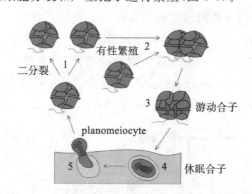

图 3-5　甲藻的生命循环周期

甲藻孢囊是双壳类动物的重要食物来源之一,而这些有毒甲藻的孢囊已被证实含有 PSP。有报道称相比营养细胞,其休眠孢囊内含有高 6～10 倍的毒素。食用产毒甲藻的孢囊可能是双壳类动物中毒的直接原因。

在海洋浮游植物中,甲藻几乎分布于世界各大海域,种类和数量仅次于硅藻。甲藻是海洋生态系统中重要的初级生产者之一,具有形态多样性,一般为单细胞、双鞭毛。其染色体未结合组蛋白,首尾相接成环状,具有原核细胞的特征,被称为介核生物。由于甲藻具有从无囊泡变化为有囊泡的形态,因此再现其进化历史非常困难。

甲藻作为主要的初级生产者,在水生生态系统内扮演重要角色。甲藻生态习性多样,大约 50% 为光合自养型,其中包括混合营养型,还有部分专营寄生;其具有丰富的形态,从坚实甲壳类群,到甲壳不发达类群,或无甲壳裸甲藻类群。另外,甲藻在细胞生物学、遗传进化和基因组上具有特性(表 3-1)。

扫码看
彩图

表 3-1　海洋甲藻的几个代表性赤潮原因种

甲藻名称	细胞形态	
夜光藻 *Noctiluca scintillans*		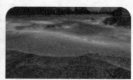
叉角藻 *Ceratium furca*	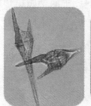	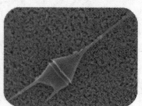

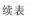

甲藻名称	细胞形态
利马原甲藻 *Prorocentrum lima*	
塔玛亚历山大藻 *Alexandrium tamarense*	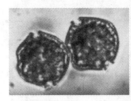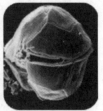
东海原甲藻 *Prorocentrum donghaiense*	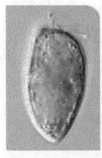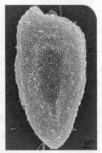
具尾鳍藻 *Dinophysis caudata*	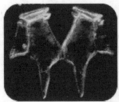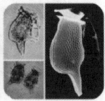
长崎裸甲藻 *Gymnodinium mikimotoi*	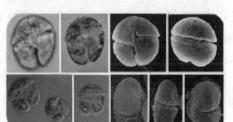
锥形多甲藻 *Peridinium conicum*	

海洋浮游藻是引发赤潮的主要生物,在全世界 4000 多种海洋浮游藻中有近 300 种可引发赤潮(表 3-2),其中有 70 多种能产生赤潮藻毒素。

表 3-2　主要赤潮原因藻的名称

门	藻名称	学名
甲藻	夜光藻	*Noctiluca scintillans* (Macartney) Kofoid & Swezy
	塔玛亚历山大藻	*Alexandrium tamarense* (Lebour) Balech
	海洋原甲藻	*Prorocentrum micans* Ehrenberg
	微小原甲藻	*Prorocentrum minimum* (Pavilard) Schiller
	短裸甲藻	*Gymnodinium breve* Davis
	链状裸甲藻	*Gymnodimium catenatum* Graham
	米氏凯伦藻	*Karenia mikimotoi* Miyake & Kominami ex Oda
	叉角藻	*Ceratium furca* (Ehrenberg) Claparede et Lachmann
针胞藻	赤潮异弯藻	*Heterosigma akashiwo* (Hada) Hada
硅藻	中肋骨条藻	*Skeletonema costatum* (Greville) Cleve
	尖刺拟菱形藻	*Pseudonitzschia pungens* (Grunow ex Cleve) Halse
	丹麦细柱藻	*Leptocylindrus danicus* Cleve
	旋链角毛藻	*Chaetoceros curvisetus* Cleve
	拟旋链角毛藻	*Chaetoceras pseudocurvisetus* Mangin
	中华盒形藻	*Biddulphia sinensis* Greville
	浮动弯角藻	*Eucompia zoodiacus* Ehrenberg
定鞭藻	小等刺硅鞭藻	*Dictyocha fibula* Ehrenberg
	棕囊藻	*Phaeocystis pouchetii*

在我国近海,渤海周边海域、东海长江口海域和南海近岸是 3 个典型赤潮高发区。

在渤海周边海域,辽东湾、莱州湾和渤海湾 3 个海湾的赤潮问题最为严峻,历史上曾多次爆发大规模赤潮。渤海是重要的经济动物产卵场和育幼场,在近岸海域有许多重要的海水养殖区,赤潮对渤海的海水养殖业造成了巨大破坏。1989 年,河北黄骅市发生裸甲藻属(*Gymnodinium*)赤潮,对渤海湾一带的对虾养殖业造成了毁灭性打击,直接经济损失 2.4 亿元;1998 年渤海的叉角藻(*Ceratium furca*)赤潮,严重破坏了辽宁、河北、山东和天津的水产养殖业,造成了约 1.2 亿元的经济损失;2004—2006 年渤海湾连年爆发大规模棕囊藻(*Phaeocystis pouchetii*)赤潮,但未对养殖业造成明显危害。近年来,渤海秦皇岛近岸海域多次记录到抑食金球藻(*Aureococcus anophagefferens*)形成褐潮,严重损害了该海域的扇贝养殖业。尤为严峻的是,近年来渤海周边海域多次记录有毒藻类形成的赤潮,养殖贝类染毒情况也非常常见,对海产品消费者健康构成潜在威胁。1998 年可产生腹泻性贝类毒素(DSP)的鳍藻(*Dinophysis* sp.)与叉角藻共同形成赤潮,赤潮之后在贝类中检测到腹泻性贝类毒素。2006 年在山东长岛海域记录到产 PSP 亚历山大藻（*Alexandrium* sp.）赤潮,导致大量网箱养殖鱼类死亡。

与渤海、东海和南海相比,黄海海域赤潮问题并不严重。但从 2007 年以来,黄海连年爆发由大型绿藻浒苔（*Ulva prolifera*）形成的大规模绿潮,至今已连续 15 年。绿潮期间,绿藻覆盖海域面积最大超过 1000 km²,规模堪称世界之最。绿潮后期大量漂浮绿藻在沿海一线堆积,仅 2008 年一年青岛市政府就从沿海一线清理了超过 1000000 t 绿藻。由于堆积的绿藻腐烂后会产生 H_2S 和 NH_3 等有毒气体,污染空气和海水,甚至会导致生物窒息,因此,绿潮对沿海地区旅游景观和海水养殖造成了巨大影响。2008 年黄海绿潮登陆山东半岛后,堆积在养殖池塘里的浒苔腐烂,使水质恶化,重创了乳山、海阳和日照等地的海参养殖、鲍鱼养殖、扇贝筏式养殖、滩涂贝类养殖等产业,造成地方水产养殖业高达 8 亿元的重大经济损失。2009 年,黄海绿潮的爆发也造成了高达 6.4 亿元的经济损失。绿潮不仅威胁沿海地区景观和养殖业,对海域自然环境的影响也令人极为关注。绿藻在生长和死亡分解过程中会吸收或释放营养物质,改变水体生源要素的生物地球化学循环过程,甚至有可能引起浮游植物藻华,造成次生灾害。

浒苔绿潮已成黄海海域常规化生态灾害。2019 年黄海海域浒苔灾害在青岛市范围内覆盖面积约 195 km²,为 2018 年的 6 倍。2021 年 6 月 26 日,黄海海域浒苔绿潮分布面积超过 60000 km²,覆盖面积 1746 km²,是近十年覆盖面积最大的年份。自然资源部海洋预警监测司发布的《2020 年中国海洋灾害公报》数据显示,2011—2019 年,除 2012 年、2017 年、2018 年,我国黄海海域浒苔绿潮最大覆盖面积均超过 500 km²。

东海是我国近海赤潮发生次数最多的海域。该海域的赤潮主要发生在春、夏季,每年的 5—8 月是赤潮高发期。自 2000 年以来,东海长江口邻近海域赤潮发生频率急剧上升,大规模赤潮频繁爆发,影响面积最大可达上万平方千米。特别令人关注的是,该海域的赤潮优势种以东海原甲藻（*Prorocentrum donghaiense*）、米氏凯伦藻（*Karenia mikimotoi*）和亚历山大藻（*Alexandrium* sp.）等有毒有害甲藻为主,对养殖业发展、人类健康和生态安全均造成了严重威胁。2005 年发生在长江口邻近海域的米氏凯伦藻赤潮,导致南麂岛附近大量养殖鱼类死亡,直接经济损失超过 3000 万元。仅 2012 年在我国浙江和福建海域就连续爆发了 12 起米氏凯伦藻赤潮,导致大量养殖鲍鱼死亡,经济损失累计超过 20 亿元。这也是我国历史上有害藻华造成经济损失最为严重的一次。此外,在长江口邻近海域多次观测到高密度的有毒亚历山大藻和有毒鳍藻,其中亚历山大藻细胞密度可达 $10^4 \sim 10^5/L$,达到赤潮水平。对在赤潮期间采集的浮游植物和贝类样品进行分析,可检测到 PSP 及 DSP 等毒素。

南海近岸海域也是我国近海赤潮高发区之一,有记录的赤潮次数仅次于东海海域。南海海域的赤潮多数出现在大鹏湾、大亚湾、深圳湾等海湾及珠江口附近海域。以往记录的南海海域赤潮现象规模不大,但自 20 世纪 90 年代以来,大规模赤潮开始出现,其中尤以棕囊藻形成的赤潮特别令人关注。1997 年 11—12 月,广东饶平柘林湾发生大规模棕囊藻赤潮,造成大量养殖鱼类死亡,经济损失超过 7000 万元。1999 年,饶平海域再次发生棕囊藻赤潮,面积超过 3000 km²。在广西北部湾海域,近年来也连年爆发大规模棕囊藻赤潮。2014 年和 2015 年冬季广西近岸海域的棕囊藻赤潮影响区覆盖了防城港附近海域、钦州湾和北海附近海域。由于赤潮期间棕囊藻可形成直径 2～3 cm 的囊状群体,可堵塞过滤网,对沿海地区核电设施冷源系统安全构成了潜在威胁（表 3-3）。

表 3-3　我国近海产毒赤潮甲藻及产生的主要 PSP 成分

藻种名称	地区	藻毒素成分	毒素含量 /(fmol/cell)
塔玛亚历山大藻	大亚湾	C1/2、GTX1/4、GTX2/3、GTX5、dcGTX3、neoSTX	7.2～12.7
塔玛亚历山大藻	香港	C1/2、GTX1/4、GTX2/3、GTX5、GTX6、neoSTX、STX	19.7
塔玛亚历山大藻	大亚湾	C1/2、GTX2/3、GTX5、GTX6	3.2
塔玛亚历山大藻	香港	C1/2、C3/4、GTX1/4、GTX5	97
塔玛亚历山大藻	南海、东海	C1/2、GTX1/4、GTX3、GTX5、neoSTX	11.9～64
塔玛亚历山大藻混种	渤海、黄海	C1/2、GTX2/3、GTX5	1～5
塔玛亚历山大藻混种	黄海	GTX1/4、GTX2/3	—
塔玛亚历山大藻混种	近海	C1/2、GTX1/4、GTX2/3、dcGTX2/3、neoSTX、STX	0.02～31.33
微小亚历山大藻	黄海	GTX1/4、GTX2/3	—
微小亚历山大藻	台湾	GTX1/4、GTX2/3	12
奥氏亚历山大藻	渤海	neoSTX、STX	1～5
链状裸甲藻	黄海	C1/2、C3/4、GTX2/3、GTX6、dcGTX2/3、STX、dcSTX	—
东海原甲藻	东海	GTX2/3、dcGTX2/3、STX、dcSTX	—

在海洋环境中,PSP 主要由亚历山大藻属(*Alexandrium*)中的部分有毒藻种,以及链状裸甲藻(*Gymnodinium catenatum*)和盾甲藻(如 *Pyrodinium bahamense* var. *compressum*)等产生。

3.3.1　亚历山大藻

亚历山大藻(*Alexandrium* sp.)最早在亚历山大港赤潮时被记载,主要分布在世界各海岸国的海岸内。亚历山大藻是重要的代表性赤潮原因种之一,其属内 20 余种为有毒种,可产生 PSP。据报道,世界范围内每年由亚历山大藻产生 PSP 中毒死亡的人数高达几万人。

亚历山大藻属内的三个主要产毒种包括塔玛亚历山大藻(*A. tamarense*)、微小亚历山大藻(*A. minutum*)及链状亚历山大藻(*A. catenella*)(图 3-6)。

扫码看
彩图

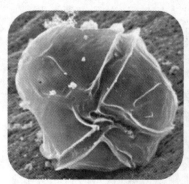 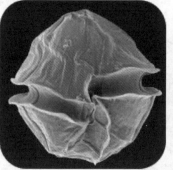 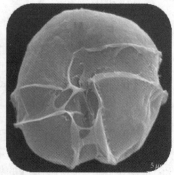

塔玛亚历山大藻(*A. tamarense*)　　微小亚历山大藻(*A. miutum*)　　链状亚历山大藻(*A. catenella*)

图 3-6　亚历山大藻属三个主要赤潮原因种的细胞形态示意图

塔玛亚历山大藻分布较广,在较暖的海域里发生赤潮的频率较高,菲律宾、马来西亚、埃及、西班牙、阿根廷、意大利、美国、澳大利亚、中国等地均有赤潮记录。我国南海大鹏湾、厦门湾和胶州湾均有发现。

微小亚历山大藻主要生长在热带、温带沿岸和河口海域,是地中海分布最广的 PSP 毒素种,也是引起东南亚发生 PSP 事件的两种主要生物之一。该种集中在港口、河口和潟湖,与低含盐量和富含营养的淡水输入区相关。

链状亚历山大藻在北美、欧洲、南非和亚洲海域均有分布,青岛胶州湾,浙江、天津等海域可见。

3.3.2　裸甲藻

裸甲藻(*Gymnodinium* sp.)由 Graham 于 1943 年首次从美国加利福尼亚湾发现,属于甲藻纲裸甲藻科。单细胞,球形、椭圆形或卵形,背腹扁平;细胞裸露或具薄胞壁,表面平滑,罕见线纹或纵肋纹;鞭毛两条,色素体数多,盘状、狭椭圆状、棒状,周生或辐射状排列,呈黄色、褐色、绿色或蓝色;异养型,具一个细胞核。细胞纵分裂为其常见繁殖方式,也可通过产生动孢子、不动孢子或休眠孢子进行繁殖。裸甲藻主要分布在热带和温带海域。

裸甲藻是形成赤潮的重要代表性藻种。其种群遍布各大洲海岸线(图 3-7)。全世界约有 130 种,均为浮游种,绝大多数生活于海洋中,多分布在热带和温带海域,生长在半咸水、淡水的种较少。

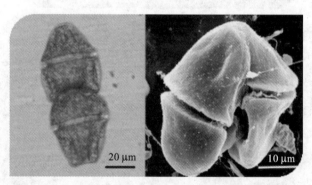

图 3-7　裸甲藻(*Gymnodinium* sp.)的细胞形态示意图

3.3.3　盾甲藻

在盾甲藻中,主要物种为巴哈马盾甲藻(*Pyrodinium bahamense*)。该藻是一种热带甲藻,主要存在于大西洋水域(图 3-8),最适含盐量为 2‰左右,当水体中含大量氮时,易引发赤潮。当藻细胞被搅动时,常发出亮蓝色的光,被称为"蓝潮"(图 3-9)。

3.3.4　甲藻基因组学研究的困境

甲藻化石最早出现于距今 2 亿多年的三叠纪中期,同时地球化学标记提示早寒武纪。其孢囊化石在全球范围内广泛分布(图 3-10)。

最令人惊讶的是甲藻细胞内的巨大 DNA 数量。大多数真核藻类每个细胞中平均含 DNA 0.54 pg,而甲藻细胞含 DNA 3～250 pg,相当于 3000～250000 Mb(人基因 3180 Mb,小麦 16000 Mb)。

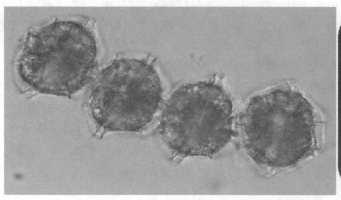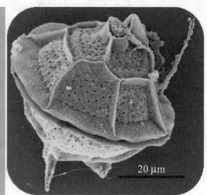

图 3-8　盾甲藻(*Pyrodinium* sp.)的细胞形态示意图

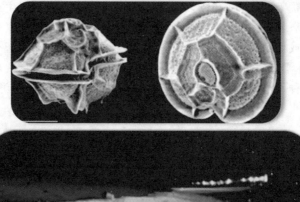

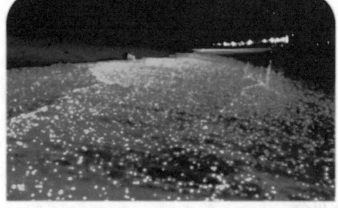

图 3-9　产毒巴哈马盾甲藻细胞形态的电镜照片及产生的"蓝潮"奇观

　　甲藻基因组在其长期进化过程中,经历了诸多基因重组事件,包括基因组放大、重组,导致每个基因或基因片段的多拷贝或多组合。迄今为止,已构建参考基因组的赤潮物种数量有限。而甲藻基因组构建难度更大,已完成基因组测序的几种甲藻均是基因组较小的物种。

　　2015年国内学者林森杰等以虫黄藻(zooxanthellae)为模式生物,通过基因组测序首次系统分析了甲藻基因组的结构特性(表 3-4),描绘了珊瑚虫和虫黄藻共生过程中相互作用的分子机制,为甲藻基因组学的深入研究奠定了基础。

　　构建赤潮甲藻参考基因组至关重要,但此项研究具有巨大的挑战性。

扫码看
彩图

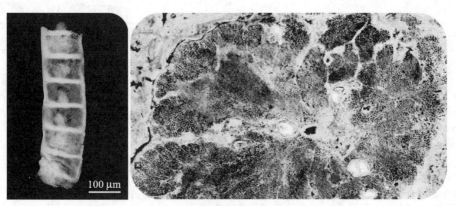

(a) 红藻化石

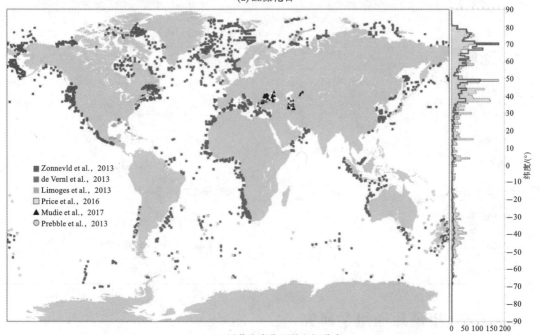

(b) 甲藻孢囊化石的空间分布

图 3-10 2017 年印度发现的 16 亿年前红藻化石及甲藻孢囊化石的空间分布

表 3-4 赤潮甲藻的基因组、转录组及蛋白组测序概况

藻华原因藻类	基因组	转录组	蛋白组	参考文献
链状亚历山大藻		+		Uribe et al. ,2008
芬迪亚历山大藻		+		Erdner et al. ,2006;Zhuang et al. ,2015
微小亚历山大藻		+		Yang et al. ,2011;Harke et al. ,2017
项圈亚历山大藻		+		Harke et al. ,2017
乌氏亚历山大藻	+	+		Jaeckisch et al. ,2011
塔玛亚历山大藻		+		Moustafa et al. ,2010

藻华原因藻类	基因组	转录组	蛋白组	参考文献
强壮前沟藻		+		Bachvaroff et al. ,2008
抑食金球藻	+	+	+	Gobler et al. ,2011；Wurch et al. ,2011a,b
多环旋沟藻		+		Guo et al. ,2016
渐尖鳍藻		+		Wisecaver et al. ,2010
异帽藻		+		Zhang et al. ,2008
赤潮异弯藻		+		Haley et al. ,2017；Ji et al. ,2018
剧毒卡罗藻		+		Bachvaroff et al. ,2009
短凯伦藻		+	+	Morey et al. ,2011；Poulson-Ellestad et al. ,2014
米氏凯伦藻		+	+	Lei et al. ,2011；Luo et al. ,2017；Zhang et al. ,2017
多边舌甲藻		+		Wang et al. ,2006
东海原甲藻		+		Shi et al. ,2017a
微小原甲藻		+		Cooper et al. ,2014
小定鞭藻		+		Liu et al. ,2015
多列拟菱形藻	+	+		McLean,2013；Bender et al. ,2014
锥状斯氏藻		+		Cooper et al. ,2016
中肋骨条藻		+	+	Zhang et al. ,2015,2016
虫黄藻	+			Lin et al. ,2015

3.3.5　甲藻翻译组学研究

中国近海赤潮的一种优势藻是东海原甲藻（*Prorocentrum donghaiense*），但目前对其研究进展较为迟缓，主要原因是该藻基因组巨大，使得完整测序和注释基因组极其昂贵，且东海原甲藻属于间核生物，常规的研究技术不适用。

针对上述难题，2021年我国学者通过翻译组学技术，在无法测定基因组的情况下，直接测定翻译中的mRNA，并进行拼接，用较低的测序通量拼接出正在翻译的mRNA序列，进行功能注释。

研究发现，在富磷和缺磷差异条件下的翻译中，mRNA并不富集在少数通路中，而是散布在几乎所有的细胞内物质和能量生产中，尤其是翻译系统的各种组分（图3-11）。由翻译组生成的参考库非常精准，远优于近缘生物的参考库，因此质谱鉴定出的蛋白质比传统方法有数量级的提升。在高精度蛋白质组数据中，上述翻译组层面的发现能得到蛋白质组层次的验证。

研究组使用极低浓度的放线菌酮对东海原甲藻进行低强度的翻译抑制，成功压制其爆发，而这种浓度不会对人或其他水生生物产生严重影响。

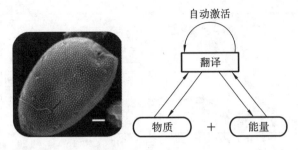

图 3-11　通过翻译组学揭示东海原甲藻（*Prorocentrum donghaiense*）赤潮机制（Cao et al.，2021）

3.3.6　甲藻产 PSP 的影响因素

1. 营养盐与微量元素

磷是海洋植物生长的主要限制因子。在某些海域，硅对浮游植物的生长也起到限制作用。近年来，其他营养元素如铁等，对海洋大型藻类生长的作用也被陆续发现。同时，营养元素之间的交互作用往往比单一营养元素的影响更大。

海洋藻类对营养盐的吸收除与营养盐本身的浓度以及各营养盐间的相对比值有关以外，还受多种物理、化学、生物因素的影响。营养盐的浓度、存在形式及 pH 都会影响藻类对营养盐的吸收，但此影响具有种类差异性。pH 可能通过改变细胞膜酶活性来影响藻类对营养盐的主动吸收，从而影响各代谢过程。在介质中加入 NH_4^+ 时，pH 的波动比加入 NO_3^- 要小得多。

氮元素在毒素组成中占有重要地位，PSP 本身即是含氮元素丰富的化合物，氮元素在 PSP 分子中占总质量的 $17\%\sim35\%$。氮元素缺乏会造成甲藻细胞毒素含量下降。

尽管 PSP 并不含磷元素，但培养液中的磷元素却显著影响毒素的合成，磷元素限制下毒素的含量会显著增加。可能的机制是磷元素限制造成胞内精氨酸的增加，因为减少了细胞分裂过程中磷元素依赖途径，而这些途径是竞争利用精氨酸的，而精氨酸是 PSP 合成的重要前体物质。

2. 环境因素

光照强度、光质、光周期等均可影响藻类对营养盐的吸收。温度与藻类代谢密切相关。温度对离子吸收的影响具有种类特异性。如同一温度对不同种类、不同最适营养吸收温度范围藻类的作用效果也不同。温度对 NO_3^- 释放及硝酸还原酶和 ATP 含量均有较大影响，是调节蛋白质、糖类的主要环境因子，而且这些组分的胞内含量均与温度呈负相关。光照和温度对藻类的生长率和营养盐吸收率的限制作用并非偶联，生长率对光照和温度的变化更为敏感。

Kim 等研究了温度对产毒链状亚历山大藻 Alex03 的产毒和核心基因 *sxtA4* 和 *sxtG* 表达的影响。发现温度可显著影响藻细胞生长，*sxtA4* 在低温和冷激情况下，细胞形态发生明显变化；冷激和热激情况下，*sxtG* 表达均显著提高。低温和冷激与 STX 产生及基因表达水平均呈正相关（图 3-12）。

3. 生物因子

影响藻类吸收率的生物因子主要包括藻类的年龄、营养史，藻体表面积、体积、表面积与体积的比值（SA/V）、组织类型等。

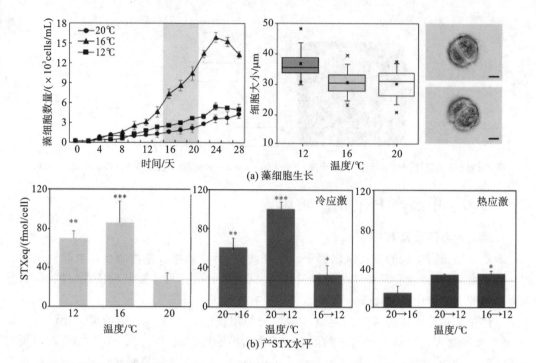

图 3-12　温度对链状亚历山大藻 Alex03 产毒及 *sxtA4* 和 *sxtG* 表达的影响（Kim et al.，2021）

　　藻类对营养盐的吸收率一般随生长周期的延长而降低,藻类的衰老组织体或茎柄部保留着吸收 NH_4^+ 的能力,但失去吸收 NO_3^- 的能力。表明幼体组织由于代谢旺盛几乎需要同时吸收两种形式的氮源才能满足生长代谢需求。NH_4^+ 的吸收与藻类营养史关系密切,氮元素限制程度越大,藻对 NH_4^+ 的吸收率就越高。

　　表面积与体积的比值(SA/V)与藻类吸收率呈正相关。一般叶状藻类较丝状和绳状藻类的吸收率大,表明藻类在营养吸收过程中,其自身的生理和形态特征相偶联。此外,相对微藻而言,大型藻类胞内含丰富营养库。随着季节变化,海洋中营养盐的浓度、温度和光照亦发生季节性变化,冬季低温低光照条件下藻类生长缓慢,而丰富的营养盐使大型藻内的营养库充盈,从而提供春季藻快速生长所需的营养。因此大型藻类对营养盐的耐饥饿程度较微藻大。

3.4　产 PSP 的主要蓝藻

　　蓝藻又名蓝绿藻(blue-green algae),是一类非常古老,进化历史悠久,革兰染色呈阴性,无鞭毛,含叶绿素 a,但不含叶绿体,能进行产氧性光合作用的大型单细胞原核生物。

　　据考证,早在 34 亿年前蓝藻已在地球上出现,大气中最早出现的氧气即来自蓝藻的光合作用。它的出现,使地球大气从无氧状态发展到有氧状态,从而孕育了一切好氧生物。与其他植物一样,蓝藻可进行光合自养。蓝藻无细胞核、色素体、线粒体及内质网,其细胞壁主要组成为黏质缩氨肽,这些特征与细菌相似,因而将其归入原核生物界,称为蓝细菌(cyanobacteria)。

　　蓝藻广泛分布于自然界,包括各种水体、土壤和潮湿表面。在淡水环境中,由蓝藻形成的"水华"被称作蓝藻有害藻华(cyanoHAB,图 3-13)。

扫码看
彩图

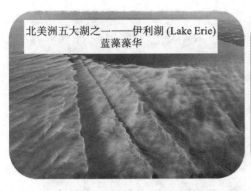
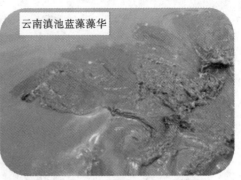

图 3-13 伊利湖和滇池发生的蓝藻有害藻华景象

目前已发现的产 PSP 蓝藻包括拟柱孢藻(*Cylindrospermopsis raciborskii*)、静水柱孢藻(*Cylindrospermum stagnale*)、卷曲鱼腥藻(*Anabaena circinalis*)、柔细束丝藻(*Aphanizomenon gracile*)、水华束丝藻(*Aphanizomenon flos-aquae*)、*Raphidiopsis brookii*、浮丝藻(*Planktothrix agardhii*)、伪枝藻(*Scytonema agardh*)及沃氏鞘丝藻(*Lyngbya wollei*)等(表 3-5)。

表 3-5 已发现的产 PSP 的主要蓝藻类型

产 PSP 淡水蓝藻种类	蓝藻发现地
鱼腥藻属 *Anabaena*/*Dolichospermum*	美国
卷曲鱼腥藻 *Anabaena circinalis*	美国、澳大利亚、塞尔维亚
鱼腥藻 *Anabaena lemmermannii*	芬兰、丹麦、俄罗斯东西伯利亚
束丝藻属 *Aphanizomenon*	美国、中国云南滇池
柔细束丝藻 *Aphanizomenon gracile*	德国、西班牙、葡萄牙、法国、波兰、加拿大
束丝藻 *Aphanizomenon favaloroi*	希腊
水华束丝藻 *Aphanizomenon flos-aquae*	葡萄牙、美国新罕布什尔州、美国克拉马斯湖
拟柱孢藻 *Cylindrospermopsis raciborskii*	巴西
静水柱孢藻 *Cylindrospermum stagnale*	巴西
沃氏鞘丝藻 *Lyngbya wollei*	葡萄牙、加拿大、美国佛罗里达州、田纳西州
伪枝藻 *Scytonema agardh*	西伯利亚、新西兰
浮丝藻 *Planktothrix agardhii*	意大利、美国
拉氏尖头藻 *Raphidiopsis raciborskii*	巴西

Sawyer 等首先证明了淡水蓝藻中的神经毒素。1978 年 Alam 等在藻华样品的重新检测中发现了其含有 STX 和其他三种毒素。1980 年 Ikawa 等报道了从美国新罕布什尔州达勒姆附近一个小池塘中分离出的水华束丝藻 NH-1 中存在 neoSTX 及 STX。

3.4.1 水华束丝藻

水华束丝藻(*Aphanizomenon flos-aquae*)属于蓝藻纲、藻殖段目、念珠藻科、束丝藻属,广泛分布于全球淡水水域(图 3-14),是地球上最早发现的蓝藻,因其常见于水华(又称藻华)而得名。该藻大多有毒,可产生肝毒素及 PSP。

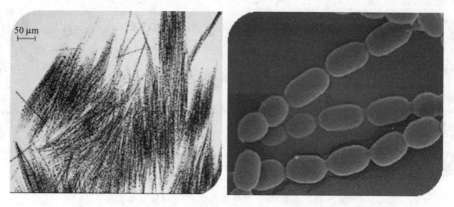

图 3-14　水华束丝藻(*Aphanizomenon flos-aquae*)形态示意图

3.4.2　拟柱孢藻

拟柱孢藻(*Cylindrospermopsis raciborskii*)属于蓝藻纲、念珠藻目、念珠藻科、拟柱孢藻属,是该属的模式种。该藻属丝状藻,整条藻丝粗细均匀,但不同地域种的形态大小具有差异(图 3-15)。

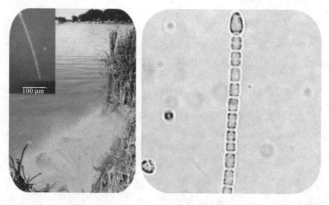

图 3-15　拟柱孢藻(*Cylindrospermopsis raciborskii*)形态示意图

拟柱孢藻可在热带和亚热带水体中成为优势藻种,夏季易形成藻华,当温带地区气温较高时,其可在水体中占优势。拟柱孢藻适合的生长温度为 20～35 ℃。

1999 年研究者首次从一株巴西拟柱孢藻中鉴定出 PSP,其中 STX 含量较高。之后陆续从其他巴西拟柱孢藻藻种中鉴定出 neoSTX 及其他 STX 类似物。该藻还产生拟柱孢藻毒素(cylindrospermopsin,CYN)。澳大利亚、新西兰等地的有毒藻以产 CYN 为主。

非常值得关注的是,随着全球气候变暖及水体富营养化程度加剧,拟柱孢藻呈现出明显的全球扩张趋势。其种群分布不断由热带、亚热带向温带地区扩张,全球很多地域的饮用水水源地相继发现此藻,且具有成为水体内优势生物种的潜能。

3.4.3　沃氏鞘丝藻

沃氏鞘丝藻(*Lyngbya wollei*)属于蓝藻纲、颤藻目、颤藻科、鞘丝藻属。其拉丁名曾于 1992 年被修订为 *Plectonema wollei*,之后于 2015 年被 McGregor 和 Sendall 修订为 *Microseira*(*Lyngbya*) *wollei*。在美国及澳大利亚等地有发现(图 3-16)。

扫码看
彩图

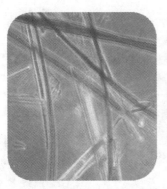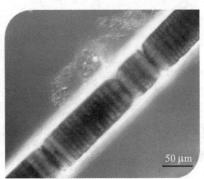

50 μm

图 3-16　沃氏鞘丝藻(*Lyngbya wollei*)形态示意图

3.4.4　卷曲鱼腥藻

卷曲鱼腥藻(*Anabaena circinalis*)属于蓝藻纲、念珠藻目、念珠藻科、鱼腥藻属。其生长需较高的温度。春末、夏初、初秋时,常在湖沼、池塘大量繁殖造成藻华,引起水质变臭。卷曲鱼腥藻主要由两种不同形状的细胞组成,一连串形状较小的细胞称为营养细胞,而形态较大的细胞称为异形细胞(图 3-17)。营养细胞能进行类似于高等植物的光合作用,异形细胞则进行固氮作用。

扫码看
彩图

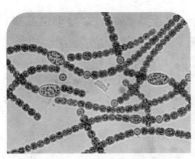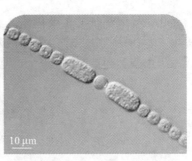

10 μm

图 3-17　卷曲鱼腥藻(*Anabaena circinalis*)细胞形态示意图

3.5　PSP 的世界性分布

在水生生态系统中,大型藻类可为无脊椎动物和鱼类提供栖息地,或作为食草动物的营养来源。大型藻类是内陆水域以及河口、沿海水域和大洋水域的共同自然特征,但当营养物质(主要是氮元素和磷元素)污染和其他与人类有关的因素过度刺激,导致藻类过度生长和生物量急剧上升时,藻类被认为是有害的(图 3-18)。

随着人类活动对沿海生态系统影响不断加剧,赤潮对环境和经济的影响也日益增大。赤潮与沿海水域的富营养化程度日益增高密切相关。沿海水域从农业、工业和污水排放中获得大量营养。据估计,与工业化前相比,磷流量增加了 3 倍,而氮流量的增长量则更大。水体富营养化的结果往往诱发藻类生物量急剧升高,进而诱发藻华。

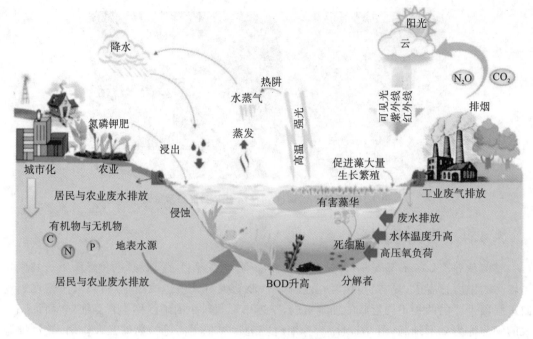

图 3-18　全球气候变化与有害藻华的关系

　　水体富营养化是导致藻华的主要因素。然而,近期的研究对模型的简单性及其随地理分布的变化提出了一些疑问(图 3-19)。赤潮藻是对人类或环境产生负面影响的藻类物种中的一小部分。海洋中藻类的数量约为 5000 种,其中大约 300 种会引发赤潮,大约 70 种会产生藻毒素。

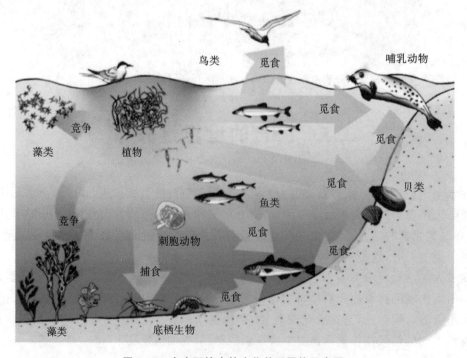

图 3-19　水生环境中的生物关系网络示意图

与其他浮游植物藻华一样,有害藻类物种的扩散是物理作用、化学作用、生物作用相互作用的结果,其中许多详细机制与相互作用过程仍不清楚。

尽管由于人类活动,赤潮往往与沿海生态系统的养分输入增加有关,但许多有害事件发生在人类活动或污染不被视为促成因素的地区(表 3-6)。

表 3-6　全球代表性的重要藻华事件及其影响

发生地点	年份	藻华原因种	主要影响
美国新英格兰	1972	塔玛亚历山大藻	30 例 PSP 中毒病例,无死亡
法国布列塔尼	2009		养猪场大量肥料排海
美国加州索尔顿湖	1992	蓝藻	耳鸊死亡
丹麦、美国	1993—1995	蓝藻、鱼腥藻	引起凤头鸊、黑颈鸊、白骨顶死亡
加拿大、美国华盛顿	1992—1993	铜绿微囊藻	海水养殖大西洋鲑鱼的"围网病"
英国、澳大利亚	1992—1994	铜绿微囊藻	鳟鱼和鲤鱼急性非致死性毒性
巴西	1996	蓝藻	诊所使用受污染水致 52 人死亡

人类活动可引发外来物种(包括赤潮物种)进入其他地区。如环斑甲藻(*Heterocapsa circularisquama*)被认为是通过幼年牡蛎种群的转移从热带或亚热带水域引入的,并在随后几年中通过牡蛎转移到其他地点而在日本境内传播。

了解不同基因型在有害物种地理范围内的分布是重建其向新地区扩散途径的有力工具。Gobler 等研究了营养物丰度与其对藻华的影响,涵盖了 1970—2017 年全球 PSP 中毒事件,显示出近 50 年来全球 PSP 中毒事件的快速增长趋势。

为确定赤潮发生的原因,有必要描述特定生态系统中目标物种的时空动态(表 3-7)。这需要观察和模拟物理-生物相互作用,以支持与浮游生物群落其他成员相关的赤潮物种的特定生活策略。因此,物理和化学性质和过程的测量及浮游生物的定量检测和表征,必须在适合表征藻华动力学的时空内进行。

表 3-7　代表性的产 PSP 海洋甲藻及淡水蓝藻种类及其产毒情况

藻种类	PSP 成分
甲藻(dinoflagellate)	
塔玛亚历山大藻 *Alexandrium tamarense*	STX,neoSTX,GTX1～4,B1,C1,C2,C4
链状亚历山大藻 *Alexandrium catenella*	STX,GTX1～4,neoSTX,B1,B2,C1～4
亚历山大藻属 *Alexandrium cohorticula*	STX,GTX1～4
微小亚历山大藻 *Alexandrium minutum*	GTX1～4
芬迪亚历山大藻 *Alexandrium fundyense*	STX,neoSTX,GTX1～4,C1,C2,B1
奥氏亚历山大藻 *Alexandrium ostenfeldii*	GTX2,GTX3,B2,C1,C2
安氏亚历山大藻 *Alexandrium andersoni*	STX,neoSTX
亚历山大藻属 *Alexandrium tamiyavanichi*	STX,GTX1～4,B1,C1～4

续表

藻种类	PSP 成分
多纹旋沟藻 *Cochlodiniun polykrikoides*	neoSTX
链状裸甲藻 *Gymnodinium catenatum*	STX,neoSTX,trace GTX2/3,B2,C1～4
巴哈马盾甲藻 *Pyrodinium bahamense*	STX,neoSTX,B1,B2
蓝藻（cyanobacteria）	
拟柱孢藻 *Cylindrospermopsis raciborskii*	STX,neoSTX,GTX2,GTX3
卷曲鱼腥藻 *Anabaena circinalis*	STX,GTX1～4,C1,C2,dcGTX2/3
鱼腥藻 *Anabaena lemmermannii*	STX
沃氏鞘丝藻 *Lyngbya wollei*	dcSTX,dcGTX2/3
柔细束丝藻 *Aphanizomenon gracile*	STX,neoSTX
束丝藻 *Aphanizomenon issatschenkoi*	neoSTX,STX
浮丝藻 *Planktothrix agardhii*	STX
胶须藻 *Rivularia* sp.	GTX2,GTX4

为此，需要开发一系列相应的自动化检测技术，如抗体探针和核苷酸探针，用于半自动散装样品分析和使用显微镜或流式细胞仪进行单细胞分析。同时，生物光学海洋学家继续努力从海洋颜色和地表水的其他光学性质的测量中提取有关浮游植物物种组成的信息。

3.6　产 PSP 赤潮的危害

有害藻华不仅危害海洋渔业和养殖业，恶化海洋环境、破坏生态平衡，而且赤潮毒素可通过食物链导致人体中毒，甚至死亡。赤潮已成为世界性的重大海洋环境问题。自 20 世纪 70 年代以来，赤潮发生次数以每 10 年增加 3 倍的速度不断上升。每年赤潮灾害损失从 20 世纪 90 年代初期的近亿元增至 90 年代后期的 10 亿元左右。几乎每个沿海国家都受到有害藻华的影响（表 3-8）。有害藻华产生的后果和影响机制因所涉物种而异。广义而言，有害影响包括对人类健康的危害、自然或养殖海产品资源的损失、旅游业的损害及对非商业性海洋资源和野生动物的损害。

表 3-8　海洋有害藻产生毒素种类及其危害

毒素效应	产生毒素来源	
	产毒藻种类	产毒藻种属
麻痹性贝类毒素（PSP）中毒	鞭毛藻	亚历山大藻、巴哈马盾甲藻扁平变种、链状裸甲藻
	蓝藻	卷曲鱼腥藻
腹泻性贝类毒素（DSP）中毒	鞭毛藻	鳍藻、原甲藻
神经性贝类毒素（NSP）中毒	鞭毛藻	短裸甲藻

毒素效应	产生毒素来源	
	产毒藻种类	产毒藻种属
记忆丧失性贝类毒素(ASP)中毒	硅藻	拟菱形藻、菱形藻
原多甲藻酸贝类毒素(AZP)中毒	未知	未知
西加鱼毒素(CFP)中毒	鞭毛藻	具毒似翼藻
呼吸问题与皮肤刺激、神经效应	鞭毛藻	短裸甲藻、噬鱼费氏藻
	蓝藻	泡沫节球藻
肝毒性	蓝藻	铜绿微囊藻、泡沫节球藻
对海洋天然和养殖资源的影响		
溶血,肝毒性,渗透调节效应	鞭毛藻	裸甲藻、多环旋沟藻、鱼腥藻、膝沟藻
	Raphidophytes	赤潮异弯藻、卡盾藻、*Fibrocapsa japonica*
	定鞭金藻	金色藻、袋囊袋藻、黄藻
	蓝藻	铜绿微囊藻、节球藻
	Pelagophytes	抑食金球藻
对摄食行为的负面影响:缺氧、机械损伤、鳃阻塞和坏死	鞭毛藻	闪光原甲藻、叉角藻
	硅藻	角毛藻
	定鞭金藻	棕囊藻
对旅游及休闲活动的影响		
产生泡沫、黏液,变色,有气味	鞭毛藻	夜光藻、原甲藻
	定鞭金藻	棕囊藻
	硅藻	新月筒柱藻
	蓝藻	泡沫节球藻、水华束丝藻、鞘丝藻
对海洋生态系统的影响		
缺氧、摄食行为的负效应、水透明度降低、对海洋野生动物的毒性	鞭毛藻	夜光藻、三角异囊藻
	硅藻	中肋骨条藻
	定鞭金藻	棕囊藻
	Pelagophytes	抑食金球藻、棕鞭藻
	鞭毛藻	极小原甲藻
	鞭毛藻	短裸甲藻、亚历山大藻
	硅藻	澳洲拟菱形藻

3.6.1　赤潮对水体生态环境的影响

赤潮的发生会不同程度地破坏水体环境,主要表现在以下几个方面。

（1）影响水体的 pH 和光照度。大部分赤潮由藻类的爆发性增殖或聚集形成，大量的藻类在光合作用过程中，大量消耗水体中的 CO_2，水体 pH 随之发生较大变化。海水的 pH 通常为 8.0～8.2，而赤潮时 pH 可为 8.5 以上，甚至 9.0 以上。水体 pH 的变化，将影响水体中各类海洋生物的生理活动，导致生物种群结构的改变。赤潮水域水体表面漂浮着一层厚厚的赤潮生物，阻挡了阳光射入水体的深度，导致生长于水体深层的水草、造礁珊瑚及生活于水草中的海洋动物大量死亡，底层生物量锐减。

（2）竞争性消耗水体中的营养物质，并分泌抑制其他生物生长的物质，造成水体中生物量增加，但生物种类减少。

（3）消亡期赤潮生物大量死亡分解，消耗水体中的溶解氧。缺氧条件下分解的赤潮生物产生大量有害气体，严重危害海洋生态系统。

3.6.2　赤潮对海洋渔业及水产养殖业的影响

部分赤潮藻能产生黏性物质，如许多涡鞭毛藻能将大量黏性物质排出胞外。当鱼、虾、贝类呼吸时，这种黏性物质及浮游生物死后所排出的黏性物质，附着于贝类和鱼鳃上，影响其呼吸，导致其窒息死亡。赤潮生物大量繁殖，覆盖整个海面，使下层水体严重缺氧，海洋生物呼吸困难，而且赤潮生物死后易被微生物分解，此过程消耗了水体内大量的溶解氧，使海水缺氧甚至无氧，导致水产养殖对象大量死亡。因海水缺氧，导致海水和海底介质处于还原状态，从而产生硫化氢等有毒物质，对海洋生物也有致死、致突变效应。

部分赤潮藻毒素可直接毒害鱼、虾、贝类等，使其死亡，或通过食物链传递，引发严重的水产品质量安全问题，从而给海洋渔业、水产养殖业、水产品加工、进出口贸易等造成巨额经济损失。

3.6.3　赤潮对沿海旅游业的影响

赤潮生物过度繁殖，使水体颜色发生改变，导致水质恶化，产生异味，严重影响沿岸海洋景观，影响近岸海洋旅游业。近年来，赤潮灾害给我国带来的直接经济损失高达数亿元。

赤潮灾害来袭，其引发的各类藻毒素对海洋经济动物造成毒素污染，从而引发公共卫生事件或其他群体事件，影响正常的社会秩序，给沿海地区旅游观光业的发展及社会稳定带来不利影响。

3.7　PSP 对主要生物类群的影响

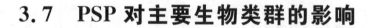

有害藻华严重破坏水体生态系统平衡，引发种类繁多的藻毒素，经食物链传递，对人与其他动物的健康、物种多样性及海洋生态系统构成巨大威胁。

藻毒素可从自上而下和自下而上两个方面影响整个生态系统的平衡（图 3-20）。藻毒素对水生动物健康的长期影响包括增强疾病易感性、导致发育异常和诱发肿瘤等。通过饮食长期暴露于生物毒素的所有营养级动物，都可能死亡或出现免疫功能受损、生理功能障碍、生长和繁殖减慢或病理影响。

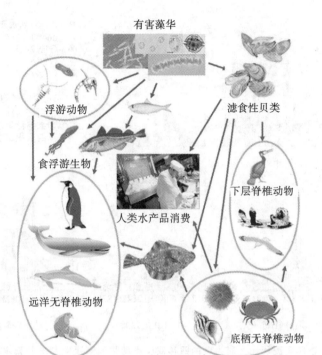

图 3-20　有害藻华引发的藻毒素沿食物链逐级传递示意图

3.7.1　贝类 PSP 抗性机制的揭示

尽管大多数双壳类动物对 PSP 相对不敏感,在处理和响应 PSP 方式上却存在差异。如贻贝通常较牡蛎积累更高水平 PSP。牡蛎神经对 PSP 敏感,而贻贝则相对不敏感。

1. 受污染贝类的 PSP 浓度水平

虾夷扇贝各组织器官 PSP 含量由高至低依次为消化腺、裙边、鳃、性腺、贝柱。PSP 的毒性很强,摄入 1 mg 就可致人死亡。在 PSP 中毒病例中,其食物源贝类主要由双壳贝类组成,通常包括贻贝、蛤、温带牡蛎、扇贝等(图 3-21、图 3-22,表 3-9)。

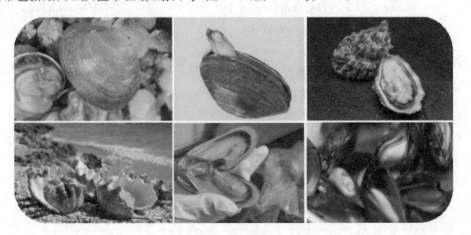

图 3-21　几种常见的 PSP 污染贝类

扫码看
彩图

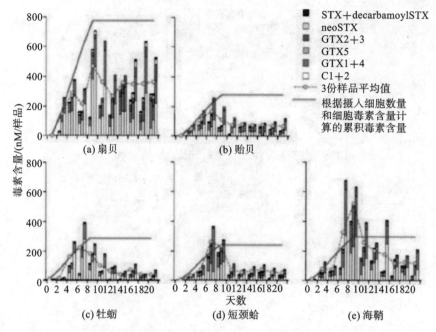

图 3-22　以塔玛亚历山大藻为食的四种双壳类动物和海鞘中 PSP 积累水平的比较

表 3-9　常见的含 PSP 贝类的名称

种类	俗名	学名
	紫蛤 purple clam	双线紫蛤 *Soletellina diphos*
		巨大石房蛤 *Saxidomus giganteus*
	阿拉斯加黄油蛤蜊 Alaska butter clam	*Tapes japonica*
	短颈蛤 shortnecked clam	*Protothaca staminea*
	小蛤蜊 littleneck clam	*Siliqua patula*
	蛏子 razor clam	*Mya arenaria*
	软壳蛤蜊 softshell clam	*Spisula solidai*
	厚壳蛤蜊 hard calm	*Spisula solidissima*
	冲浪蛤 surf clam	*Paphies subtriangulata*
蛤蜊 clam	刀贝 tuatua	*Venerupis rhomboides*
	地毯状外壳蛤蜊 pullet carpet shell	*Ensis siliqua*
	豆荚壳蛤蜊 pod razor-shell	*Donax trunculus*
	楔形蛤蜊 wedge-shell clam	*Scrobicularia plana*
	胡椒沟壳蛤蜊 peppery furrow shell	*Chamalea striatula*
		Venerupis pullastra
		Amphichaena kindermani
		Arctica islandica
	条纹金星蛤 striped venus clam	*Mercenaria mercenaria*
		Mesodesma arctatum
		Mytilus edulis

续表

种类	俗名	学名
	蓝贻贝 blue mussel	加州壳菜蛤 *Mytilus californianus*
贻贝 mussel		二色裂江珧 *Pinna bicolor*
	加州贻贝 California mussel	智利贻贝 *Mytilus chilensis*
		北极蛤 *Arctica islandica*
	海洋蛞蝓 ocean quahog	*Aulacomya ater*
生蚝 oyster	养殖牡蛎 cultured oyster	长牡蛎 *Crassostrea gigas*
	普通欧洲牡蛎 common European oyster	欧洲牡蛎 *Ostrea edulis*
	普通食用鸟蛤 common edible cockle	欧洲鸟尾蛤 *Cerastoderma edule*
鸟蛤 cockle		*Acanthocardia tuberculatum*
	地中海蛤蜊 Mediterranean cockle	*Clinocardium nutalli*
		Haliotis tuberculata
腹足纲 Gastropoda	海蜗牛 ormer	*Niotha clathrata*
		Concholepas concholepas
	巨大扇贝 giant sea scallop	*Placopecten magallanicus*
	日本扇贝 Japanese scallop	*Patinopecten yessoensis*
	海湾扇贝 bay scallop	*Argopecten irradians*
		Venus verricosa
扇贝 scallop	双壳类疣状金星 bivalve warty Venus	*Chlamys farreri*
		Pecten albicans
		Hinnites giganteus
		Buccinum spp.
	紫铰扇贝 purple-hinged scallop	*Colus* spp.
		Thais spp.
		Buccinum spp.
海螺 whelk		*Colus* spp.
		Thais spp.
海鳌虾 lobster	美国大龙虾 American lobster	美洲鳌龙虾 *Homarus americanus*

2. 贝类对 PSP 的抗性机制

在海洋生物中,由于贝类对 PSP 具有极强的抗性,因此 PSP 可在贝类体内长期储存积累。而当人摄入含 PSP 的食物后,毒素会迅速释放并呈现毒性作用,潜伏期仅数分钟或数小时,随即出现中毒症状。

加拿大学者 Monica Bricelj 等 2005 年发现,软壳蛤蜊(*Mya arenaria*)钠离子通道蛋白的 945 位的一个氨基酸突变,是导致贝类对 PSP 耐受的分子机制(图 3-23)。此单氨基酸的突变,使得软壳蛤蜊钠离子通道孔中的 STX 结合位点亲和力显著降低。因此,PSP 可能充当有效的自然选择剂,使得贝类对 PSP 抵抗力更强,但却大大增加了人类食用贝类而导致 PSP 中毒甚至死亡的巨大风险。

扫码看
彩图

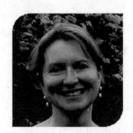

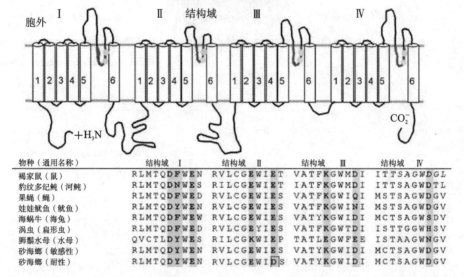

物种(通用名称)	结构域 I	结构域 II	结构域 III	结构域 IV
褐家鼠(鼠)	RLMTQDFWEN	RVLCGEWIET	VATFKGWMDI	ITTSAGWDGL
豹纹多纪鲀(河鲀)	RLMTQDNWES	RILCGEWIET	IATFKGWMDI	ITTSAGWDTL
果蝇(蝇)	RLMTQDFWED	RVLCGEWIES	VATFKGWIQI	MSTSAGWDGV
娃娃鱿鱼(鱿鱼)	RLMTQDYWEW	RVLCGEWIES	VATFKGWINI	MSTSAGWDGV
海蜗牛(海兔)	RLMTQDFWEW	RVLCGEWIES	VATYKGWIDI	MCTSAGWDGV
涡虫(扁形虫)	RLMTQDFWED	RVLCGEYIES	VATFKGWTDI	ISTTGGWHSV
狮鬃水母(水母)	QVCTLDYWES	RILCGKWIEP	TATLEGWFEE	ISTAAGWNGV
砂海螂(敏感性)	RLMTQDYWEN	RVLCGEWIES	VATYKGWIDI	MCTSAGWDGV
砂海螂(耐性)	RLMTQDYWEN	RVLCGEWID̲S	VATYKGWIDI	MCTSAGWDGV

图 3-23　加拿大学者 Monica Bricelj 等发现软壳蛤蜊(*Mya arenaria*)钠离子通道蛋白的 945 位氨基酸突变导致其对 PSP 耐受

3.7.2　PSP 对鱼类的影响

与贝类相比,鱼类对 PSP 极为敏感。腹腔注射时其对鱼类的半致死剂量(LD_{50})为 $(4 \sim 12) \times 10^{-6}$ mg/kg,口服 LD_{50} 为 $(100 \sim 750) \times 10^{-6}$ mg/kg,给药后 $5 \sim 15$ min,鱼即丧失平衡,$16 \sim 60$ min 即发生死亡。因此,赤潮发生时常出现鱼类大量死亡现象。欧洲北海及北美东北海岸都曾发生过因 PSP 中毒导致的大规模鱼类死亡事件。但由于 PSP 对鱼类的毒性很强,毒素不会在鱼体内大量残留,中毒死亡鱼体肌肉内的残留毒素含量很低,在大多数致死鱼类肌肉中未检测到 PSP。

3.7.3　PSP 对人体的影响

PSP 是一类神经肌肉麻痹剂,对人体的作用机制主要是阻断细胞钠离子通道,造成神经系统传输障碍而产生麻痹作用。PSP 中毒致死率很高,人体的中毒剂量为 $600 \sim 5000$ MU,致死剂量为 $3000 \sim 30000$ MU,可使中毒者在 24 h 内出现肌肉麻痹、呼吸困难、缺氧昏迷症状,甚至窒息而死亡。目前尚无 PSP 中毒特效药。

临床数据显示,成人人体摄入 STX $120 \sim 180$ μg,表现为中等中毒症状,STX 摄入量为 $400 \sim 1060$ μg 可致死。人体 PSP 中毒一般症状:食用后 30 min 内,嘴唇周围开始有刺痛感或麻木感,并慢慢扩展至面部及颈部,指尖及足尖也会产生刺痛感,甚至会产生头痛、晕眩、恶心、呕吐、腹泻等症状。除此之外,还可能产生肌肉麻痹、呼吸困难、窒息感等严重症状,且有可能在食入 2～24 h 后因呼吸麻痹而死亡(表 3-10)。

表 3-10　产毒赤潮藻的种类、毒素及对人体的影响

藻类	毒素种类	毒素实例	对人体的影响
微小亚历山大藻、米氏凯伦藻、鱼腥藻、束丝藻、颤藻(浮丝藻)、拟柱孢藻、鞘丝藻	神经毒素	类毒素-A、STX、neoSTX	中枢神经系统:导致癫痫发作,瘫痪,呼吸衰竭或致死
铜绿微囊藻、拟柱孢藻、丝囊藻、尖头藻、鱼腥藻、隐球藻、软管藻、念珠藻、颤藻、浮游(蓝)丝藻、节球藻	肝细胞毒素	微囊藻毒素、节球藻毒素、拟柱孢藻毒素	肝脏:引起出血,组织损伤,肿瘤,肝癌或死亡
巨大鞘丝藻、鞘丝藻	皮肤毒素和肠胃毒素	海兔毒素、内毒素所含脂多糖、内霉素	皮肤和黏膜:引起皮疹,呼吸系统疾病,头痛和胃部不适
裂须藻、束丝藻、卵胞藻、拟柱孢藻	细胞毒素	拟柱孢藻毒素	肝脏和其他器官:导致染色体丢失,DNA 链破损

第 **4** 章

赤潮甲藻藻际菌群的
结构与功能

浮游藻类与细菌均为地球早期的生命形式,两者已共存几亿年。藻际菌群是见证藻类起源与进化的"活化石"。藻际是蕴含丰富微生物种群的特殊生态位,在此微尺度环境内蕴含着物种极其丰富的特殊海洋微生物种群,并演绎着复杂的动态藻菌互作(algae-bacteria interaction,ABI)关系。藻菌关系渗透于藻华发生、发展、演替及衰退消亡始末。揭秘复杂多变的跨界藻菌关系,是破解 PSP 产生之谜的关键,亦是探求赤潮科学防控的基石。本章介绍藻际菌群的概念与构成、藻际菌群的多样性与藻菌关系的研究进展。

4.1 藻　　际

4.1.1 藻际的概念

1972 年,美国学者 Wayne Bell 及 Ralph Mitchell 提出了"藻际(phycosphere)"概念,它与根际(rhizosphere)类似(图 4-1)。

扫码看
彩图

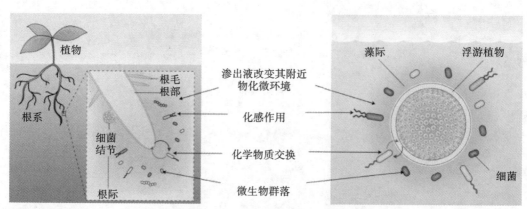

图 4-1　藻际与根际概念的比较

藻在生长代谢过程中分泌多种类型的代谢产物,在藻细胞周围形成一个营养相对较为丰富的微环境区域。其大小除与藻细胞本身大小有关以外,还与藻分泌化学物质的能力及其在藻际中的扩散能力有关。

藻际作为营养物质相对丰富的微环境,使得一些细菌由于营养趋向而聚集在此并进行定植,与藻之间具有复杂的跨界相互作用关系(图 4-1)。在藻类长期的发育进化过程中,藻菌之间除了代谢产物的交流,亦存在遗传物质在相同物质或不同物种之间的水平基因转移与基因融合。

4.1.2　藻际的结构及物质基础

藻际是藻细胞周围的物理结构,以胞外聚合物(extracellular polymeric substance,EPS)为核心,化学组成主要包括多糖、蛋白质、核酸及脂质等。大量多糖使得藻际具有很强的黏附性,可促进藻细胞的聚集成群。藻际环境不局限于个体藻细胞,还具有群体特征,藻际包括多种存在形式。依形态特征其可分为四类:①以藻源 EPS 为主;②藻及藻际菌群共同分泌的 EPS 构成;③藻细胞聚合体;④藻分泌透明 EPS 到水体中形成藻菌附着平台,属广义藻际环境。

藻际是藻菌关系发生的微环境,其生物学功能主要包括以下几个方面:①作为保护屏障抵御外界胁迫;②参与藻菌互作过程中的营养物质传递、吸收和储存与信号传递;③参与藻的运动迁移;④影响藻的聚集和赤潮的发生及发展。现有的藻菌互作研究表明,营养物质交换起主要作用。藻菌相互协同影响彼此生理和新陈代谢,其互作形式几乎涵盖了所有可能的形式(图 4-2)。

4.1.3　藻际的功能性内涵

藻际微环境内蕴含着其生态学功能:①影响水体生态系统的生产力。由藻类提供的再矿化营养素、维生素或微量营养素支持的浮游植物生产力的增加,可提高整个水体生态系统内食物网整体的生产力。②部分细菌可促进有毒浮游藻类的生长代谢及毒素产生。③海洋碳循环:藻际微环境中藻菌相互作用可影响浮游植物生物量水平。细胞聚集的增加将导致下沉碳通量的升高;导致上层水体二氧化碳产量增加。④导致浮游植物的大量繁殖,细菌提供的限制性营养素和维生素会影响浮游植物的竞争和繁殖动态。⑤影响全球 DMSP 循环。藻类的 DMSP 降解将影响 DMS 的产生及其进入大气的通量(图 4-3)。

藻际在藻类的生理生态、物质循环及应激保护等方面发挥重要作用。一方面,藻际为藻类生长提供各种生长要素,也为碳、氮、磷等生源要素循环提供了场所。藻菌产生的 EPS 物质可转化为"海雪"(marine snow)进而沉降至深海,为底栖生物提供营养物质;亦可沉降至海底进行碳封存。另一方面,藻际有增加藻类的环境适应性及保护种群的作用。

鉴于藻际对藻类的保护作用,人们开始探讨藻际化学组分的应用。多种微藻的藻际EPS 中的多糖类物质具有抗氧化和抗炎作用,有望与其他药物联合进行炎症、肿瘤、癌症等的辅助治疗。藻际多糖吸附功能在工程生产方面也得到了应用。藻际具有聚藻成团效应。微藻工业生产中通过刺激工程微藻产生藻际多糖从而加速微藻聚团沉降,实现微藻高效富集回收。利用藻际的藻菌关系可提高微藻生物量。由于藻际具有促进生态位形成和局部物质循环的特性,其常被用于水体富营养化治理及重金属污染水体水质改善。

扫码看
彩图

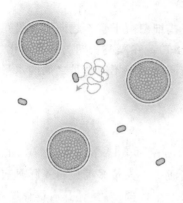

(a) 非运动细胞的布朗运动

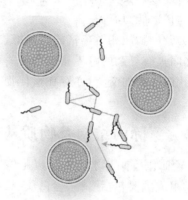

(b) 与运动细胞的随机相遇

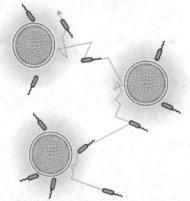

(c) 运动细胞对浮游植物渗出物的趋化性

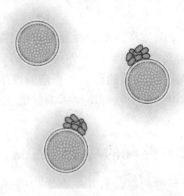

(d) 维持浮游植物和非运动细胞的联系

图 4-2　藻际细菌与宿主藻保持接触及相互作用的常见方式

扫码看
彩图

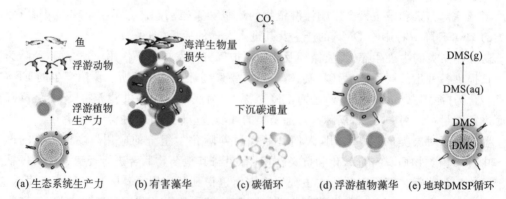

(a) 生态系统生产力　　(b) 有害藻华　　(c) 碳循环　　(d) 浮游植物藻华　　(e) 地球DMSP循环

图 4-3　藻际微环境内蕴含的生态学功能的几种表现形式（Moejes et al. , 2017）

4.2　藻 际 菌 群

浮游藻类与细菌已共存几亿年。浮游藻类是海洋生态系统中最重要的初级生产者,而海洋细菌则是生物地球化学循环的重要引擎。藻菌共同构成了海洋生态系统结构与功能的关键调控者(图 4-4)。藻际菌群(phycosphere microbiota,PM)是见证藻类起源与进化的"活化石"。藻际是蕴含丰富微生物种群的特殊生态位,在此微环境内蕴含着物种极其丰富的特殊海洋微生物群,并演绎着复杂的动态藻菌互作(ABI)关系(图 4-5)。

扫码看
彩图

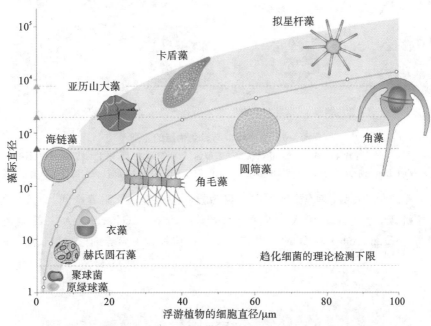

图 4-4　藻际直径与常见的海洋浮游植物的细胞直径的比较(Seymour et al. ,2017)

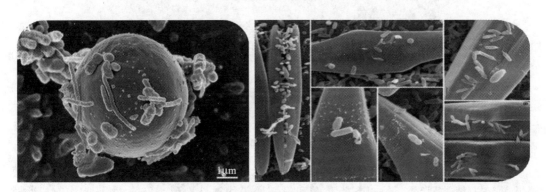

图 4-5　典型藻际菌群的显微扫描电镜照片(Seymour et al. ,2017)

藻际菌群(PM)中蕴含大量未培养微生物,通过对藻际菌群结构与功能的解析,从中分离得到海洋微生物新资源,从而加深对地球水圈特殊生境中藻菌互作关系机制及其生态学意义的认识(图 4-6)。

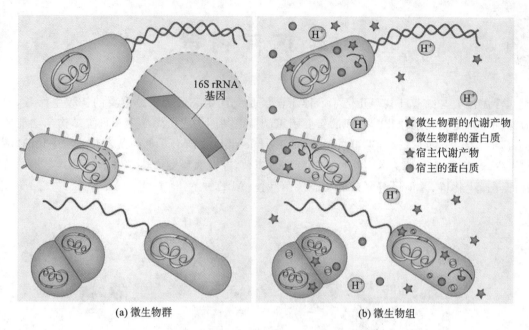

图 4-6　微生物群与微生物组的差别

注：Microbiota 通常译为微生物群，指微生物生态群体，包括细菌、古菌、原生动物、真菌和病毒。

Microbiome 通常译为微生物组，包括微生物的基因及基因组与微生物及宿主的代谢产物。

　　基于蓝藻的研究表明，蓝藻群体颗粒不仅为异养细菌提供了附着空间，而且可通过光合作用固定有机碳，合成并分泌大量以胞外多糖（exopolysaccharide）为主的胞外有机物（extracellular organic matter，EOM），可直接支持群体颗粒中异养细菌的生长（图 4-7）。

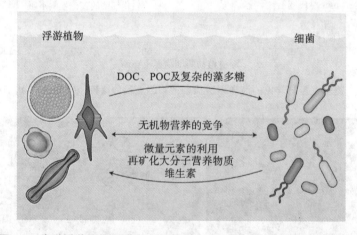

图 4-7　海洋浮游植物-细菌的相互作用和物质交换（Seymour et al. , 2017）

　　铜绿微囊藻的 EOM 由多糖、氨基酸、多肽、蛋白质、有机酸等复杂化合物组成。拟柱孢藻 EOM 中，糖类、脂质、蛋白质、脂肪酸和氨基酸等均被检测到。藻凋亡后，胞内有机物被释放到藻际微环境，经矿化、再加工，重新进入水体物质循环。相较于单体状态的蓝藻，群体颗粒或生物膜中的蓝藻 EOM 包含种类更为复杂的代谢产物。这些藻际 EOM 大多具有较强的生物可利用性，为异养细菌提供充分的碳源和其他营养物质。

　　外界环境如光照强度、营养盐水平等可影响蓝藻 EOM 产生及其化学组成。如随着光照强度增强,鱼腥藻的胞外多糖产量也显著提高。

Otero 等发现,氮限制条件下,念珠藻将过量固定的碳转移到胞外多糖。Chen 等在对微囊藻的研究中也观察到类似现象,且随着微囊藻 EOM 中糖类物质比例的提高,对反硝化作用起到了更好的促进效果。Huang 等发现沉降及暗光缺氧条件下的微囊藻可持续分泌有机碳。

4.3 产毒赤潮甲藻藻际菌群的多样性

环境中微生物的群落结构及功能是微生物生态学研究的核心内容。早期受技术方法的限制,对水圈内微生物群落的结构和多样性认识尚不全面,对微生物功能及代谢机制的了解也非常有限。随着高通量测序等技术的快速发展,微生物分子生态学研究方法不断得以更新。

第二代高通量测序技术(尤其是 Roche 454 焦磷酸测序技术)的成熟和普及,使人类可对环境微生物进行深度测序,实时监测环境微生物群落结构随外界环境改变而发生的细微变化,这对于揭示微生物与环境的关系、微生物资源的开发利用等方面均具有重要理论和现实意义。

以 Roche 454 焦磷酸测序为代表的第二代高通量测序技术具有低成本、高通量、流程自动化等特点,为研究微生物群落结构提供了强大的技术平台。但其读长较短、精确度较低,嵌合序列和系统发育分辨率较低,导致对环境微生物序列(尤其是在属或种水平上)的分类错误较多或准确性低。

第三代测序技术代表之一 PacBio 开发了一种长读长测序技术,以相对较高的通量进行高效全长 16S 基因测序。通过该技术评估环境微生物群落多样性,可提高分类学分析的准确性,这对于阐析多样化生态系统内未培养微生物的代谢潜力及功能具有重要意义(表 4-1)。

表 4-1 环境微生物多样性的分子生物学研究技术

技术名称	工作原理	主要的优缺点
DNA 成分多态性图谱分析	利用双链 DNA 的解链温度不同,形成 DNA 谱带,其信号强度反映了 DNA 片段的相对丰度,进而指示不同群落微生物含量的差异	优点:重复性好、方便快捷、适合大量样本的快速分析,可检出所有突变,无须对引物标记 缺点:只能分析优势种群;DNA 检测长度的最佳范围为 200~900 bp
DNA 长度多态性图谱分析	利用琼脂或聚丙烯酸凝胶对限制性酶切片段进行电泳分离,不同长度的 DNA 片段会停留在不同的凝胶位置上,形成长度多态图谱	优点:快速灵敏、结果数据化、高通量分析和重复性好 缺点:只检测带荧光标记片段,容易低估复杂群落多样性,数据量大且分析较困难
核酸杂交技术	根据 DNA 分子碱基互补配对原理,以特异性 cDNA 探针与待测样品的 DNA 或 RNA 形成杂交分子	优点:灵敏,低廉,安全,简化实验操作,缩短实验时间 缺点:需大量特异性探针,杂交方式较复杂等

续表

技术名称	工作原理	主要的优缺点
实时荧光定量PCR(qRT-PCR)	在 PCR 反应体系中加入荧光基团,利用荧光信号进行实时监测,通过标准曲线对未知模板进行定量分析	优点:可同时对多个样品分析,适用于检测微生物浓度动态变化 缺点:不能检测扩增产物大小;实验结果缺乏可比性;技术设备要求较高;荧光探针价格昂贵
宏基因组学(metagenomics)	提取样品中全部微生物 DNA,构建宏基因组文库,利用基因组学信息研究样品包含的全部微生物遗传组成及其群落结构,研究环境微生物的群落结构、物种分类、系统进化、基因功能及代谢网络等,已广泛应用于微生物学研究领域	优点:高精密度,高灵敏度,高通量,鉴定出许多新的物种 缺点:DNA 序列信息量很大,使得一些基因产物无法鉴别
基因芯片(gene chip)技术	利用核酸分子碱基互补配对的原理,将已知序列的探针分子按照特定的排序方式固定在载体上所组成的微点阵列	优点:快速实时监测、高通量、经济、自动化和低背景水平 缺点:探针序列的缺乏,基因芯片交互杂交的复杂性,致使实验结果特异性低、灵敏度差
扩增子测序	利用合适的通用引物扩增环境中微生物的 16S/18S/ITS 高变区或功能基因,通过高通量测序检测 PCR 产物序列变异和丰度,分析微生物群落多样性、分布及进化关系等	优点:高通量,能同时对样品中微生物群落进行检测,获得样品中的微生物群落组成以及它们之间的相对丰度;成本低 缺点:读长短(仅 30~450 bp),物种分辨率较低,扩增过程易引入外源基因发生错配
第三代测序技术	PacBio SMRT:边合成边测序 Nanopore:基于电信号而不是光信号,通过只能容纳单分子通过的特殊纳米孔进行测序	优点:高通量、速度快、长读长及低成本;无须 PCR 扩增,直接读取目标序列,假阳性率大大降低,避免碱基替换及偏置等常见 PCR 错误发生 缺点:总体单读长的错误率偏高;依赖 DNA 聚合酶的活性;生信分析软件不丰富;测序成本较高

　　亚历山大藻属(*Alexandrium*)属于甲藻门(Dinophyta)、甲藻纲(Dinophyceae)、膝沟藻目(Gonyulacales)及膝沟藻科(Gonyaulaceae),是典型的产毒赤潮甲藻,广泛分布于全球范围内。该属的三个代表种为微小亚历山大藻(*A. minutum*)、链状亚历山大藻(*A. catenella*)和塔玛亚历山大藻(*A. tamarense*),在我国广泛分布于东南沿海近岸海域。近几年,我国长

江口海域亚历山大藻赤潮频发,且在我国各大海区沉积物中均发现亚历山大藻休眠孢囊。

编者所在 ABI 课题组通过免培养高通量测序技术(2+3 代)对我国东海三种产毒亚历山大藻的藻际菌群(PM)物种多样性进行了研究。

4.3.1　微小亚历山大藻藻际菌群多样性研究

微小亚历山大藻可产生多种 PSP,如 C1/2、GTX1～5 和 neoSTX 等。编者所在 ABI 课题组通过第二代高通量测序技术对采集自我国东海的产毒微小亚历山大藻 amtk-4 的藻际菌群多样性进行了研究。

研究结果表明,微小亚历山大藻 amtk-4 藻际菌群共有 85 个 OTU,基于 OTU 构建系统发育进化树,85 个 OTU 分属于 6 个门、14 个纲、28 个目、45 个科、64 个属及 74 个种(图 4-8)。

扫码看
彩图

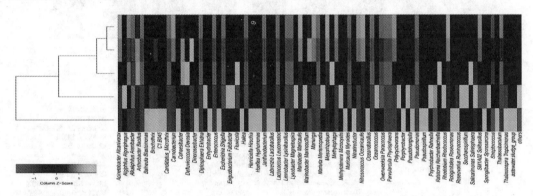

图 4-8　基于 OTU 的微小亚历山大藻 amtk-4 藻际菌群的系统发育进化树

门水平包括变形菌门(Proteobacteria)55.7%,厚壁菌门(Firmicutes)36.9%,拟杆菌门(Bacteroidetes)4.8%,浮霉菌门(Planctomycetes)1.4%,放线菌门(Actinobacteria)1.1%和蓝藻门(Cyanobacteria)0.1%。纲水平以 α-变形菌纲(α-Proteobacteria)和芽孢杆菌纲(Bacilli bacteria)占绝对优势,比例分别为 47.1%和 36.9%。β-变形菌纲(β-Proteobacteria,4.6%)、γ-变形菌纲(γ-Proteobacteria,3.9%)、纤维粘网菌纲(Cytophagia,2.8%)、浮霉菌纲(Phycisphaerae,1.4%)、黄杆菌纲(Flavobacteriia,1.3%)和放线菌纲(Actinobacteria,1.1%)占比较低。

属水平共包含 28 个属(图 4-9),其中优势属(占比大于 5%)为乳球菌属(Lactococcus)、沟鞭藻玫瑰杆菌属(Dinoroseobacter)、玫瑰杆菌属(Roseovarius)、芽孢杆菌属(Bacillus)及红细菌科未鉴定属(Rhodobacteraceae-unclassfied),占比分别为 25.5%、19.8%、8.6%、6.2%及 6.1%。

高通量测序样品微小亚历山大藻 amtk-4 中共生菌未能确定的种属比例高达 59.7%,表明微小亚历山大藻 amtk-4 具有研究特殊生境共生菌新种属的巨大潜力。

从微小亚历山大藻 amtk-4 培养物中分离获得可培养共生菌 5 株,其 16S rRNA 序列与 GenBank 数据库同源性比对结果显示它们分别属于 Thalassobaculum、Muricauda、Mesorhizobium、Sulfitobacter 及 Micobacterium 5 个属,其中菌株 AM1-D1 及 Z1-4 与已有模式种 16S rRNA 基因特异性最高值分别为 97.8%及 97.3%,经鉴定为 Sulfitobacter(图 4-10)及 Mesorhizobium 两个属的新种。

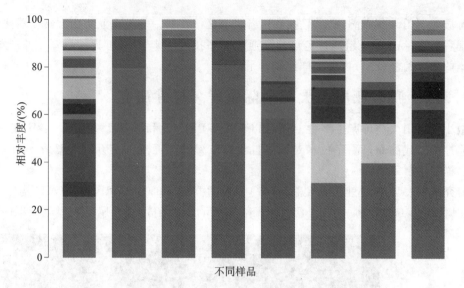

图 4-9　微小亚历山大藻 amtk-4 藻际菌群的属水平分布图

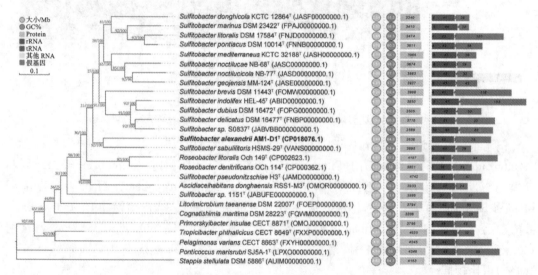

图 4-10　微小亚历山大藻 amtk-4 藻际新种的全基因组发育进化树

　　菌株 AM1-D1 全基因组测序分析结果表明,其环状 DNA 大小约为 3.84 Mb,GC 含量为 64.90%。预测基因总数为 6066,其中 96.85%(5875)是编码蛋白基因;78.99%具有特定的功能,而剩余 21.01%没有特定的功能。菌株 AM1-D1 基因组的 KEGG 代谢通路分析结果表明,其通路中氨基酸代谢与糖类代谢基因占比较高。此外,发现了信号分子和相互作用及内分泌系统的两个代谢通路,可能与藻菌间信息交流和营养代谢物质交换有关(图 4-11)。

　　藻菌共培养实验结果表明细菌新种 AM1-D1 可产生胞外多糖并呈现良好的生物絮凝活性。微藻的胞外多糖(EPS)是藻际微环境内的关键化学中介物质,在调控跨界信号与营养物质跨界输送等互作过程中具有重要功能。

　　藻菌共培养实验还发现菌株 AM1-D1 对宿主藻 LZT09 的生长具有显著的促进作用(图 4-12),对宿主藻 LZT09 所产四种 PSP 物质(STX、GTX1、GTX2 及 neoSTX)的合成均有显著促进作用。

扫码看
彩图

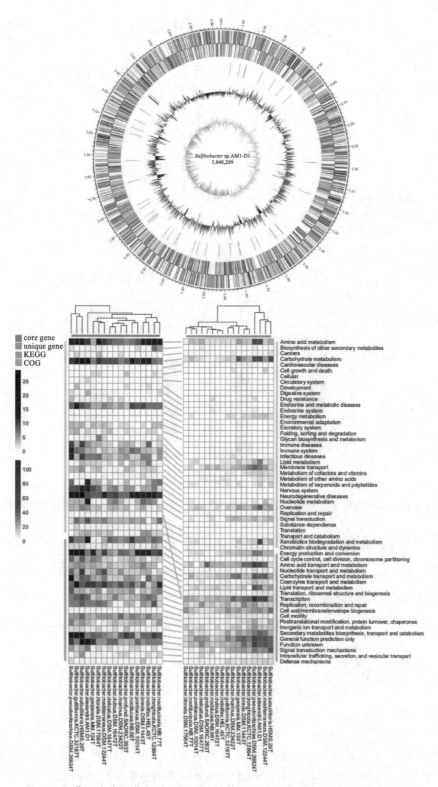

图 4-11 藻际产毒细菌新种 AM1-D1 的基因组结构及 KEGG 代谢通路分布图

扫码看
彩图

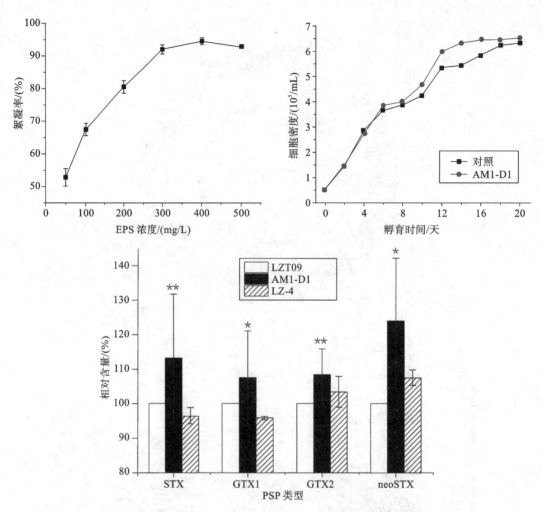

图 4-12　两个藻际细菌新种胞外多糖生物絮凝活性及对宿主藻生长及产毒水平的影响

4.3.2　链状亚历山大藻藻际菌群多样性研究

编者所在 ABI 课题组通过第二代高通量测序对采集自东海产毒链状亚历山大藻 ABI-AC 01 和 ABI-AC 02 的藻际菌群多样性进行了研究。测序数据统计结果见表 4-2。

表 4-2　数据预处理统计及质控数据

样品	下机数据	原始数据	高质量数据	有效数据	碱基数 /nt	平均长度 /bp	GC 含量/(%)	有效比例 /(%)
ABI-AC 01	89908	64200	59417	54765	21478446	395	53.18	60.91
ABI-AC 02	93850	92204	90523	60788	24804038	408	54.41	64.77

对 ABI-AC 01 和 ABI-AC 02 的 α 多样性指数进行统计，结果见表 4-3。ABI-AC 01 的 Chao1 指数、ACE 指数、香农-维纳（Shannon-Wiener）指数、辛普森（Simpson）指数及物种数均较高，表明 ABI-AC 01 菌群丰度较高和菌群多样性较为丰富。

表 4-3 分析样品的 α 多样性指数

样品	物种数	Shannon-Wiener 指数	Simpson 指数	Chao1 指数	ACE 指数	覆盖度
ABI-AC 01	570	4.66	0.915	625.458	660.649	0.997
ABI-AC 02	292	4.18	0.869	344.286	339.986	0.998

为研究 ABI-AC 01 和 ABI-AC 02 物种组成,对 OTU 进行聚类,然后利用 Silva 数据库对 OTU 代表序列进行物种注释。其中 ABI-AC 01 样本中共含 604 个 OTU,属于 12 个门,27 个纲,59 个目,105 个科及 184 个属。而 ABI-AC 02 样本中共含 320 个 OTU,属于 11 个门,19 个纲,52 个目,85 个科及 143 个属。

链状亚历山大藻 ABI-AC 01 和 ABI-AC 02 在门水平的物种分类结果如表 4-4 所示,并根据该结果绘制出门水平的物种相对丰度柱形堆积分布图(图 4-13)。

表 4-4 OTU 物种注释结果门水平分布表

分类	均一化处理后绝对丰度		均一化处理后相对丰度		绝对丰度	
	ABI-AC 01	ABI-AC 02	ABI-AC 01	ABI-AC 02	ABI-AC 01	ABI-AC 02
变形菌门 (Proteobacteria)	25950	33318	66.17%	84.96%	30840	50488
蓝藻门 (Cyanobacteria)	7810	793	19.92%	2.02%	9280	1205
拟杆菌门 (Bacteroidetes)	2745	4742	7.00%	12.09%	3262	7186
厚壁菌门 (Firmicutes)	1921	196	4.90%	0.50%	2282	298
酸杆菌门 (Acidobacteria)	115	1	0.29%	—	135	2
放线菌门 (Actinobacteria)	111	34	0.28%	0.09%	133	56
绿弯菌门 (Chloroflexi)	28	—	0.07%	—	34	—
芽单胞菌门 (Gemmatimonadetes)	16	1	0.04%	—	19	3
疣微菌门 (Verrucomicrobia)	11	9	0.03%	0.02%	12	17
浮霉菌门 (Planctomycetes)	6	19	0.02%	0.05%	6	29
梭杆菌门 (Fusobacteria)	4	—	0.01%	—	2	—
其他	498	101	1.27%	0.26%	598	148

扫码看
彩图

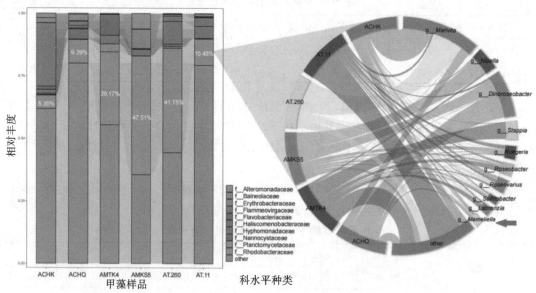

图 4-13　ABI 课题组 6 种亚历山大藻藻际菌群中含量前十位的物种丰度分布图(属水平)

结果表明,ABI-AC 01 和 ABI-AC 02 的微生物多样性在门水平除了个别非优势门有所差异,主要优势门基本一致,丰度最高的均为变形菌门,分别占 66.17% 和 84.96%。拟杆菌门在 ABI-AC 01 中占 7.00%,ABI-AC 02 中占 12.09%。在蓝藻门水平两者含量有所差异,在 ABI-AC 01 中占 19.92%,在 ABI-AC 02 中仅占 2.02%。

根据其属水平 Top 10 物种的丰度分布图(图 4-13),分析了 ABI-AC 01 和 ABI-AC 02 各属的相对丰度。可见,丰度最高的属均为 *Marivita*。但优势属组成略有差异,比如蓝藻门下未鉴定属在 ABI-AC 01 中丰度为 13.0%,而在 ABI-AC 02 中仅为 1.2%;而 *Dinoroseobacter* 在 ABI-AC 02 中丰度为 17.8%,而在 ABI-AC 01 中仅占 0.6%。

Top 10 和 Top 30 物种的丰度堆积图比较结果表明,增加了 20 个靠前的属之后,除图中选中相对丰度靠前属之外,并未发生明显变化,在两个样本中占比依旧均超过 25.0%,表明样本中存在较大量的低丰度物种,可推定两个样本中存在较为丰富的物种多样性。

通过 OTU 在属水平注释结果统计发现,ABI-AC 01 中存在 24.8% 的 OTU 未被注释,ABI-AC 02 中有 29.3% 的 OTU 未被注释,表明链状亚历山大藻存在发掘未知物种的巨大潜力。

通过微生物纯培养技术从链状亚历山大藻藻际细菌中分离获得 18 株细菌菌株,构建了其 16S rRNA 基因进化树(图 4-14)。

对其中的细菌新种 1-D 所产的 EPS 进行了絮凝活性测定(图 4-15),在所分析的 EPS 浓度范围之内其絮凝率最高达 97.8%±6.8%。EPS 是藻际微环境内的化学中介物质,在调控跨界信号与营养物质跨界输送等互作过程中具有重要作用。通过共培养实验,发现菌株 LZ-28 对宿主藻的生长具有显著的促进作用。

筛选出 ABI-AC 01 和 ABI-AC 02 两个样本中最大相对丰度 Top 10 的属进行物种共线性分析,包括 *Marivita*、*Dinoroseobacter*、蓝藻门下未鉴定属、*Reichenbachiella*、微囊藻科下未鉴定属、交替单胞菌属(*Alteromonas*)、盐矿单胞属(*Salinarimonas*)、*Porphyrobacter*、*Balneola*

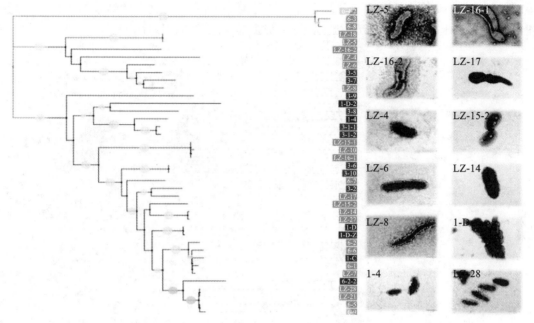

图 4-14　链状亚历山大藻藻际可培养细菌 16S rRNA 基因进化树及其细胞形态图

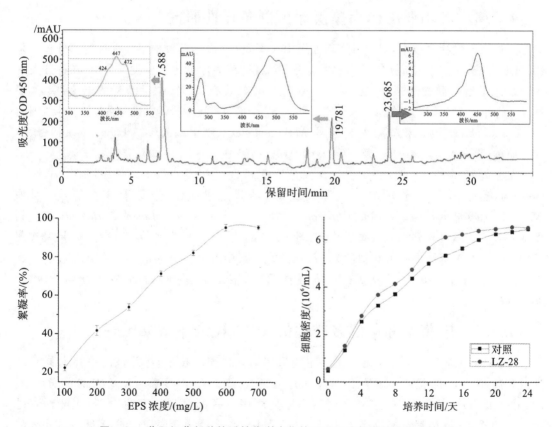

图 4-15　藻际细菌新种的活性代谢产物的 HPLC 分析及其生物活性分析

和鞘氨醇单胞菌属(*Sphingomonas*),构建其物种共线网络图(图 4-16)。结果表明 ABI-AC 01 和 ABI-AC 02 在高丰度属水平物种间有较好的一致性,与上述分析结果相吻合,同时也能在一定程度上表明链状亚历山大藻藻际菌群多样性之间的一致性。

扫码看
彩图

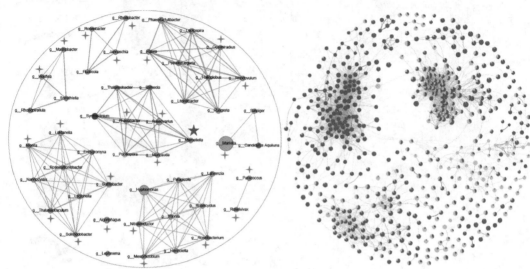

图 4-16 链状亚历山大藻 **ABI-AC 01** 和 **ABI-AC 02** 在属水平 **Top 10** 的物种共线网络图

4.3.3 塔玛亚历山大藻藻际菌群多样性研究

通过高通量测序技术,对产毒塔玛亚历山大藻 880♯ 藻际菌群的多样性进行了分析。采用 RDP Classifier 贝叶斯算法对 97% 相似水平 OTU 代表序列进行分类学分析,在各分类水平上统计藻际菌群的组成。结果表明,种水平比对共有 87 个种与已有数据库匹配(图 4-17),此外含有 5% 未知种。属水平比对共含 57 个属(图 4-18),其中优势菌属 5 个:红细菌科(Rhodobacteraceae)未知属、海杆菌属(*Marinobacter*)、噬甲基菌属(*Methylophaga*)、硝酸盐还原菌属(*Nitratireductor*)及 *Phycisphaera*。

对分离获得的 11 株细菌的 16S rRNA 序列进行 PCR 扩增及测序,所得序列与 GenBank 数据库中的序列进行同源性比对,结果表明它们分属于 6 个属,分别为 *Nitratireductor*、*Roseibacterium*、*Paracoccus*、*Marinobacter*、*Amorphus* 及 *Arthrobacter*。利用 MEGA5.1 软件构建系统发育进化树(图 4-19),结果表明 11 株细菌与 GeneBank 模式菌株的 16S rRNA 基因序列的相似度为 97%~99%,其中有 2 株细菌的 16S rRNA 基因同源性为 97% 左右,可能为细菌新种。将菌株 Z3-1 鉴定为新种,命名为 *Nitratireductor alexandrii*。

4.3.4 甲藻藻际菌群多样性的 2+3 代测序结果比较

16S rRNA V3~V4 区扩增子测序主要采用第二代测序技术,尽管该测序技术具有高通量和高精确度的优点,但是第二代测序技术只能产生 16S rRNA 基因的部分序列(100~500 bp),而全长 16S 扩增子进行高通量测序可得的序列长度约为 1400 bp。通过近全长的扩增,将在第二代测序中获得的 OTU 中的许多低通量序列过滤,实际有效序列数

扫码看
彩图

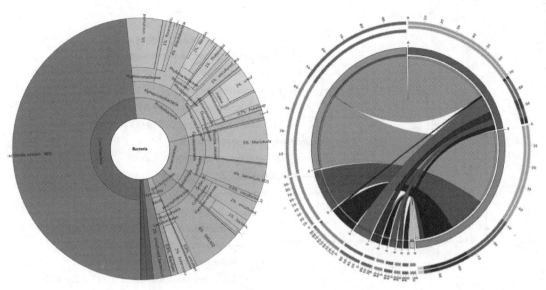

图 4-17　基于 OTU 序列塔玛亚历山大藻藻际菌群构成

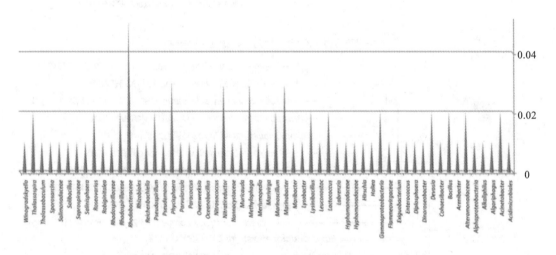

图 4-18　塔玛亚历山大藻 880♯ 藻际菌群的属水平分度及其分布

占比由第二代测序的 60% 提高到 90%。近全长 16S rRNA 序列可提高物种注释的分辨率（图 4-20）。因此，对 16S rRNA 基因进行长片段测序可在物种水平上提供高分辨率的微生物群落分析。

与高通量测序结果中只能获得 1~2 段相对较短的高变区域序列相比，利用第三代测序技术对 16S rRNA 基因的全长扩增子进行测序，可获得较为全面的可变区序列信息，可对物种进行精确注释，从而更加真实地反映微生物的群落组成，大大减少了短读长测序对原始物种组成过高的预估而带来的冗余分析，使得物种组成更加清晰明确。在多组学时代的背景下，可获得链状亚历山大藻中更真实的物种组成，其藻际菌群 16S rRNA 基因序列信息，将为后续开展藻菌关系研究奠定基础（表 4-5）。

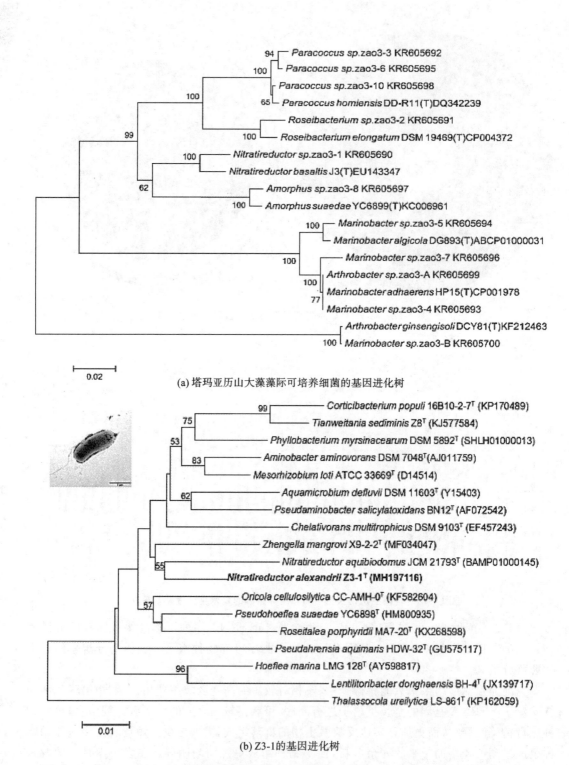

(a) 塔玛亚历山大藻藻际可培养细菌的基因进化树

(b) Z3-1的基因进化树

图 4-19 基于 16S rRNA 序列构建的塔玛亚历山大藻藻际可培养细菌及其新种 Z3-1 的基因进化树

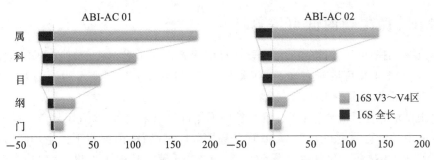

图 4-20　链状亚历山大藻藻际菌群的 2＋3 代测序结果不同分类单元水平比较

表 4-5　链状亚历山大藻藻际菌群的 2＋3 代测序结果比较

测序技术	样本	有效序列	碱基数/nt	平均长度/bp	有效占比/(%)	OTU	门	纲	目	科	属
16S 全长（三代）	ABI-AC 01	6103	8646911	1416	89.0	44	4	8	16	14	19
	ABI-AC 02	5239	7277601	1389	87.0	48	4	7	13	16	22
16S V3~V4 区（二代）	ABI-AC 01	54765	21478446	392	60.9	604	12	27	59	105	184
	ABI-AC 02	60788	24804038	408	64.7	320	11	19	52	85	143

4.4　可培养藻际菌群与培养组学

遍布于地球上各种生境中的微生物具有丰富的物种多样性。迄今为止，可在实验室条件下培养的微生物仅仅是其中一小部分。绝大多数微生物处于活的非可培养（viable but non-culturable，VBNC）状态，此类微生物"暗物质"（microbial dark matter）的培养性（cultivability）仍是微生物学亟待解决的"卡脖子"难题。

纯培养技术是微生物学研究的基石。但许多微生物在营养培养基中可培养性太低、不能被分离纯化的现状严重制约了对微生物多样性的深入研究。"平板计数差异"（great plate count anomaly）是 Staley 和 Konopka 在 1985 年推出的一个词语，用来描述显微镜中观察到的自然环境中细胞数量与在琼脂培养基上形成的活菌数量之间的差异，后者明显较低（图 4-21）。

扫码看彩图

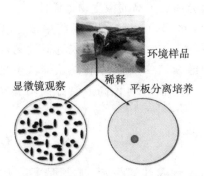

图 4-21　微生物平板计数差异示意图

4.4.1 微生物的低可培养性

多年以来,细菌可培养性的巨大差异一直困扰着许多学者。按照现有的培养技术和方法,不同生境的微生物可培养率如下:海水中为 0.001%～0.1%,淡水中约为 0.25%,土壤中约为 0.3%,活性污泥中为 1%～15%。

微生物可培养性低的原因:现有培养条件不能再现原生境条件;人工培养环境忽视或破坏了原生境中微生物的生态关系;人工营养基质浓度过高;细菌细胞不同生理状态(如休眠和 VBNC 状态)渗透压变化的冲击导致细菌细胞失活等。从根本上讲,微生物的低可培养性,一方面是由于客观条件限制,未能全面还原其真实生境;另一方面是目前对微生物生境复杂性、微生物生长条件及其规律的了解还十分有限。

4.4.2 提高微生物可培养性的策略

在地球各种生境中,海洋环境可培养微生物的比例最低,仅为 0.001%～0.1%,这是由于海洋环境中主要是寡营养微生物,它们在人工培养时往往受少数优势生长的微生物竞争作用的干扰而不能生长。为了克服该缺陷,1993 年 Button 从概率论的角度提出一个新技术,称为稀释培养法(dilution culture)。该技术认为,当把海水中微生物群体稀释至痕量时,海水中存在的寡营养微生物可不受少数几种优势微生物竞争作用的干扰,因而寡营养微生物获得纯培养的概率将大幅度提高。随后,Schut 等的研究验证了该理论的可能性。

2002 年 Connon 在稀释培养法的基础上提出高通量培养法(high-throughput culture,HTC),不仅有效提高了微生物可培养性,而且在短期内获得了大量培养物,大大提高了微生物的分离效率。Rappé 等结合荧光原位杂交(FISH)技术,改进了高通量培养法,针对性检测 SAR11 分支海洋细菌,在较短时间内对目标细菌进行了大量培养。

但稀释培养法和高通量培养法成功的原因恰恰又是制约其进一步发展的障碍。在样品稀释、微生物间不利作用被削弱的同时,微生物间的有利作用亦被削弱。另外缺少了种间共生关系和群体效应,很多微生物仍不易培养。

提高微生物可培养性的另一种培养技术是在体外模拟其自然生境,如扩散盒(diffusion chamber)培养法。该扩散盒允许自然环境中的物质(潮间带海洋沉积物)穿过膜,并成功地从以前未经培养的海洋沉积物中培养出新细菌。这些细菌随后在固体培养基上培养,但仅在其他细菌存在时才生长,表明这些细菌之间存在彼此共生依赖性。此后设计了类似的扩散盒装置(图 4-22)和多种新技术(图 4-23),将其用于培养海洋和淡水环境的未/难培养细菌,并获得了较传统琼脂平板分离法更高的微生物多样性。

细胞微囊包埋技术(microencapsulation)是一种将单细胞包埋培养与流式细胞仪检测结合为一体的高通量分离培养技术。结合流式细胞仪进行检测,将长有单菌落的胶囊分选到加有丰富培养基的 96 孔板中继续培养,最终获得纯培养微生物。在 150 株细菌中,半数以上的菌株是此前未被培养的。研究表明,该高通量分离培养技术可从每个样品中分离出 10000 多株细菌和真菌。

4.4.3 培养组学

近年来多种组学技术的出现及快速发展,尤其是下一代测序技术(next generation sequencing,NGS)的出现,使得人们对地球多种生境内的微生物群有了更深入的探索和理解,

扫码看
彩图

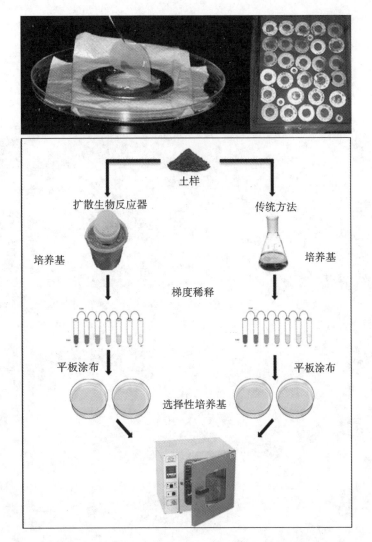

图 4-22　扩散盒装置及样品中微生物分离流程(Kaeberlein et al. ,2002)

NGS 快速取代了传统测序技术,并由此形成了微生物研究中多组学联合解决方案(图4-24)。多组学技术可用来鉴定细菌标志物,通过 DNA 测序获得基因组信息;不同类型 RNA 可通过转录组学进行量化;利用蛋白质组学技术识别、预测大蛋白质标志物;通过代谢组学监测代谢产物动态变化。

　　现代多组学技术的快速发展,提高了人们对微生物生态系统的认识。但同时发现,80％以上的微生物属于未鉴定新物种,大多数不可培养。因此,开发微生物培养新技术,成为亟待解决的问题。培养组学(culturomics)正是在培养和鉴定人肠道未知细菌的过程中发展起来的。

　　2012 年,培养组学由法国学者 Lagier J C 等提出,是一种通过改善培养条件来培养细菌的技术。该技术除通过改善培养条件来尽可能模拟细菌原始生境外,还通过基质辅助激光解吸飞行时间质谱(MALDI-TOF MS)和 16S 基因测序进行菌株分离鉴定(图 4-25)。

　　培养组学技术使得数百种与人类相关的新微生物得以培养,为研究宿主-细菌关系提供了新视角。但其不足之处在于菌株鉴定效率较低,培养基成分和生长条件还不全面。尽管

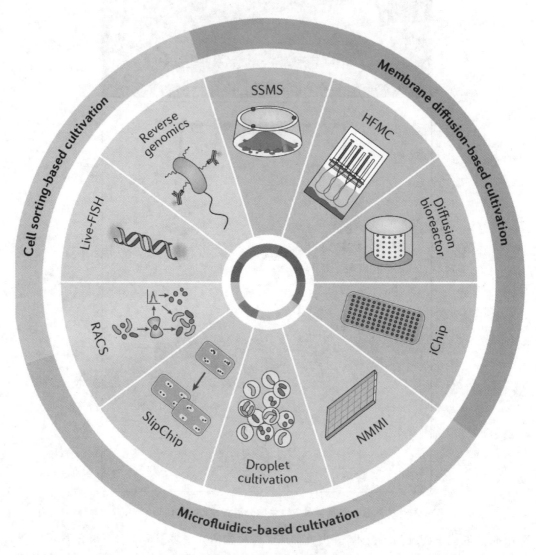

图 4-23　几种分离培养新型微生物的新技术

注:①基于膜扩散的培养技术:如 isolation chip(iChip)、中空纤维膜室(HFMC)、扩散生物反应器(diffusion bioreactor)或土壤基质膜系统(SSMS),使用渗透膜将养分和代谢产物扩散到培养基中,在培养过程中尽可能模拟自然条件。

②基于微流体的培养技术:如纳米微孔微生物培养箱(NMMI)或滑动芯片(slipchip),能以小体积和大量重复操作细胞,也可与各种液滴培养(droplet cultivation)技术相结合。

③基于细胞分选的培养技术:如拉曼激活细胞分选(RACS)、活细胞荧光原位杂交(live-FISH)或反向基因组学(reverse genomics),提供了一种用于分选定位具有特定细胞功能或类别的细胞子集的方式。

如此,目前培养组学已获得广泛关注并取得显著成果,其研究主要集中于人体肠道菌群的培养。在培养组学之前,已培养的 14300 种原核生物中有 2172 种(约为 15%)是从人体中分离的,剩余约 85% 则是从其他环境中分离的。自培养组学发展至今,来源于人体的可培养微生物数量已增加了 500 余种。

扫码看
彩图

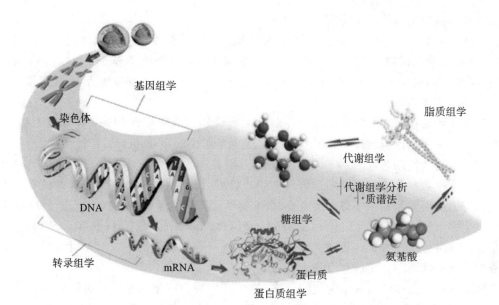

图 4-24　微生物研究中的现代多组学(multi-omics)联合解决方案

扫码看
彩图

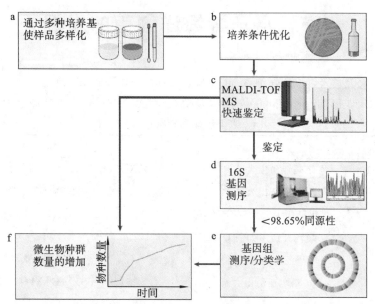

图 4-25　培养组学的一般工作流程(Lagier et al., 2018)

4.4.4　大数据背景下微生物可培养性研究

目前微生物群落多样性研究广泛使用的高通量测序(NGS)、宏基因组、宏转录组及单细胞基因组学(single cell genomics, SCG)等免培养(culture-independent)研究技术,在微生物未培养状态下即可揭示复杂微生物群落的基因组成及代谢潜能。但借此获取的海量序列信息阻断了微生物的内在生态学联系,由此增加了数据解析复杂性,甚至导致错误结果。同时,因缺乏参考基因组信息,其中大量序列无法准确分类。

对微生物生态系统本质的阐释,仍需分离鉴定出其复杂生态系统中的关键优势物种,而这必须依赖微生物纯培养才能实现。

Matthew Oberhardt 等基于生物学大数据,建立了微生物生长培养基配方数据库 KOMODO。该数据库内包含了 18049 种微生物和 3335 个培养基配方,通过在线工具 (GROWREC),可从 KOMODO 中为新微生物预测合适的分离培养基配方,为实现微生物的可培养性奠定了基础。

国外学者陆续开发了 PICRUSt、Tax4Fun、FAPROTAX 及 BugBase 等分析工具,基于原核 16S rDNA 高通量测序结果对微生物群落功能或表型(phenotype)进行预测。

随着生物大数据时代的到来,微生物及其基因资源数据也呈现爆炸式增长趋势,微生物学研究正从以数据为支撑逐渐向以数据为中心转变,海量数据的整理整合和开放共享对于微生物资源的研究和利用变得至关重要,微生物学已进入组学数据时代。成立于 1966 年的世界微生物数据中心(World Data Center for Microorganism, WDCM)于 2010 年落户中国,推出了全球微生物菌种资源目录大数据平台,以统一数据门户的形式对全世界科技界和产业界提供微生物菌种资源信息服务。

随着多组学及生物大数据时代的到来,如何有效整合海量测序信息进行靶向数据挖掘与功能解析,谋求提高多样化生境内海量未知微生物可培养性的新突破,仍任重道远。

4.5 自产毒海洋细菌的发掘

分离自海水及藻际的部分细菌如弧菌(vibrio)、邻单胞菌(plesiomonas)、假单胞菌(pseudomonas)、变形菌(proteobacteria)以及莫拉菌(moraxella)可单独产生 PSP(表 4-6)。

表 4-6 产 PSP 细菌种类及产毒概况

菌株编号	分离来源	产 PSP 种类
莫拉菌 PTB-1	塔玛亚历山大藻 PT-1	STX、neoSTX、GTX1、GTX2.4、C1、C3、C4
PTB-6	塔玛亚历山大藻 PT-5	neoSTX、GTX、C1
407-2	塔玛亚历山大藻 NEPCC407	GTX5、C1
UW4-1	塔玛亚历山大藻 UW4	GTX1～4
UW2c-6	塔玛亚历山大藻 UW2c	GTX1～4
Sp. 1,2	塔玛亚历山大藻	STX、neoSTX、GTX1～4、GTX6、C
4aVS17	变形菌	STX、neoSTX、GTX1～4、C
253-19	亚历山大藻 NEPCC 253	STX、neoSTX
667-2	相关亚历山大藻 NEPCC667	GTX1～4
Hoeflea alexandrii	微小亚历山大藻 AL1V	GTX4、C4
芽孢杆菌 GCB-2	链状裸甲藻	STX、neoSTX、GTX1～4、C
根瘤菌 DG943		GTX1、GTX3、GTX4、C2～4

藻际微尺度环境内蕴含着物种极其丰富的特殊海洋微生物种群,并演绎着复杂的动态藻菌互作(ABI)关系。揭秘复杂多变的跨界藻菌关系,是破解 PSP 产生之谜的关键,亦是探求赤潮科学防控的重要基石。

精确解读藻际菌群的结构与功能,已成为阐释藻菌关系的关键,亦可为实现"以菌治藻"、探索有害藻华的生物防治提供理论支持。分离获取藻际互作功能菌株(包括自产毒菌株),是阐析藻菌关系的前提。

编者所在 ABI 课题组从产 PSP 甲藻微小亚历山大藻中分离获得产毒细菌 AM1-D1,该菌株可产 STX 等毒素(图 4-26)。为进一步解析藻菌互作关系,对菌株 AM1-D1 的全基因组进行了测序和注释,共发现了 18 个可能的 *sxt* 合成基因同源基因,包括关键起始合成 *sxtA* 基因。获得产毒菌株 AM1-D1 的基因组序列,将有助于进一步了解该菌株直接产 PSP 或促进其生物合成的分子机制。此外,未来的基因工程技术可用来靶向提高细菌 PSP 生物合成速率,并拓展其在医药、环境及水产品安全监管等多领域的实际应用前景。

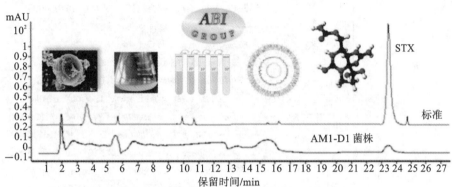

扫码看彩图

图 4-26 编者所在 ABI 课题组发现的产毒细菌新种 AM1-D1 发酵产物的 HPLC 分析图谱

菌株 AM1-D1 在光学显微镜下呈杆状,革兰染色结果为阴性(图 4-27),有运动性。通过电镜扫描和钼酸铵染色后在菌株 AM1-D1 中观察到明显的聚羟基链烷酸酯(PHA)颗粒,表明 AM1-D1 可生物合成 PHA。PHA 的胞内聚积可增强细胞的存活能力和适应性。

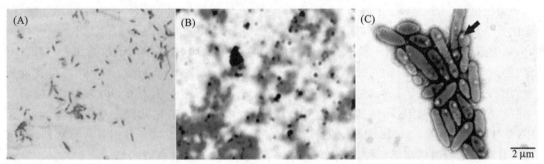

扫码看彩图

图 4-27 藻际产毒细菌新种 AM1-D1 光学显微镜及扫描电镜菌体形态

菌株 AM1-D1 的 16S rRNA 基因序列的比对结果显示,该菌株属于红细菌科(Rhodobacteraceae)、亚硫酸杆菌属(*Sulfitobacter*),且在亚硫酸杆菌属具有单独分支,与菌株 *Sulfitobacter noctilucae* NB-68、*Sulfitobacter noctilucicola* NB-77 和 *Sulfitobacter mediterraneus* KCTC 32188 等同源性较高,相似度分别为 97.83%、97.76% 及 97.68%,均低于确定新种阈值(98.65%)。将菌株 AM1-D1 的 16S rRNA 序列及其相似度较高的序列用 MEGA 7.0 软件构建邻接法(neighbor-joining method)进化树(图 4-28),可见菌株 16S rRNA 基因序列为单独的进化分支,与所有已知模式种形成单系群。

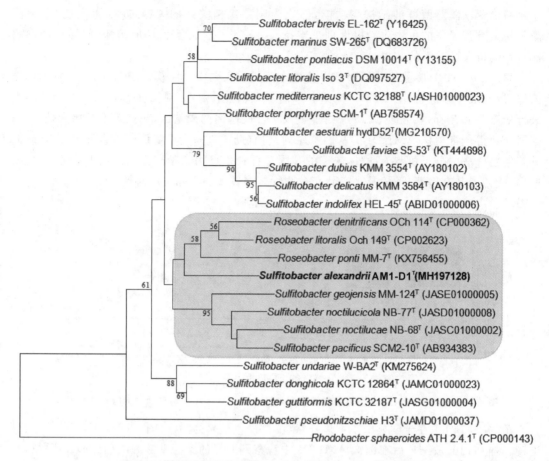

图 4-28 藻际产毒细菌新种 AM1-D1 的 16S rRNA 基因进化树

菌株 AM1-D1 的 GC 含量为 68.8 mol%。与 6 株标准菌的 GC 含量差别在 10% 左右，可认为 AM1-D1 为亚硫酸杆菌属（*Sulfitobacter*）不同种。其完整基因组的大小为 4691010 bp，基因组由一个环状 DNA 和 5 个质粒组成（图 4-29）。环状 DNA 大小约为 3.84 Mb，GC 含量为 64.90%。5 个质粒的大小分别为 185 kb、95 kb、15 kb、205 kb 和 348 kb，GC 含量分别为 65.56%、60.32%、58.73%、63.69% 和 61.60%。预测基因总数 6066，其中 96.85% （5875）是编码蛋白基因，79% 具有假定功能，而剩余 21% 暂无特定功能。基因组包含 47 个 RNA 基因，其中包括 41 个 tRNA、3 个 rRNA 和 3 个 ncRNA。综合多相分类学数据，将该菌株鉴定为亚硫酸杆菌属新种，命名为 *Sulfitobacter alexandrii* AM1-D1。

sxtA 是催化 STX 生物合成的起始基因，包括 4 个结构域（*sxtA1~4*，图 4-30），*sxtA1* 是 S-腺苷甲硫氨酸依赖性甲基转移酶（SAM-MTF），该基因功能为催化底物乙酰基团甲基化，为 STX 合成的关键起始步骤。

菌株 AM1-D1 与已知产毒蓝藻的 *sxtA1* 基因的系统进化树如图 4-31 所示。结果表明，AM1-D1 的 *sxtA1* 基因在进化树中与水华束丝藻（*Aphanizomenon flos-aquae*）及拟柱孢藻（*Cylindrospermopsis raciborskii*）等蓝藻聚类，表明 *sxtA1* 基因在细菌和蓝藻中可能存在共同进化（co-evolution）或水平基因转移现象。

菌株 AM1-D1 基因组序列分析结果表明，该菌株含有 *sxt* 高度同源基因。经 BlastP 比对分析发现菌株 AM1-D1 含有 8 个 *sxtA1* 基因片段，均与 SAM-MTF 高度相似（77%~90%）

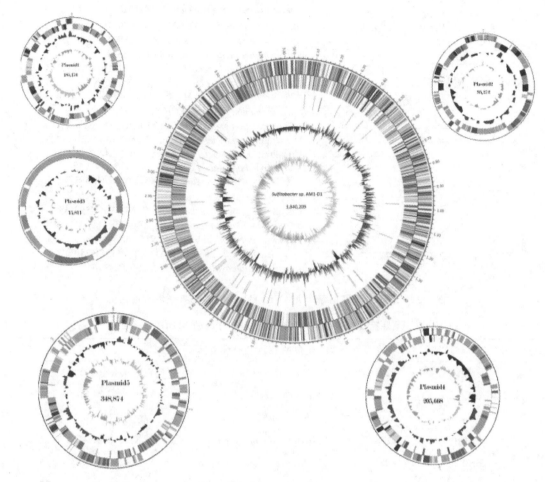

图 4-29 藻际产毒细菌新种 AM1-D1 全基因组圈图

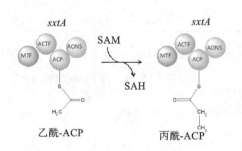

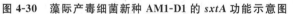

图 4-30 藻际产毒细菌新种 AM1-D1 的 *sxtA* 功能示意图

注:SAM:S-腺苷甲硫氨酸;SAH:腺苷-高半胱氨酸;MTF:甲基转移酶;ACTF:N-乙酰基转移酶;
AONS:Ⅱ型氨基转移酶。

(表 4-7)。

通过在线软件 SOPM 对其编码蛋白的二级结构进行分析,所得蛋白模型均与 SAM-MTF 同源性最高。8 段序列编码产物的二级结构中均包含 α-螺旋、β-转角、伸展链和无规则卷曲结构(表 4-8),其中 α-螺旋占比最大。

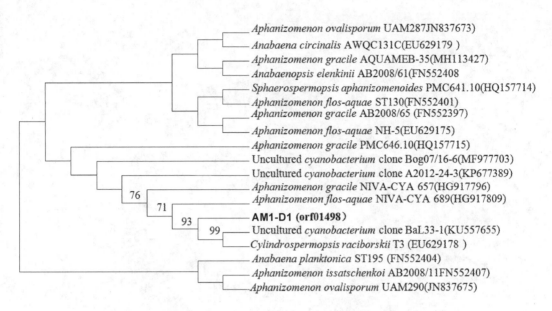

图 4-31 藻际产毒细菌新种 AM1-D1 的 *sxtAl* 基因系统发育进化树

表 4-7 藻际产毒细菌新种 AM1-D1 甲基转移酶的 BlastP 分析结果

片段号	基因阅读框	氨基酸数量	蛋白的 BlastP 分析结果	GenBank 登录号	相似度
1	orf01498_1	258	*Roseovarius* sp. 217	WP_009819402	79%
2	orf01657_1	268	*Sulfitobacter* sp. MM-124	WP_025044851	77%
3	orf01932_1	206	*Oceanibulbus indolifex*	WP_007120812	83%
4	orf01959_1	387	*Sulfitobacter mediterraneus*	KAJ03487	90%
5	orf02080_1	278	*Sulfitobacter mediterraneus*	WP_025049100	88%
6	orf02924_1	176	*Roseovarius* sp. TM1035	WP_008280120	83%
7	orf02925_1	626	*Roseovarius* sp. TM1035	WP_008281064	81%
8	orf03760_1	272	*Oceanibulbus indolifex*	WP_007118377	80%

表 4-8 藻际产毒细菌新种 AM1-D1 的 *sxtAl* 基因编码产物二级结构的特征参数

名称	基因编码产物的氨基酸个数（比例）							
	1	2	3	4	5	6	7	8
α-螺旋	109 (42.25%)	122 (45.52%)	107 (51.94%)	172 (44.44%)	154 (55.40%)	71 (40.34%)	202 (32.42%)	129 (47.43%)
伸展链	43 (16.67%)	54 (20.15%)	35 (16.99%)	68 (17.57%)	42 (15.11%)	36 (20.45%)	103 (16.53%)	40 (14.71%)
β-转角	29 (11.24%)	29 (10.82%)	16 (7.77%)	48 (12.40%)	23 (8.27%)	31 (17.61%)	70 (11.24%)	23 (8.46%)
无规则卷曲	77 (29.84%)	63 (23.51%)	48 (23.30%)	99 (25.58%)	59 (21.22%)	38 (21.59%)	248 (39.81%)	80 (29.41%)

将 *sxtA1* 基因片段使用 SWISS-MODEL 软件进行同源蛋白建模(图 4-32)。各模型中均可发现对应的 α-螺旋、β-转角和伸展链等高级结构,证明其二级结构与三级预测结构结果一致,包括甲基转移酶的典型结构特征。

扫码看
彩图

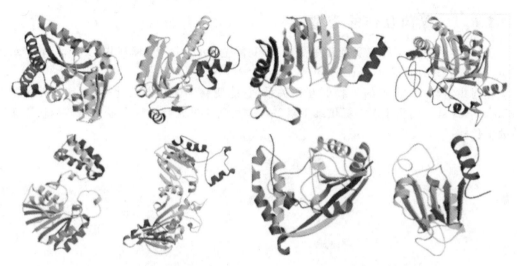

图 4-32 藻际产毒细菌新种 AM1-D1 的 *sxtA1* 编码蛋白的三级结构预测模型图

4.6 揭示 PSP 来源的关键:藻菌关系

浮游藻类与细菌均为地球早期的生命形式,两者已共存几亿年。浮游藻类是海洋生态系统中最重要的初级生产者,而海洋细菌则是生物地球化学循环的重要引擎。藻菌共同构成了海洋生态系统结构与功能的关键调控者。

藻际菌群是见证藻类起源与进化的"活化石"。藻际是蕴含丰富微生物种群的特殊生态位,在此微尺度环境内演绎着复杂的动态藻菌关系。藻菌在长期进化过程中形成了复杂奥妙的微生态关系,并随着藻的生存环境与生长时期的改变而发生动态演绎,凸显了结构可变与功能可塑的智能性。

STX 生物合成为何独立发生于三个不同界(cross-kingdom)? 有学者认为,通过水平基因转移(horizontal gene transfer,HGT)与基因融合(gene fusion),甲藻从蓝藻或其共生菌获得 PSP 合成基因。而"甲藻共生菌产毒假说"认为,藻内共生菌是 STX 主要生产者。

共生菌在长期自然选择进化过程中,与其宿主形成了复杂的生态体系,既互惠互利(营养物质及生长因子传递、信息素调节、协同保护、化学防御等),又相互竞争或拮抗(营养竞争、化感物质、释放毒素或溶藻酶等),共同构建了复杂的化学防御系统。细菌可附生于藻际或共生于藻内,共生可存在于细胞核、细胞质或细胞器内。共生菌与宿主藻之间,既存在多种代谢产物(化学防御物质、群体感应(QS)物质、营养物质、生长因子等)相互交流,又有重要遗传物质(包括 PSP 生物合成基因)在不同物种及种属间的水平基因转移与融合。

浮游藻是藻华发生的始因,藻菌关系渗透于藻华发生、发展及衰退消亡的始末。赤潮发生过程中每个阶段的驱动力均来自其生态系统中所蕴含的所有生物种群、结构及其功能多样性。

揭秘复杂多变的跨界藻菌关系,已成为破解 PSP 产生之谜的关键,亦是探求赤潮科学防控的重要基石。而精确解读藻际菌群的结构与功能,已成为阐释藻菌关系的关键,亦可为实现"以菌治藻"、探索有害藻华的生物防治措施提供理论支持。

4.6.1　藻菌互作的类型

藻际微环境内发生的典型藻菌关系包括互利共生(mutualism)、偏利共生(commensalism)、竞争(competition)或寄生(parasitism)。

互利共生是一种典型的生物间互作关系,它能使共生体双方彼此受益,比如盐单胞菌(*Halomonas* sp.)向宿主藻类提供维生素 B_{12},藻类则通过光合作用合成有机碳以供盐单胞菌的生长(图 4-33)。

扫码看
彩图

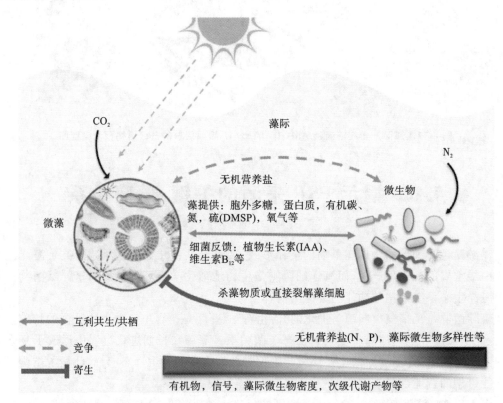

图 4-33　藻际微环境的几种互作关系示意图(朱建明等,2021;周进等,2014)

偏利共生又称共栖,共生体之间的受益天平会偏向一方,如莱茵衣藻(*Chlamydomonas reinhardtii*)会利用细菌分泌的维生素 B_{12},但未给细菌提供营养物质。

竞争则是由物种生态位重叠引起的一种对限制性营养物质争夺的生态行为。例如,在低磷酸盐条件下,硅藻的生长受到限制,但藻际细菌对磷酸盐的同化能力却高于宿主藻类。竞争可分为资源利用性竞争(exploitation competition)和相互干扰性竞争(interference competition)。资源利用性竞争是指利用共同有限资源的生物之间的妨害作用,两种生物之间没有直接影响,只有因资源总量减少而产生的对竞争对手的存活、生殖和生长的间接影响。相互干扰性竞争为一个个体以行为上的直接对抗影响另一个个体。从生物类群角度划分,竞争还可分为种间竞争(interspecific competition)和种内竞争(intraspecific competition)。种间竞争指两种或两种以上生物共同利用同一资源而产生的相互妨碍作用。种内竞争指同种生物不同个体之间的竞争。

寄生指两种生物之间,一方受益,另一方受到损害的共生关系。如一些具有杀藻活性的溶藻细菌(algicidal bacteria)在藻华消亡过程中抑制藻细胞生长或裂解藻细胞,利用藻细胞裂解物实现自身生长。

1. 藻菌共生关系

营养交换是藻菌互作最常见的一种形式,藻类通过胞外分泌物选择性吸附细菌,藻菌之间可完成氮、碳、磷、硫及微量元素的交换以满足各自生长需求。海洋细菌作为重要的分解者,以多样化的代谢活动参与海洋中物质转化和分解过程,是生物地球化学循环的一个重要调节者。细菌对藻类提供的有利方面主要集中在营养改善(生源要素的提供、生长因子的转化)、信息素调节和协同保护。在生源要素的改善方面,最为典型的是固氮作用。除氮源外,细菌也充当了其他生源要素的加工者。

例如:①细菌可将三价铁还原为溶解度较高的二价铁,为藻类提供生长所需的铁元素;②部分细菌具有高水平的 5′-核苷酸酶,它们可迅速水解 ATP 类 5′-核苷酸,还原产生无机磷化合物供海洋藻类使用;③某些细菌能产生特定的有机物,如胞内磷脂或胞外糖肽,以促进浮游藻类的生长;④海洋中存在着大量的维生素(如维生素 B_{12})产生菌,它们通过接受 cAMP 途径上的 X1 信号而发挥产生维生素 B_{12} 的作用,对海洋藻类的生长是必不可少的。另外,过量的溶解氧会抑制藻细胞的光合作用,使其转为光呼吸从而阻碍藻类的生长,细菌对藻细胞周围环境中高浓度溶解氧的利用,可为藻类提供一个还原性较强的生境。

在为藻类提供生长因子方面,细菌的表现也十分活跃。例如转化和加工各种激素和生长促进剂。交替单胞菌(*Pseudoalteromonas porphyrae*)在海带(*Laminaria japonica*)生长中扮演生长促进剂的角色。一些海洋细菌被证实能产生植物类激素,Maruyama 等证实在藻菌共生系统中,与纯培养的藻类相比,细菌能产生更多的植物细胞分裂素和生长素。研究显示浒苔共生菌具有将色氨酸转变为植物激素吲哚乙酸(indole-3-acetic acid, IAA)的能力。海洋红藻(*Prionitis lanceolata*)中植物激素的形成与玫瑰杆菌(*Roseobacter* sp.)相关,这种共生关系也利于彼此间的协同进化。

除作为营养物质提供者与加工者外,藻际菌群对维持藻细胞个体形态也有调节作用。

在协同保护方面,细菌主要通过吸附、分解和转化有毒物质,以减少或消除重金属、原油及化学污染物对藻细胞的侵害。

2. 藻菌竞争/抑制关系

菌类在藻际环境中的作用多种多样,除表现出对藻类的互惠互利关系以外,也会表现出对藻类的抑制或拮抗,主要体现在营养竞争、毒素释放及溶藻酶类产生等方面。在藻菌共生系统中,当无外源营养物质补充时,细菌与藻类将竞争营养物质。这种竞争关系一方面对维持藻类生物量的平衡有着非常重要的作用;另一方面也对藻细胞产生克生效应。这种竞争关系可用于改善水体环境,如在养殖区内投入光合细菌,通过争夺藻类营养物质,以达到控制水体富营养化和藻华发生的目的。细菌可分泌毒素或毒素类似物,通过阻断呼吸链、抑制细胞壁合成、抑制孢囊形成,有效抑制藻细胞的生长,甚至杀灭藻细胞。除直接产生毒素外,细菌也能诱导一些胞外酶抑制有害藻华发生。

4.6.2　藻菌互作过程中的信号转导

聚焦藻菌关系核心,从化学生态学层面认识到化学信号是两者交流的一种重要手段。宿主与细菌、细菌与细菌之间的信号交流方式,包括防御素、信息素、引诱剂以及其他信号分子等。这些化学信号分子有的具有通用性，有的具有种属特异性。藻菌共生环境中，由化学方法所介导的各类行为，如受精、孢囊萌发以及捕食都在一定程度上依赖于化学感应。藻际菌群的繁殖行为受宿主的调控。其他由化学语言调节的微生物行为，如趋化运动、黏附能力、群集运动以及生物膜的形成亦被证实。

　　藻菌互作模式并无严格界限，亦非恒定不变（图4-34）。互作方式受到环境因素和多种交互关系的影响，包括营养交换、信号传递和水平基因转移（HGT）等。在藻际环境中微生物的种类、数量远远大于宿主藻类，且它们直接影响宿主藻类生态功能的发挥，被称为浮游藻类的第二基因组。它们相当于根际生命共同体，由藻类、微生物、藻际环境形成的稳定循环系统，具有"藻际生命共同体"的特征，在物质循环、生态位营造及生态生理学过程中发挥重要作用。

扫码看
彩图

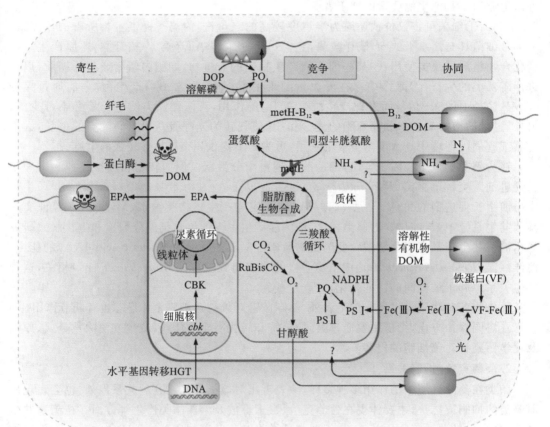

图4-34　藻菌互作关系及转变示意图（Amin et al.，2012）

4.6.3　细菌群体感应

　　微生物群落中的个体并非以单个形式独立存在，而是具有一定群落结构，个体间存在广泛的种间信息交流，群体感应（quorum sensing，QS）是微生物之间的一种通信语言。细菌可利用QS进行信息交流，协调群体行为并调控特定基因表达。

　　革兰阴性菌的QS系统主要由信号分子N-酰基高丝氨酸内酯（N-acylhomoserine lactones，AHLs）、AHLs合成酶LuxI族蛋白和AHLs受体LuxR族蛋白组成。AHLs介导的细菌

QS 系统参与诸多生物学功能的调控,如根瘤菌与植物共生,病原菌胞外酶和毒素的产生,生物膜形成,生物发光,色素产生,抗生素形成和细菌运动等。除此之外,AHLs 介导的 QS 系统可能还具有其他未知生物学功能,如参与细菌-细菌互作和细菌-真核生物互作的信号转导等(图 4-35)。

N-butanoyl-homoserine lactone (C$_4$-HSL)

N-3-oxooctanoyl-homoserine lactone (3OC$_8$-HSL)

N-3-hydroxybutanoyl-homoserine lactone (3OHC$_4$-HSL)

N-decanoyl-homoserine lactone (C$_{10}$-HSL)

N-hexanoyl-homoserine lactone (C$_6$-HSL)

N-3-oxohexanoyl-homoserine lactone (3OC$_6$-HSL)

N-3-oxodecanoyl-homoserine lactone (3OC$_{10}$-HSL)

N-octanoyl-homoserine lactone (C$_8$-HSL)

N-3-oxododecanoyl-homoserine lactone (3OC$_{12}$-HSL)

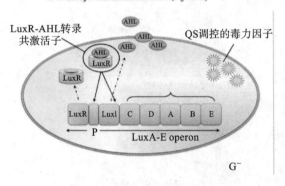

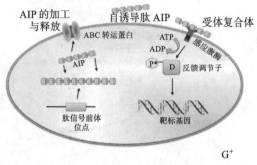

图 4-35　细菌存在的两种群体感应(QS)系统及几种 AHL 信号分子的化学结构

与革兰阴性菌的群体感应信号基本都是小分子化合物不同,部分革兰阳性菌的群体感应信号是翻译后加工或修饰的分泌肽。另一部分则是小分子化合物,比如链霉菌调控抗生素产生的关键调节信号 γ-丁内酯(AHL 结构类似物)。

藻际 QS 介导下的菌群行为包括藻际生态位的营造、生物膜的形成、物质代谢的调节及对溶藻行为的调控等。藻菌关系除受 QS 调节外,其抑制剂(quorum sensing inhibitor,QSI)也参与藻菌的共生关系。QS 信号(AHLs)可诱导藻类生长抑制剂如烷基喹诺酮类(alkyl-quinolone)、特特拉姆酸(tetramic acid)等的产生而抑制藻类生长。AHLs 亦可介导杀藻物质如玫瑰杀菌剂(roseobacticide)的产生。QS 调节海洋细菌胞外酶的活性,使这些微生物可利用从海洋颗粒和藻际内有机分子中释放的磷酸盐。

　　基于共生环境中存在对藻类影响各异的菌群(有益菌或有害菌),开发 QS 或 QSI 是干扰藻菌关系、抑制藻类生长的潜在方法,可为赤潮的防控提供有益科学参考(图 4-36)。

扫码看
彩图

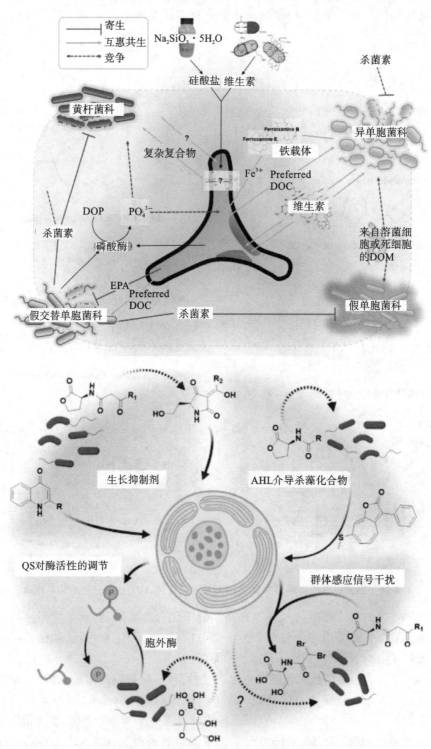

图 4-36　藻际内群体感应信号介导的藻菌互相示意图(Moejes et al.,2017)

4.6.4　藻菌互作中的化感作用

1937 年,Molisch 首次提出"化感作用"一词,将其定义为所有植物(包括微生物)之间促进或抑制的生物化学作用。1996 年,国际化感学会(International Alleopathy Society,IAS)对化感作用给出新的定义:植物通过产生化感物质对邻近植物和/或其相关微生物区系和/或大型动物产生的影响。这些化感物质通常会干扰植物生长,但它们也可能刺激植物生长。化感作用研究调节这些相互作用的化感物质及产生此类物质的生物(包括微生物和植物),或直接或间接受到这些关联影响的生物。目前该领域已涉及陆地(自然和农业)和水生(海洋和河流)生态系统的研究。此外,还涉及环境及遗传因素对化感物质产生的影响及通过植物和微生物次级代谢合成此类代谢物的研究。

藻际的化感作用主要包括两方面:菌对藻的抑制和藻间拮抗。与前面所述的细菌抑藻的方式不同,微生物存在另外一种特殊机制,以直接或间接方式抑制藻类生长而表现出杀藻效应即化感机制。有学者从藻际细菌中提取了几种特异性杀藻的化感物质,如 1-羟基吩嗪,可通过阻断呼吸链和光合作用而强烈抑制蓝藻和绿藻的生长。郑天凌等发现,如果可从分子水平揭示化感物质的作用机制,探明化感物质生物合成基因,进而利用基因工程技术实现定向构建高效抑藻菌或活性物质高产菌,并应用到赤潮的生物防治过程中,就可开拓微生物防治赤潮的新思路。

微藻间的拮抗作用,通常认为在同一水体中生活着较丰富的浮游植物种群。在藻华形成过程中,其中某种藻类逐渐占据生态位成为优势种群,从而形成单一藻种的藻华。这一现象涉及多个复杂的过程,其中种间竞争是重要原因之一。海洋微藻在生长过程中会不断向周围环境中释放多种化感物质,如酸类、酚类、酯类、萜类、毒素、挥发性物质及抑制和促进因子等。这些产物是海水中化学物质的重要来源,在海洋生态系统碳循环、微食物环,藻-菌、藻-藻的相互作用中起着重要作用。以化感物质介导的藻间拮抗作用有可能是藻华种群演替的重要原因之一。

Pratt 等发现中肋骨条藻(*Skeletonema costatum*)引起的赤潮和金黄滑盘藻(*Olisthodiscus luteus*)引起的赤潮常交替发生。中肋骨条藻滤液可促进金黄滑盘藻增殖,但金黄滑盘藻滤液明显抑制了中肋骨条藻的增殖,此即藻间的化感作用所致。

成熟的藻菌共生系统应是藻际菌群保护藻类免受生物污损等不利因素的影响,而宿主藻则为藻际菌群提供生存场所和必要营养物质。

4.6.5　多组学整合阐析藻菌关系

尽管藻菌关系研究已有很多报道,但基于藻际环境中的物质流、信息流和能量流的复杂性,一些隐含的信息尚未明确,如藻菌之间的跨界交流、藻菌关系的时序表现,以及多维视角下"物种组成-功能代谢-环境交互"的全局性特征等。这些未知性使得藻菌关系研究仍局限于特定区域、特定共生体系及特定环境场景,导致研究结论的分散化、碎片化,从而限制了对藻菌关系全局性的把握(图 4-37)。

在此情形下,寻求新的突破点成为重中之重。生物大数据时代的到来,为组合利用多组学技术,全面、深入阐析藻菌关系提供了更多可能性(图 4-38)。

鉴于藻菌间互作过程的复杂性,一些重要的科学问题仍有待进一步研究。

扫码看
彩图

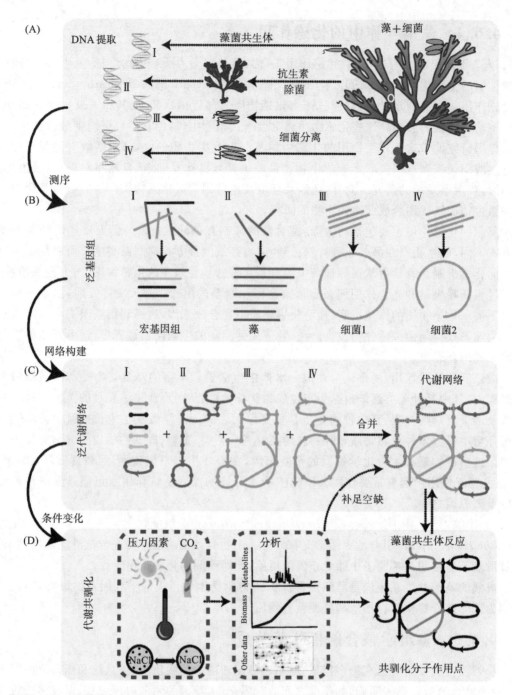

图 4-37　法国学者 Simon M. Dittami 提出的藻菌互作代谢网络分析技术（Dittami et al.，2014）

（1）微生物及其代谢产物如何通过化学信号调整自身的生态分工和社会学属性。赤潮发生、发展与消亡过程中，藻际菌群组成与结构迥异，这种差异的存在某种程度上具有时空必然性。但其必然性背后的作用机制，及藻菌之间是否具有相互选择性，尚待研究揭示。

（2）藻菌互作过程中藻菌的代谢产物原位分析。精准判断化合物来源归属，是阐明其交互作用的重要前提。解吸电喷雾电离-质谱（DESI-MS）等超微量分析技术的发展，将可实现超灵敏、高效的代谢产物定位和确定其产生源头。

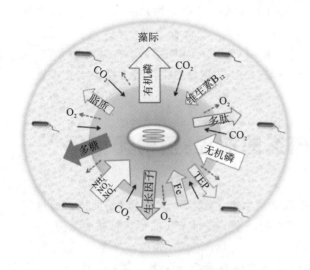
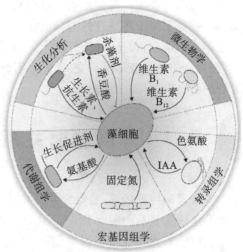

扫码看
彩图

图 4-38　利用多组学技术解析藻际微环境内的复杂动态的藻菌关系

（3）多科学交叉技术的联合应用。除化学方法外，还需组合利用分子生物学和生物信息学等来共同阐释藻菌共生系统，如宏基因组技术的应用和实时在线监测仪器的开发。

2013 年美国伍兹霍尔海洋研究所（WHOI）Anderson 团队研发了可用于分析藻类和微生物 DNA 在线环境样品处理器（environmental sample processor，ESP）系统，可实时获得藻菌数量和多样性数据，并开发了配套图像识别系统（imaging flowcytobot，IFCB）。IFCB 是一种潜水式或台式设备，它将流式细胞仪的荧光检测功能与 FlowCam 的成像和物种识别功能相结合（图 4-39）。该技术的出现，为原位分析藻菌关系带来了曙光。

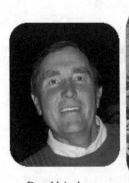

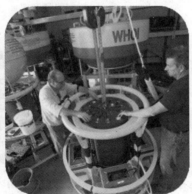

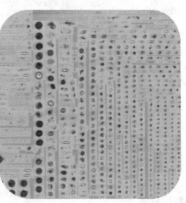

扫码看
彩图

Donald Anderson

图 4-39　美国伍兹霍尔海洋研究所（WHOI）Anderson 团队研发的在线环境
样品处理器及图像识别系统（IFCB）

基于藻菌的互作研究，给实际生产和理论研究中遇到的一些问题提供了新的解决思路。如有害藻华衰退阶段，藻际细菌可抑制藻类生长，甚至导致藻类死亡和细胞溶解。目前已经发现 *Ruegeria*、*Shewanella*、*Pseudomonas*、*Pseudoalteromonas*、*Aeromonas*、*Streptomyces*、*Vibrio*、*Hahella* 和 *Bacillus* 等多种溶藻细菌，并发现了喹诺酮、吡咯及生物碱等溶藻化合物。因此，此类微生物及其活性代谢产物在赤潮防治方面具有广泛的应用前景。

藻菌共生体系在水质修复中也有较好应用前景。细菌与微藻之间的附着与细菌产生的多糖或蛋白质有关。与微藻生长直接有关的细菌大多数可促进生物絮凝,这为开发微生物絮凝剂提供了一条环境友好型新途径。

不久的将来,揭秘藻际微尺度环境内的复杂藻菌之间相互作用的关系,必将是生物学、化学、生物信息学等多学科交叉,宏基因组学、宏转录组学、蛋白质组学等多维组学技术强力联合的舞台。

4.7 开展藻菌关系研究的前提:藻的无菌化

实现藻的纯种培养,是研究其营养学、生理学及生物化学和分子遗传学的前提。通过深入研究藻菌关系从而阐明 PSP 产生的机制,其中的一个关键环节是实现目标藻的无菌化。

目前已有多种技术实现微藻除菌(表 4-9)。主要有物理方法,如稀释涂布平板法、辐照法等,化学方法,如抗生素法。一般而言,物理方法难以获得完全无菌的藻系。由于抗生素可抑制细菌的生长和繁殖,在除菌方面显示出强大的作用,利用微藻比杂菌具有更强的抗生素耐受性,选择性地使用一种或多种抗生素进行无菌处理,则较容易获得无菌藻系。但抗生素的使用会对微藻的生长、藻细胞密度以及叶绿素的含量产生影响,除菌后经传代培养消除抗生素影响的藻株与带菌藻株相比,在生理特征方面也有所不同。具体可选用其中一种或多种技术对藻进行除菌。

表 4-9 几种主要的藻无菌化处理技术及其优缺点

技术	主要优点	主要缺点
超声法	物理处理解聚大细胞簇,并从目标藻中分离污染物	超声能量和时间至关重要
表面活性剂处理法	化学处理使附着的污染物从藻细胞中分离出来	高浓度的表面活性剂对藻细胞有毒害作用
过滤法	操作简单,多种膜可供选择,可与选择性富集结合使用,消除污染物	过滤器容易堵塞,需要经常更换,通常用于小样本
密度梯度离心法	操作简单,通常用于富集特定物种	不适合游动细胞,采用此法前必须确定所需的采集细胞密度
连续稀释法	操作简单,适用于从环境样品中分离新的藻类	仅适用于样品中含量丰富的生物,对稀有生物基本无效
微移(微管)分离法	操作简单,根据细胞形态差异直接将藻细胞与污染物分离	产量低,费力,需熟练操作人员
荧光激活细胞分选法	高分辨率,自动化,高通量技术。适用于微小生物。直接分选细胞,直接达到无菌培养水平	精密仪器,需要熟练操作人员,设备价格高,仅适用于带荧光标记细胞,分类时对细胞产生不可避免的损伤
趋光法	操作简单,有效分离真核藻和蓝藻	适用于有限的物种,不适用于有相似游动能力的几个物种,无法消除附着细菌

技术	主要优点	主要缺点
抗生素处理法	选择性杀死藻类细胞污染物,可与其他方法结合使用,以改善效果	通常对藻类具有毒性和/或诱变性,需要进行药敏试验,确定适当的抗生素种类、浓度和处理时间
溶菌酶处理法	抗生素敏感藻类的替代方法,可与抗生素结合使用,以提高效率	长时间曝光会伤害藻细胞膜
紫外线照射法	简单而短时间的处理可与其他方法结合使用,特别适合藻附着细菌	必须优化有效曝光时间和辐射波长,对藻细胞可能致突变

目前选用最多的是抗生素处理法,其对真核藻类的作用较显著。但抗生素处理法有两个弊端:一是对于藻内共生菌,在进行传代培养时,会被排出藻细胞外并进行生长。二是抗生素会"钝化"细菌,使其处于一种不可培养的状态,从而使藻液处于假性无菌状态。当消除抗生素处理后,这类细菌会重新生长。

藻的无菌化成功与否取决于杂菌与藻细胞的相互关系、纯化的方法、纯化的技术及研究经验等多种因素。纯化方法各具特点,存在其局限性,单一的纯化方法很难获得理想的效果,通常需要多种技术的联合应用。

对处理后的藻株进行无菌化检测尤为关键。而无菌化检测目前并无统一的方法,多选用原藻液培养基再添加营养物质,或使用其他营养丰富的培养基作为检测培养基。通过一段时间的培养,根据有无细菌生长和镜检结果判断无菌化效果。此外,藻的无菌化结果的确定还需考虑两个方面:一是微藻的胶质鞘可能残存杂菌,需通过荧光染色镜检或齐氏石炭酸复红染液染色镜检进一步确定;二是经抗生素处理的微藻要经过传代培养,以除去抗生素的钝化作用,以真正检测细菌是否存在。此外,在无菌化前,需进行药敏试验以选择合适的抗生素。

4.8　产毒赤潮甲藻藻菌关系研究实例

编者 ABI 课题组分析了产毒链状亚历山大藻 ALC 中微生物菌群的多样性,对其可培养的细菌进行了分离及多相分类学鉴定。研究发现 *Marivita* 为其藻际菌群中最大的优势属,并分离获得 *Marivita* 可培养菌株 LZ-15-2。

为进一步确定菌株 LZ-15-2 与产毒链状亚历山大藻 ALC 之间的藻菌关系。编者 ABI 课题组通过对菌株 LZ-15-2 基因序列进行功能注释,研究是否存在解毒等防御机制、必需维生素的合成、营养交换及信号分子之间的信息交流来增强产毒链状亚历山大藻 ALC 的适应性共生机制。此外,还对 LZ-15-2 基因组进行代谢产物合成基因簇注释,以分析是否存在影响宿主产毒链状亚历山大藻 ALC 的次生代谢产物。

菌株 LZ-15-2 全基因组序列的功能注释研究:在 4643 个蛋白质编码基因中,3510 个基因(75.6%)在 COG 数据库中被注释,除了通用功能预测(R)外,氨基酸的运输和代谢(E)在各功能分类中占比最大(图 4-40),而在 KEGG 代谢通路中 2231 个基因(48.1%)被注释,氨基酸代谢与碳水化合物代谢基因占比较大(图 4-41)。

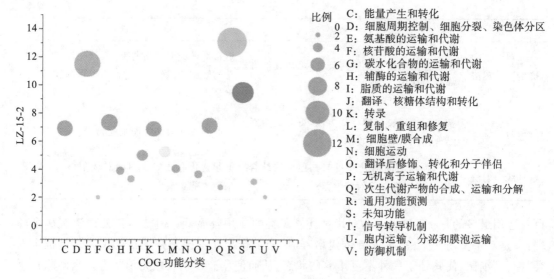

图 4-40　产毒链状亚历山大藻藻际细菌 LZ-15-2 的 COG 功能分布

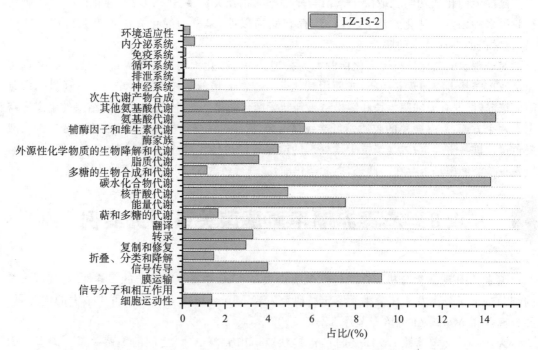

图 4-41　产毒链状亚历山大藻藻际细菌 LZ-15-2 的 KEGG 代谢通路分析

　　此外，研究还发现了信号分子和分泌系统两个代谢通路，可能与产毒链状亚历山大藻 ALC 的信息交流和物质交换有关。

　　将菌株 LZ-15-2 的蛋白质序列与 CAZy 数据库进行比对，得到其对应的碳水化合物活性酶的注释信息(图 4-42)。结果表明菌株 LZ-15-2 的碳水化合物活性酶中主要为糖基转移酶(GT)、碳水化合物酯酶(CE)及糖苷水解酶(GH)。而菌株 LZ-15-2 仅只注释到 2 个多糖裂解酶，表明其基本无法利用多糖类物质作为碳源。

扫码看
彩图

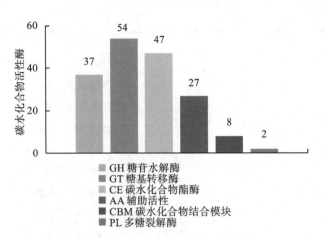

图 4-42　产毒链状亚历山大藻藻际细菌 LZ-15-2 的碳水化合物活性酶注释信息

通过对菌株 LZ-15-2 基因的功能分类注释，推测其与宿主藻可能存在的共生机制。注释到萜类代谢、辅助因子和维生素代谢通路的存在，表明菌株 LZ-15-2 可能为宿主藻提供化学防御及生长因子。注释到信号分子合成通路的存在，表明菌株 LZ-15-2 与宿主藻之间可能具有某种信息交流机制。

为进一步确定菌株 LZ-15-2 与宿主藻的可能共生机制，对菌株 LZ-15-2 蛋白质功能进行注释。主要围绕以下几个方面展开分析，包括：①存在的解毒机制（清除重金属和代谢物）；②提供必需生长因子（如 B 族维生素生物合成）；③营养交换；④化学防御（如聚酮和萜类生物合成）；⑤存在藻菌之间的信息交流机制。

菌株 LZ-15-2 基因组 COG 功能分类 H 中发现了编码合成 B 族维生素的基因，包括硫胺素（维生素 B_1）、核黄素（维生素 B_2）、烟酸（维生素 B_3）、磷酸吡哆胺氧化酶（维生素 B_6）、生物素（维生素 B_7）及钴胺素（维生素 B_{12}）。核黄素合成酶 α 链及磷酸吡哆醛生物合成蛋白（PdxJ）编码基因的存在（表 4-10），表明菌株 LZ-15-2 可合成维生素 B_2 和维生素 B_6，从而为宿主藻提供必需生长因子。

表 4-10　产毒链状亚历山大藻藻际细菌 LZ-15-2 的 COG 功能分类 H 的功能注释

COG 编号	COG 名称
COG0001	谷氨酸-1-半醛转氨酶
COG0007	尿卟啉原Ⅲ甲基化酶
COG0028	硫胺素焦磷酸盐需要的酶（氨基酸转运与代谢、辅酶转运与代谢）
COG0029	天冬氨酸氧化酶
COG0054	6,7-二甲基-8-核糖基苯丙嗪合酶
COG0059	酮醇酸还原异构酶
COG0108	3,4-二羟基-2-丁酮-4-磷酸合成酶
COG0113	δ-氨基乙酰丙酸脱水酶、卟啉胆碱原合酶
COG0115	支链氨基酸转氨酶
COG0147	对氨基苯甲酸合成酶/邻氨基苯甲酸合成酶
COG0156	7-酮-8-氨基葡萄糖酸合成酶及相关酶
COG0161	腺苷甲硫氨酸-8-氨基-7-氧氮酸氨基转移酶

续表

COG 编号	COG 名称
COG0314	钼酸盐转换因子
COG0320	脂肪酸合成酶
COG0321	细菌黏附连接酶 B
COG0352	硫胺素单磷酸合成酶
COG0382	对羟基苯甲酸转移酶
COG0407	尿卟啉原Ⅲ脱羧酶
COG0408	粪卟啉原氧化酶
COG0413	酮妥酸羟甲基转移酶
COG0414	泛酸合成酶
COG0452	磷酸胞苷酰半胱氨酸合成酶
COG0476	钼蝶呤或硫胺素生物合成腺苷酸转移酶
COG0499	S-腺苷-L-高半胱氨酸水解酶
COG1541	辅酶 f390 合成酶
COG2227	2-聚戊烯-3-甲基-5-羟基-6-甲氧基-1,4-苯并喹啉甲基化酶
COG2896	钼辅因子生物合成酶
COG2998	ABC 型钨酸盐运输系统
COG3572	γ-谷氨酰半胱氨酸合成酶
COG3840	ABC 型硫胺素转运系统,ATP 酶复合体

注释到的维生素 B_2 合成过程的反应酶及辅酶因子见表 4-11,其合成过程与大肠杆菌相同:首先由 GTP 环化水解酶Ⅱ(RibA)将 GTP(三磷酸鸟苷)的咪唑环打开,得到产物 2,5-二氨基-6-核糖基-4(3H)-嘧啶酮-5-磷酸酯,通过双官能团酶(RibD:N-端脱氨酶及 C-端还原酶)的反应,在辅酶因子 NADPH 与 Mg^{2+} 参与的条件下,得到 5-氨基-6-核糖氨基-2,4(1H,3H)嘧啶二酮-5-磷酸酯,再通过去磷酸化获得前体 5-氨基-6-核糖氨基-2,4(1H,3H)嘧啶二酮(图 4-43)。

表 4-11　产毒链状亚历山大藻藻际细菌 LZ-15-2 的维生素 B_2 合成通路酶

序列编号	基因起始	基因结束	基因的功能描述
PROKKA 00319	302724	303755	GTP 环化水解酶Ⅱ(RibA)
PROKKA 00894	22456	23280	双功能脱氨酶和还原酶(RibD)
PROKKA 00898	25420	26586	GTP 环化水解酶Ⅱ(RibA)
PROKKA 01339	1254	1760	核黄素还原酶
PROKKA 01803	291489	292178	核黄素还原酶
PROKKA 02586	196246	196836	核黄素合成酶
PROKKA 02590	201508	202620	双功能脱氨酶和还原酶(RibD)
PROKKA 02722	325343	326275	FAD 合成酶(RibR)
PROKKA 03244	248545	249672	3,4-二羟基-2-丁酮-4-磷酸合成酶(RibB)
PROKKA 03245	249672	250223	6,7-二甲基-8-核糖基苯丙氨嗪合成酶(RibH)

　　另一个合成前体 3,4-二羟基丁酮-4-磷酸酯则是由 5-磷酸核酮糖经 3,4-二羟基-2-丁酮-4-磷酸合成酶（RibB）催化得到的。两个前体通过 6,7-二甲基-8-核糖基苯丙氨嗪合成酶（RibH）得到 6,7-二甲基-8-核糖基苯丙氨嗪，最后一步由核黄素合成酶合成维生素 B_2 及 5-氨基-6-核糖氨基-2,4-(1H,3H)嘧啶二酮（图 4-44）。

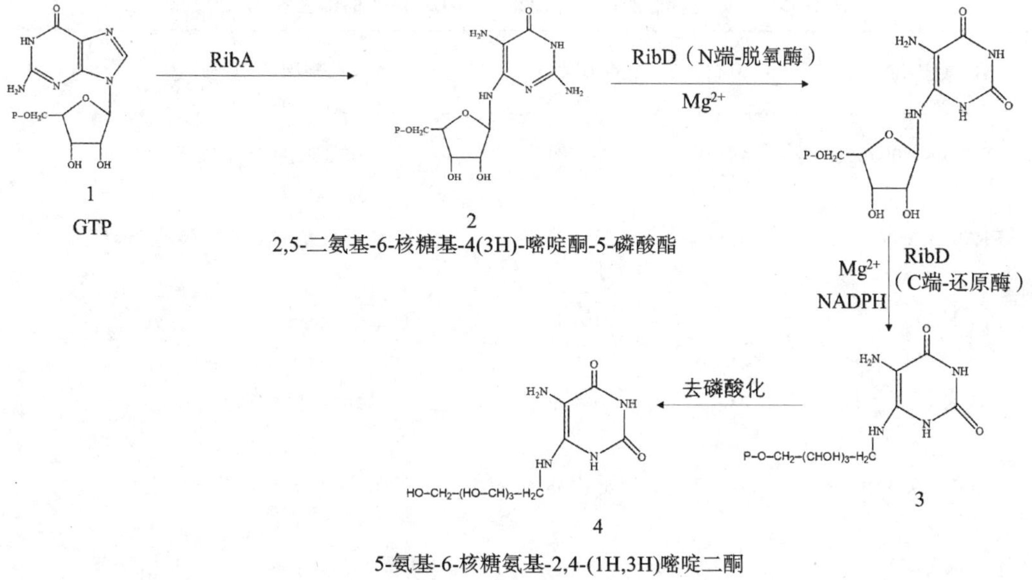

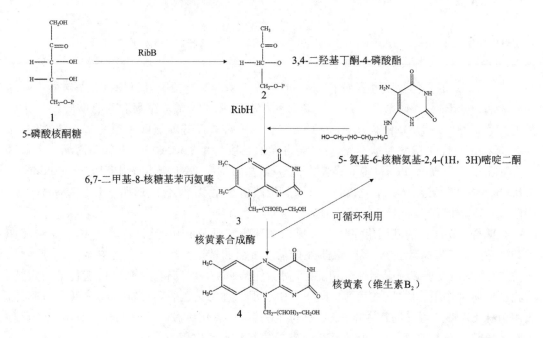

图 4-43　维生素 B_2 前体物质的合成过程

图 4-44　维生素 B_2 的最终合成过程

目前已知的维生素 B_6 的生物合成途径有两条,一条依赖于脱氧木酮糖 5-磷酸酯的合成通路,其大多存在于 α-变形菌和 γ-变形菌中。而不依赖于脱氧木酮糖 5-磷酸酯的合成通路在细菌、真菌、植物、疟原虫和某些海绵中均有发现。对菌株 LZ-15-2 的基因蛋白质功能比对发现了依赖于 DXP(deoxyxylulose 5-phosphate)的合成通路,注释到维生素 B_6 合成通路的一系列酶(表 4-12)。

表 4-12 产毒链状亚历山大藻藻际细菌 LZ-15-2 的维生素 B_6 合成酶

基因 ID	基因起始	基因结束	基因的功能描述
PROKKA00260	248832	249584	5′-磷酸吡哆醇合成酶(PdxJ)
PROKKA 00487	484312	485466	3-磷酸丝氨酸氨基转移酶(SerC)
PROKKA 00791	808835	810760	1-脱氧-D-木酮糖-5-磷酸合成酶(Dxs)
PROKKA 01540	9845	10843	4-磷酸赤藓糖酸脱氢酶(PdxB)
PROKKA 02704	307528	309453	1-脱氧-D-木酮糖-5-磷酸合成酶(Dxs)
PROKKA 03018	53310	54296	4-磷酸赤藓糖脱氢酶(Epd)
PROKKA 03652	166958	167563	吡哆胺-磷酸氧化酶(PdxH)
PROKKA 03843	371098	372099	赤藓糖 4-磷酸脱氢酶(Epd)

维生素 B_6 的具体合成过程如下:第一部分由 4-磷酸赤藓糖脱氢酶(Epd)、4-磷酸赤藓糖酸脱氢酶(PdxB)和 3-磷酸丝氨酸氨基转移酶(SerC)将 4-磷酸赤藓糖和谷氨酸转化为 4-磷酸羟基苏氨酸。在 DXP 依赖性途径的第二部分,4-磷酸羟基苏氨酸脱氢酶(PdxA)将氧化为 2-氨基-3-氧代-4-磷酸羟基丁酸,后者会自发地脱羧基为 3-磷酸羟基-1-氨基丙酮。再通过 5′磷酸吡哆醇合成酶(PdxJ)将 3-磷酸羟基-1-氨基丙酮和 DXP 转化为 PNP(pyridoxine 5′-phosphate)。最后经 PNP 氧化酶(PdxH)催化产生维生素 B_6 合成通路中最重要的化合物 PLP(pyridoxal-5′-phosphate)(图 4-45)。

在菌株 LZ-15-2 的基因组序列中注释到多种防御机制的功能蛋白(表 4-13),其功能如多药射流泵、多药转运系统、多药耐药外排泵及抗菌肽转运系统等可为宿主藻 ALC 起到化学防御作用;还发现多种限制性内切酶,可切除外源 DNA,保证宿主藻 ALC 遗传的稳定性,起到遗传防御作用。此外,在菌株 LZ-15-2 中发现了过氧化氢酶和谷胱甘肽 S-转移酶基因,表明菌株 LZ-15-2 可帮助宿主藻 ALC 进行生物解毒/氧化应激。同时菌株 LZ-15-2 还具有砷酸还原酶编码基因,可将砷酸还原为亚砷酸盐起到解毒作用。

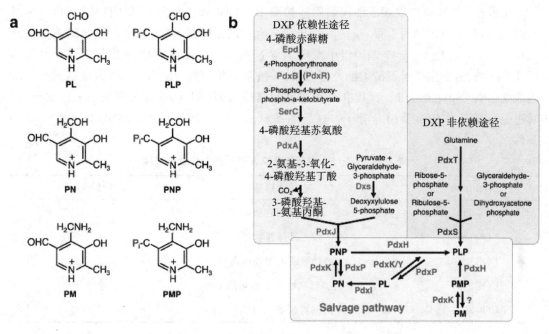

图 4-45　维生素 B₆ 的化学结构及生物合成通路

表 4-13　LZ-15-2 中与防御机制有关的功能蛋白注释

COG 编号	功能描述
COG0286	Ⅰ型限制性修饰系统,DNA 甲基化酶亚基
COG0534	Na⁺ 驱动多药射流泵
COG0732	限制性内切酶 S 亚基
COG0841	阳离子/多药耐药外排泵
COG1131	ABC 型多药转运系统,腺苷三磷酸酶
COG1132	ABC 型多药转运系统、腺苷三磷酸酶和渗透酶
COG1136	ABC 型抗菌肽转运系统,ATP 酶
COG1403	5-甲基胞嘧啶特异性内切酶 McrA
COG1566	多药耐药外排泵
COG1680	β-内酰胺酶 C 类家族
COG1715	限制性内切酶
COG1968	未鉴定的杆菌肽抗性蛋白
COG2274	ABC 型细菌素/Ⅰ抗生素输出体
COG3023	β-内酰胺酶表达的负调控因子
COG4096	Ⅰ型位点特异性限制性内切酶,限制性修饰系统的一部分
COG0625	谷胱甘肽 S-转移酶
COG0376	过氧化氢酶(过氧化物酶)
COG1393	砷酸还原酶及其相关蛋白,谷氧蛋白家族

在菌株 LZ-15-2 中发现了细菌黏附连接酶 B（COG0321）及鞭毛基体棒状蛋白，通常对黏附、运动和宿主定殖很重要，被认为是与宿主有关的适应性特征，也是藻菌之间进行信息交流的基础。此外 LZ-15-2 基因组中发现了与 N-酰基高丝氨酸内酯（AHL）合成及发挥作用有关的酶，分别为高丝氨酸内酯外排蛋白、N-酰基高丝氨酸内酯合成酶以及酰基高丝氨酸内酯酰化酶 PvdQ（表 4-14）。其中 N-酰基高丝氨酸内酯（AHL）是细菌联络的关键成分，同时也是藻菌互作的重要信号分子。这表明菌株 LZ-15-2 具备与宿主藻 ALC 信息交流的条件。

表 4-14 LZ-15-2 中与信息交流有关的功能蛋白注释

COG 编号	功能描述	COG 代码
COG0321	细菌黏附连接酶 B	H
COG4786	鞭毛基体棒状蛋白	N
COG1280	高丝氨酸内酯外排蛋白	E
COG2366	酰基高丝氨酸内酯酰化酶 PvdQ	R
COG3916	N-酰基高丝氨酸内酯合成酶	Q

对菌株 LZ-15-2 的 KEGG 代谢通路进行注释（表 4-15），发现许多有利于宿主藻 ALC 的生长机制。

表 4-15 产毒链状亚历山大藻藻际细菌 LZ-15-2 基因组的 KEGG 代谢通路注释

KEGG 通路名称	代谢通路
ko00010	糖酵解/糖异生
ko00020	柠檬酸循环
ko00030	磷酸戊糖途径
ko00040	戊糖和葡萄糖酸酯的相互转化
ko00051	果糖和甘露糖的代谢
ko00052	半乳糖的代谢
ko00053	抗坏血酸和醛酸的代谢
ko00061	脂肪酸的生物合成
ko00062	脂肪酸碳链增长
ko00071	脂肪酸的降解
ko00072	酮体的合成与降解
ko00100	类固醇的生物合成
ko00130	泛醌及其他萜类醌的生物合成
ko00140	甾类激素的生物合成
ko00190	氧化磷酸化
ko00520	氨基糖和核苷酸糖的代谢
ko00620	丙酮酸的代谢

续表

KEGG 通路名称	代谢通路
ko00621	二噁英的降解
ko00622	二甲苯的降解
ko00623	甲苯的降解
ko00624	多环芳烃的降解
ko00625	氯烷烃和氯烯烃的降解
ko00633	硝基甲苯的降解
ko00640	丙酸盐的代谢
ko00642	乙苯的降解
ko00643	苯乙烯的降解
ko01230	氨基酸的生物合成

主要体现在以下几个方面：①存在一系列与光合作用有关的代谢通路，可促进或参与宿主藻 ALC 的光合作用。②固碳反应通路可为宿主藻 ALC 提供碳源。③硫、氮代谢可进行硫、氮等有机物的交换。④玉米素的合成、抗坏血酸的代谢及各类维生素的代谢等通路有利于宿主藻 ALC 的生长。

此外，通过对代谢通路的研究还发现存在含硒氨基酸、含氰氨基酸、氯苯等有毒物质的降解、合成各类萜类及抗生素等通路，暗示菌株 LZ-15-2 可能为宿主藻 ALC 起到生物解毒、抗生素耐药性等化学防御作用，也为宿主藻 ALC 的无菌化提供实验依据。同时半乳糖、果糖、甘露糖的代谢提示分离藻际菌群的培养基中碳源的选择，不应单一使用葡萄糖，可进行多类单糖的筛选来优化培养基的设计。

为进一步确定菌株 LZ-15-2 是否会产生与藻共生机制有关的次生代谢产物，研究者利用 antiSMASH 对其次生代谢产物合成基因簇进行了注释（表 4-16），发现菌株 LZ-15-2 具有 8 个次生代谢产物合成基因簇，包括 7 类次生代谢产物的合成。高丝氨酸内酯为重要群体感应信号分子，注释的高丝氨酸内酯合成基因簇再次证明藻菌之间存在信号分子的交流与相互作用。Ⅰ 型聚酮合酶（T1PKS）也证明其可为宿主藻 ALC 起到抗真菌、抗感染等化学防御作用。

表 4-16　产毒链状亚历山大藻藻际细菌 LZ-15-2 基因组内的次生代谢产物基因簇

Region	次生代谢产物	位置起点	位置终点
Region 1.1	高丝氨酸内酯（homoserine lactone）	89,646	110,284
Region 1.2	四氢嘧啶（ectoine）	644,251	654,652
Region 1.3	萜烯（terpene）	783,695	804,735
Region 26.1	Ⅰ 型聚酮合酶（T1PKS）	1	6,910
Region 34.1	核糖体合成和翻译后修饰的肽（RiPP-like）	146,609	157,466
Region 45.1	萜烯（terpene）	70,999	91,775
Region 61.1	β-内酯的蛋白酶抑制剂（beta-lactone）	65,132	92,369
Region 62.1	非核糖体多肽合成酶（NRPS）	1	27922

　　与 Region 1.3 做比对,得到与 *Rhodobacter sphaeroides* 基因相似度为 100% 的类胡萝卜素(图 4-46),这与 KEGG 代谢通路注释的结果相吻合,表明菌株 LZ-15-2 可合成类胡萝卜素。而类胡萝卜素可辅助叶绿素捕获光能,可促进产毒链状亚历山大藻 ALC 进行光合作用。

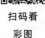

扫码看
彩图

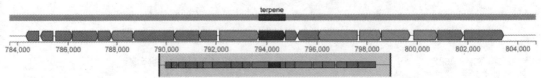

图 4-46　产毒链状亚历山大藻藻际细菌 LZ-15-2 的类胡萝卜素的合成基因簇

第5章
麻痹性贝类毒素的生物与化学合成

麻痹性贝类毒素(PSP)主要产生于海洋赤潮甲藻。而淡水蓝藻及海洋细菌,如莫拉菌亦可产生 PSP。但 PSP 的来源目前仍无定论。1977 年 Kishi 等完成了外消旋 STX 的化学全合成。1993 年 Shimizu 首次提出蓝藻 STX 生物合成路线。Neilan 团队于 2008 年在蓝藻拟柱孢藻中发现了催化 STX 生物合成的 *sxt* 基因簇,自此开启了 PSP 生物合成研究之门。甲藻基因组庞大且染色体结构复杂,目前尚不能对其基因组进行测序,导致甲藻 PSP 生物合成机制的研究进展缓慢。目前对 PSP 生物合成机制的认知主要来自淡水蓝藻。本章主要介绍 PSP 的生物合成与化学合成。

5.1　蓝藻 PSP 生物合成研究进展

淡水蓝藻包括鱼腥藻属(*Anabaena*),产 STX、GTX2、GTX3、GTX5、dcGTX2、dcGTX3、C1 和 C2;拟柱孢藻属(*Cylindrospermopsis*),产 STX、neoSTX、GTX2 和 GTX3;束丝藻属(*Aphanizomenon*),产 GTX1、GTX3、GTX4 及 C 类毒素;鞘丝藻属(*Lyngbya*),产 dcSTX、dcGTX2 和 dcGTX3 等。上述蓝藻是目前研究较多的产 PSP 的蓝藻(图 5-1)。

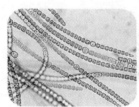 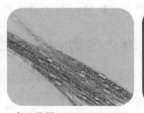 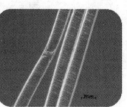

扫码看
彩图

鱼腥藻属 *Anabaena*　拟柱孢藻属 *Cylindrospermopsis* 束丝藻属 *Aphanizomenon*　　　鞘丝藻属 *Lyngbya*

图 5-1　四种常见的产 PSP 蓝藻的形态示意图

5.1.1　蓝藻 PSP 生物合成路线的提出

1993 年,美国学者 Shimizu 等利用放射性同位素示踪,首次对蓝藻 STX 生物合成进行了研究,提出由乙酸、精氨酸和 S-腺苷甲硫氨酸(SAM)及其他未知化合物通过一条未知的途径合成 STX,然后经过修饰酶的作用转化为其他种类的 PSP。Shimizu 还提出了一个可能的关键合成步骤,即一个乙酸单位或其衍生物与精氨酸或其他前体在 α 碳上的克莱森(Claisen)缩合反应(图 5-2)。这个步骤完善了 Chevolot 提出的精氨酸前体理论,使精氨酸或其前体的结构可完整地并入 STX 分子中,同时符合实验分析结果。

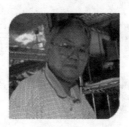

Yuzuru Shimizu
(1926—2019)

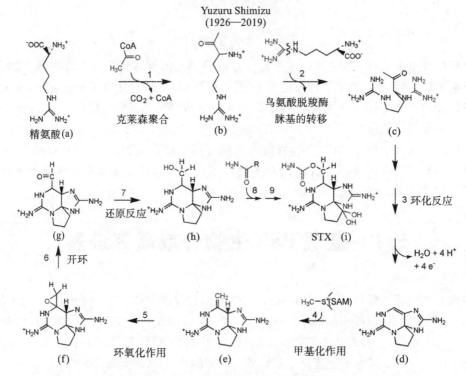

图 5-2　美国学者 Shimizu 于 1993 年首次提出的蓝藻 STX 生物合成路线

5.1.2　蓝藻 PSP 生物合成路线的修正

2008 年,澳大利亚新南威尔士大学 Brett A. Neilan 团队发现和鉴定了淡水蓝藻拟柱孢藻(*Cylindrospermopsis raciborskii*)T3 的 *sxt* 合成基因簇,并对 Shimizu 提出的 STX 的生物合成途径进行了修正(图 5-3)。

在所提出的 STX 生物合成途径中,生物合成开始于 *sxtA* 基因编码的聚酮合酶(PKS),它包含四个催化结构域:sxtA1(SAM 依赖性甲基转移酶,ACTF)、sxtA2(GCN-5 相关 N-乙酰转移酶,ANOS)、sxtA3(酰基载体蛋白,ACP)和 sxtA4(Ⅱ型转氨酶,MTF)。与其他典型的聚酮合酶(PKS)相比,这些 PKS 缺乏标志性的酮合酶(KS)结构域。

起始合成基因 *sxtA* 通过以下步骤启动毒素的生物合成。

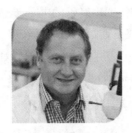

Brett A. Neilan

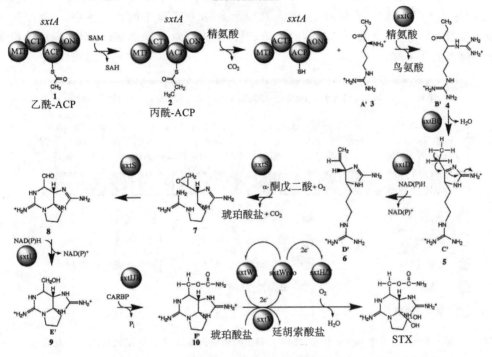

图 5-3　澳大利亚学者 Neilan 团队 2008 年提出修正的蓝藻 STX 生物合成路线

（1）乙酰辅酶 A 生成乙酸并入酰基载体蛋白（ACP），形成乙酰-ACP。

（2）sxtA1 将乙酰-ACP 甲基化为丙酰-ACP，丙酰-ACP 与精氨酸进行克莱森缩合，形成 4-氨基-3-氧代胍基庚烷。随后，由 sxtG 编码的氨基转移酶将氨基从精氨酸转移到 4-氨基-3-氧代胍基庚烷，从而形成 4,7-二胍基-3-氧庚烷（中间体 4）。

（3）中间体 4 通过 sxtBC 编码的胞苷脱氨酶辅助合成中间产物 5。由 sxtD 编码的甾醇去饱和酶可能会在中间体 4 的 C1 位和 C5 位之间引入双键，导致 C5 位和 C6 位（中间体 5）之间发生 1,2-H 的位移。

（4）与非血红素铁 α-酮戊二酸盐依赖性双加氧酶具有序列相似性的 sxtS 编码的双加氧酶通过对新的双键进行连续的环氧化，并通过伴随的双环化将环氧化物开环成醛来催化中间体 7 和 8 的形成。

（5）随后的反应由 sxtU 编码的短链醇脱氢酶通过还原中间体 8 的末端醛基来进行，从而形成中间体 9。

（6）STX 生物合成的下一个反应是通过由基因 sxtH/T 编码的苯丙酸双加氧酶连续羟基化形成 dcSTX 类似物。氧还原酶是苯丙酸双加氧酶的多组分酶在每次催化反应循环后的再生所必需的,是由基因 $sxtV$ 和 $sxtW$ 编码的电子传递系统实现的。

(7)STX 的母体分子的生物合成是通过碳甲氧基转移到 C13 位的游离羟基上完成的,这是由一个推测的碳甲氧基转移酶(由 $sxtI$、$sxtJ$ 和 $sxtK$ 编码)催化完成的。在该 STX 分子合成其他类似物的过程中,有多种剪切酶的辅助,不同种类的 PSP 正是多样性剪切酶加工的产物。

5.1.3 蓝藻 STX 合成基因簇的发现

Neilan 团队基于已发现的 STX 生物合成途径及 STX 体外合成通路,鉴定了拟柱孢藻 T3 中的候选 STX 生物合成基因簇(sxt),这也是 STX 在蓝藻中的首次鉴定。sxt 基因簇的功能定位及 STX 生物合成中间产物的化学分析,使人们对已知的 STX 生物合成途径开始有了更深入的认识(图 5-4)。

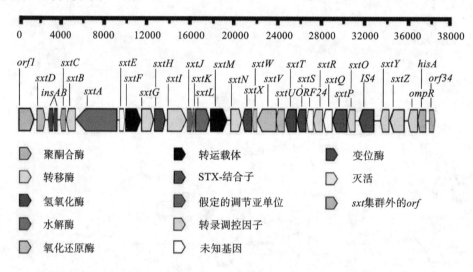

图 5-4 澳大利亚 Neilan 团队 2008 年揭示的拟柱孢藻 T3 的 sxt 基因簇结构示意图

sxt 基因簇由 31 个 orf 编码,这些 orf 被分配到 26 个蛋白质中,长度为 35 kb。随后在其他蓝藻中陆续发现了 sxt 同源基因簇,长度为 25.7~35 kb。根据产 STX 蓝藻的基因簇的特点,这些基因可分为核心基因、调节基因、裁剪基因和转运基因。

根据 sxt 基因簇在 PSP 生物合成过程中的功能,将 26 个毒素合成基因分为三组(图 5-4)。第一组包括 8 个直接参与 STX 生物合成的基因($sxtA$、$sxtG$、$sxtB$、$sxtD$、$sxtS$、$sxtU$、$sxtH/T$ 和 $sxtI$)和另外 3 个编码蛋白质的基因($sxtL$、$sxtN$ 和 $sxtX$),这些蛋白质可修饰 STX 分子及其类似物,而第二组和第三组基因参与毒素的胞内运输和转录调控。

除了参与 PSP 生物合成的基因外,一些与多药和毒性物质外排家族(MATE)相似的基因也被证实参与了 PSP 的生物合成。与毒素生物合成基因相似,这些转运基因在不同物种间也存在差异。

$sxtF$ 和 $sxtM$ 在拟柱孢藻 T3 和尖头藻($Raphidiopsis brookii$)D9 中编码代谢物转运体。$sxtPER$ 基因代替 $sxtF$ 在卷曲鱼腥藻 AWQC131C 和水华束丝藻 NH-5 中行使转运功能。$sxtPER$、$sxtM1$ 和 $sxtM2$ 亦在沃氏鞘丝藻中得到确定。

这些物种之间的毒素转运蛋白呈现出一定的差异性,可能是由于基因的独立进化和环境生态位的各种进化压力所致。尽管这些基因序列非常独特,可把它们当作不同的基因来对待,但在进化过程中,编码活性位点的基因序列片段应该保持不变。

此外,还有部分合成基因如 *sxtY*、*sxtZ* 和 *ompR* 在 PSP 的生物合成中起调节作用。它们的功能是与环境因素相互作用,如营养物质吸收及信号转导,类似于裁剪基因,但是这些调节基因并非存在于所有有毒蓝藻中,实际上这些基因只存在于拟柱孢藻 T3 中。

5.1.4　不同蓝藻 *sxt* 合成基因簇的差异

虽然所有的有毒蓝藻都具有 PSP 生物合成的基因簇,但这些基因簇不仅在基因长度和数量上存在差异,而且在基因结构上也存在差异。插入基因簇中的功能基因或 orfs 的变化导致这些基因簇的大小发生从尖头藻(*Raphidiopsis brookii*)D9 的 25.7 kb 到沃氏鞘丝藻的 35 kb 的不等的变化。

五种蓝藻,即沃氏鞘丝藻、拟柱孢藻 T3、卷曲鱼腥藻 AWQC131C、水华束丝藻 NH-5 和尖头藻 D9 的 *sxt* 基因簇结构组成的差异可见图 5-5。

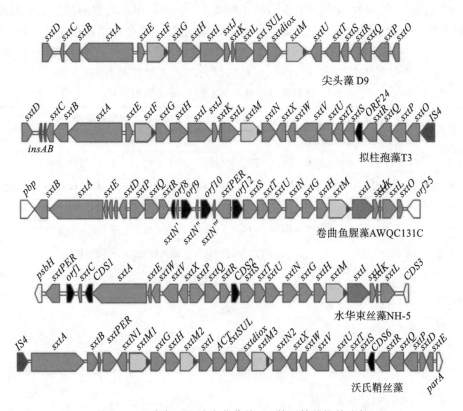

图 5-5　五种产 PSP 淡水蓝藻的 *sxt* 基因簇结构的比较

卷曲鱼腥藻 AWQC131C 和水华束丝藻 NH-5 的基因序列相似,但与拟柱孢藻 T3 不同。卷曲鱼腥藻 AWQC131C 与水华束丝藻 NH-5 的差异主要表现在 *sxtP*、*sxtQ*、*sxtR* 和 *sxtPER* 基因片段中。卷曲鱼腥藻 AWQC131C 和水华束丝藻 NH-5 包含 *sxtPER* 基因,而非拟柱孢藻 T3 和尖头藻 D9 中的 *sxtF* 基因,且缺乏一些可能参与 T3 信号转导和转录调控的基因,如 *sxtY*、*sxtZ* 和 *ompR*。此外,在卷曲鱼腥藻 AWQC131C 中至少存在两个 DNA 重组事件,导致一些毒素相关基因的丢失和不同的结构组织的产生。与尖头藻 D9 相比,沃氏鞘丝藻中最长的簇编码一种额外的双加氧酶、两种额外的硫转移酶、两种额外的导出酶和一种新的酰基转移酶,但缺少 *sxtL*。此外,沃氏鞘丝藻基因重排事件,可能插入包含 *sxtSUL*、*sxtI* 和 *sxtdiox* 的一个独特的基因片段并导致 *sxtI* 截短,这表明其存在独特的没有氨甲酰化 STX 的毒素结构,并且存在新的 C13 乙酰化的 STX 类似物。

在蓝藻的进化史中,毒素基因在种内或种间的缺失、重排、复制和重组等方面发生了变化。在某些蓝藻菌株中,毒素基因的迁移可能是导致毒素谱和毒素丢失的原因。

5.1.5　蓝藻 *sxt* 基因簇的功能研究

Shimizu 等提出的有关 STX 生物合成途径表明,Ⅱ型转氨酶、氨基转移酶、SAM 依赖性甲基转移酶、羟化酶和 O-氨甲酰转移酶均参与 STX 的生物合成。Neilan 团队的体外生物合成研究证实精氨酸、乙酰辅酶 A、SAM 和氨甲酰磷酸作为 STX 生物合成的前体,进一步支持 O-氨甲酰转移酶参与 STX 的生物合成。在蓝藻分离物中筛选假定的 STX 生物合成酶时,最初通过退化 PCR 检测到一个编码拟柱孢藻 T3 中 O-氨甲酰转移酶的基因。因此,*sxtI* 是 PSP 生物合成的良好候选基因。通过 *sxtI* 基因组上下移动可在拟柱孢藻 T3 中获得完整的假定 STX 生物合成基因簇 *sxt* 的序列。对 18 株蓝藻进行了 *sxt* 的 PCR 筛选,结果表明,它们只存在于产毒蓝藻中(表 5-1),提示这些基因与毒素表型有关。

表 5-1　产毒及非产毒淡水蓝藻的 *sxt* 基因的分布

蓝藻名称	产毒素类别	毒素合成基因的 PCR 产物分析结果				
		sxtA	*sxtG*	*sxtH*	*sxtI*	*sxtX*
卷曲鱼腥藻 AWQC118C	PSP	+(EU629177)	+(EU629183)	+(EU629197)	+(EU439560)	—
AWQC131C	PSP	+(EU629179)	+(EU629190)	+(EU629194)	+(EU439557)	—
AWQC134C	PSP	+	+(EU629186)	+(EU629195)	+(EU439561)	—
AWQC150E	PSP	+(EU629176)	+(EU629187)	+(EU629199)	+(EU439563)	—
AWQC173A	PSP	+	+(EU629188)	+(EU629198)	+(EU439564)	—
AWQC271C	—	—	—	—	—	—
AWQC306A		—	—	—	—	—
AWQC310F	—	—	—	—	—	—
AWQC342D	—	—	—	—	—	—
水华束丝藻 NH-5	PSP	+(EU629175)	+(EU629181)	+(EU629192)	+(EU439559)	+(EU629201)
Aphanizomenon ovalisporum APH028A	CYLN	—	—	—	—	—
拟柱孢藻 T3	PSP	+(EU629178)	+(EU629182)	+(EU629193)	+(EU439556)	+(EU629202)
23B	CYLN	—	—	—	—	—
GOON	CYLN	—	—	—	—	—
GERM1	—	—	—	—	—	—
MARAU1	—	—	—	—	—	—
沃氏鞘丝藻	PSP	+(EU629174)	+(EU629180)	+(EU629191)	+(EU439558)	+(EU629200)

1. 起始合成基因 *sxtA*

STX 的生物合成由 *sxtA* 基因负责启动。sxtA 包含 4 个催化结构域 sxtA1～A4（图 5-6）。其中 sxtA1 为甲基转移酶结构域、sxtA2 为 GNAT 结构域（酰基载体蛋白的加载）、sxtA3 为酰基载体蛋白（ACP）结构域，sxtA4 为 AONS 结构域。

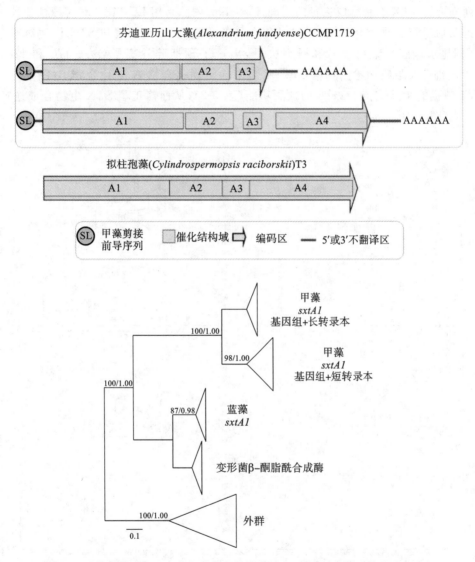

图 5-6　甲藻芬迪亚历山大藻与蓝藻拟柱孢藻 *sxtA* 基因结构的比较及进化分析

sxtA 的预测反应顺序：由 *sxtA2* 编码的酶将 ACP（sxtA3）从乙酰辅酶 A 负载到乙酸，然后由 *sxtA1* 编码的酶催化乙酰-ACP 甲基化，将其转化为丙酰-ACP。AONS 结构域（sxtA4），在丙酰-ACP 和精氨酸之间进行克莱森缩合。因此，*sxtA* 编码的产物是 4-氨基-3-氧代胍基庚烷。

下一步反应由 *sxtG* 催化进行，*sxtG* 编码一种氨基转移酶，将氨基从精氨酸转移到 *sxtA* 编码的产物上，生成 4,7-二胍基-3-氧庚烷。然后在 *sxtB* 编码的胞苷脱氨酶作用下将该化合物缩合形成第一个含有杂环的化合物。在 *sxtD* 编码的甾醇去饱和酶作用下，C1 位和 C5 位之间形成双键，然后在 *sxtS* 编码的酮戊二酸盐依赖性双加氧酶催化下双键环氧化；该环氧基团进一步开环形成醛基，在多种酶参与下，经过系列反应，完成 STX 基本骨架的构建。此后,*sxtH* 和 *sxtT* 分别编码细菌苯丙酸和相关环羟基化双加氧酶的一个末端加氧酶亚基,催化 C12 位的连续羟基化,形成 dcSTX。随后,*sxtI* 与 *sxtJ* 和 *sxtK* 共同催化氨基甲酰基转移酶从氨基甲酰基磷酸盐转移到 C13 位的游离羟基上,形成 STX。

STX 生物合成第一步的反应序列与 Shimizu 提出的反应不一致。为了验证基于比较基因序列分析的 STX 生物合成途径的正确性,Neilan 团队采用 LC-MS-MS 对拟柱孢藻 T3 的细胞提取物进行了预测化合物 A′和化合物 B 的筛选,并以精氨酸和 STX 作为对照。MS-MS 谱图显示,在 A′结构中氨和胍损失后,出现了预期碎片离子(m/z 170 和 128)。在 AWT205 细胞提取物中检测到精氨酸,然而未检测到化合物 A′或化合物 B(图 5-7)。LC-MS-MS 数据有力地支持了 *sxtA* 的预测功能(表 5-2),从而修正了 STX 生物合成途径中的起始反应(图 5-8)。

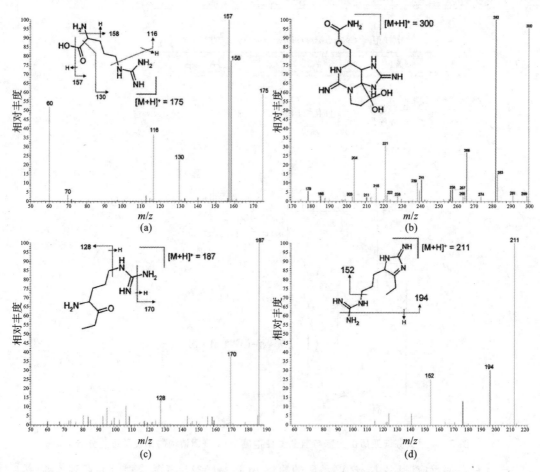

图 5-7　拟柱孢藻 T3 代谢产物的质谱分析图

2. 核心基因

sxtG 编码脒基转移酶,其氨基酸序列与 L-精氨酸/L-赖氨酸氨基转移酶最相似。sxtA 的产物是脒基转移酶 sxtG 的底物,它将脒基从精氨酸转移到 α-氨基-3-氧庚烷(化合物 A),合成 4,7-二脒基-3-氧庚烷(指定化合物 B′)。这种假设的反应序列的描述也得到了通过 LC-MS-MS 检测化合物 C′的支持。然而,在拟柱孢藻 T3 的细胞提取物中未检测到 4,7-二脒基-3-氧庚烷。

表 5-2　拟柱孢藻 T3 的 sxt 基因及其预测功能

基因	酶学家族	大小/bp	同源性比对结果	同源性/（%）	预测功能
sxtD	甾醇去饱和酶	759	ABG52264.1 Trichodesmium erythraeum	63	去饱和
sxtC	未知蛋白	354	无		调控
sxtB	胞苷脱氨酶	957	EAS64681.1 Vibrio angustum	62	环化
sxtA	甲基转移酶 GNAT、AONS	1506	ABF89568.1 Myxococcus xanthus	64	甲基化、ACP 载入、ACP、克莱森缩合
sxtE	未知蛋白	387	ABE53436.1 Shewanella denitrficans	52	未知
sxtF	MATE	1416	NorM ABC44739.1 Salinibacter ruber	52	PSP 输出
sxtG	氨基转移酶	1134	ABA05575.1 Salinibacter ruber	71	氨基转移
sxtH	苯丙酸双加氧酶	1005	ZP_00243439.1 Rubrivivax gelatinosus	50	C12 位羟基化
sxtI	氨基甲酰基转移酶	1839	ABG50968.1 Trichodesmium erythraeum	82	甲酰基化
sxtJ	未知蛋白	444	EAM51043.1 Crocosphaera watsonii	72	调控
sxtK	未知蛋白	165	ABG50954.1 Trichodesmium erythraeum	81	调控
sxtL	GDSL-脂酶	1299	ABG50952.1 Trichodesmium erythraeum	60	去甲氨酰化
sxtM	MATE	1449	NorM ABC44739.1 Salinibacter ruber	53	PSP 输出
sxtN	磺基转移酶	831	ABG53102.1 Trichodesmium erythraeum	57	硫转移酶

续表

基因	酶学家族	大小/bp	同源性比对结果	同源性/（%）	预测功能
sxtX	头孢菌素羟化酶	774	ABG50679.1 *Trichodesmium erythraeum*	77	N1 位羟基化
sxtW	铁氧还蛋白	327	ZP_00106179.2 *Nostoc punctiforme*	99	电子载体
sxtV	琥珀酸脱氢酶	1653	ABA24604.1 *Anabaena variabilis*	92	加氧酶还原酶
sxtU	乙醇脱氢酶	750	ZP_00111652.1 *Nostoc punctiforme*	83	C1 位还原
sxtT	苯丙酸双加氧酶	1005	ZP_0024339.1 *Rubrivivax gelatinosus*	48	C12 位羟基化
sxtS	酮戊二酸依赖的双加氧酶	726	ABG30370.1 *Roseobacter denitrificans*	41	成环反应
sxtR	酰基转移酶	777	AAU26161.1 *Legionella pneumophila*	54	未知
sxtP	RTX 毒素	1227	ABA20206.1 *Anabaena variabilis*	68	PSP 结合
sxtO	腺苷 5′-磷酰硫酸激酶	603	ZP_00053494.2 *Magnetospirillum magnetotacticum*	76	PAPS 合成
sxtY	PhoU	666	BAB76200.1 *Nostoc* sp. 菌株 PCC7120	87	信号转导
sxtZ	组氨酸激酶	1353	ABA22975.1 *Anabaena variabilis*	78	信号转导
ompR	OmpR	819	ZP_00108178.2 *Nostoc punctiforme*	91	信号转导
hisA	PROFAR 异构酶	774	ABA22979.1 *Anabaena variabilis*	90	组氨酸合成

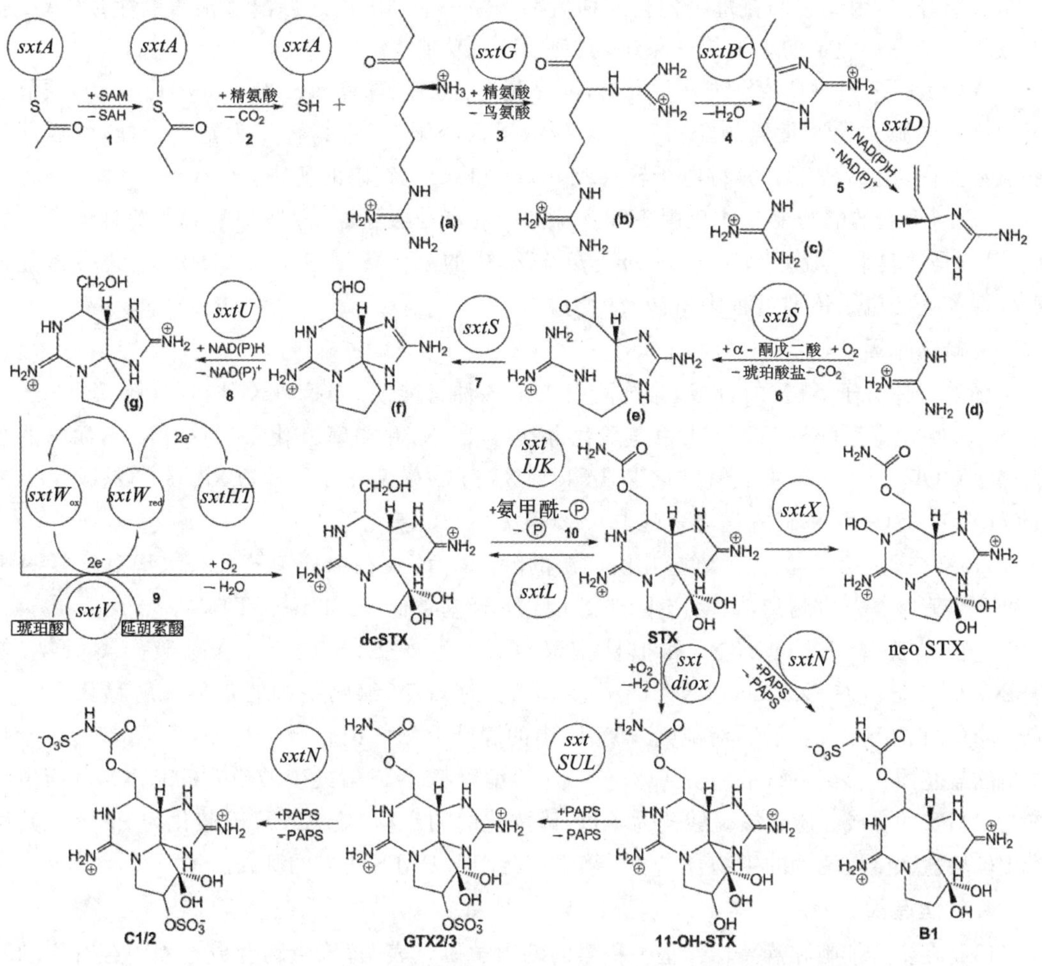

图 5-8 中的生物合成途径示意图

图 5-8 修正的 STX 生物合成途径及推测的 *sxt* 基因功能

sxtB 编码一种类似于 γ-蛋白杆菌的胞苷脱氨酶。胞苷脱氨酶的催化机制是胞苷氨的醇后裂解,这与从化合物 B′ 转化为化合物 C′ 过程中形成第一个杂环时的反应机制相反。因此,Kellmann 建议用 sxtB 催化这种类似于醛缩醛的缩合反应。

sxtD 编码一种与甾醇去饱和酶序列相似的酶,是 *sxt* 基因簇中唯一的候选去饱和酶。预计在化合物 C′ 的 C1 位和 C5 位之间引入一个双键,导致 C5 和 C6 之间发生 1,2-H 位移(化合物 D′)。*sxtS* 基因产物与非血红素铁 α-酮戊二酸盐依赖性双加氧酶序列同源。这些是多功能酶,可执行羟基化、环氧化、去饱和、环化等反应。因此,*sxtS* 编码的酶可进行新的双键连续环氧化和伴随双环化的环氧化合物对醛开环。

氨酸甲基衍生氢及 STX 的 C1 位和 C5 位之间缺乏 1,2-H 位移。*sxtU* 编码的酶与短链醇脱氢酶序列相似。具有最相似的已知功能的酶是丙醛脱氢酶,将氯丙酸-9 醛的末端醛基还原为羟基。因此,预测 *sxtU* 编码的酶可减少 STX 前体的末端醛基,形成化合物 E′。

sxtH 和 *sxtT* 编码细菌苯丙酸的末端加氧酶亚基和相关的环羟基化双加氧酶。与预测功能最接近的衍生物来自酒红链霉菌(*Streptomyces vinaceus*)己酸羟化酶(VioQ),它使己酸的环碳(C6 位)羟基化。因此,*sxtH* 和 *sxtT* 可能在 STX 生物合成中发挥类似的作用,即 C12 位的连续羟基化,转化 F′ 进入 STX。属于细菌苯丙酸和相关的环羟基化双加氧酶的成

员是多组分酶,因此它们在每个催化周期后都需要一个加氧酶还原酶才能重新生成。sxt 基因簇提供了一个假定的电子传递系统,实现了这一功能。

$sxtV$ 编码一个 4Fe-4S 铁氧还蛋白,其序列与点形念珠藻($Nostoc\ punctiforme$)铁氧还蛋白高度同源。$sxtV$ 编码的酶可从琥珀酸中提取电子对,将其转化为富马酸盐,然后通过铁氧还蛋白(由 $sxtW$ 编码)将电子转移到 $sxtH$ 和 $sxtT$ 编码的酶中。

$sxtW$ 编码的酶与变异体鱼腥藻和念珠藻中的富马酸还原酶/琥珀酸脱氢酶样酶最为相似,其次是恶臭假单胞菌($Pseudomonas\ putida$)中的 AsfA。AsfA 和 AsfB 是芳基磺酸盐分解代谢产生的电子传递过程中所涉及的酶。

3. 修饰基因

随着母体分子 STX 的合成,修饰酶引入了各种官能团。除 STX 外,拟柱孢藻 T3 还产生 N1 羟基化毒素(neoSTX)、去甲氨酰化毒素(dcSTX)和非磺酰化毒素(GTX5),而卷曲鱼腥藻 AWQC131C 产生去甲氨酰化毒素(dcSTX)和 O-磺酰化毒素(GTX3、GTX2、dcGTX3、dcGTX2),及 O-和 N-磺酰化毒素(C1、C2),但无 N1-羟基化毒素。

$sxtX$ 编码一种与头孢菌素羟化酶同源的酶。$sxtX$ 仅在拟柱孢藻 T3、水华束丝藻 NH-5 和沃氏鞘丝藻中检测到,它们产生 STX 的 N1-羟基类似物,如 neoSTX。

卷曲鱼腥藻 AWQC131C 和拟柱孢藻 T3 还生产 STX 的 N-/O-硫酸盐类似物,如 GTX5、C2、C3、dcGTX3、dcGTX4。拟柱孢藻 T3 的 $sxtN$ 编码一种假定的硫转移酶。$sxtN$ 有一个保守的 N 末端区域,对应于 1AQU 中的腺苷 PAPS 结合区。然而,尚不清楚 $sxtN$ 是将硫酸盐基团转移到 N21 位还是 O22 位。$sxtO$ 编码腺苷 5′-磷酰硫酸激酶(APSK),其衍生物参与 PAPS 的合成。腺苷酸硫酸盐为 ATP 磺酰化酶的产物,被 APSK 磷酸化为 PAPS。其他产生硫酸盐次生代谢物的生物合成基因簇也包含产生 PAPS 所需的基因。

4. 转运基因

PSP 在生产细胞和蓝藻培养基中积累的动力学研究表明,该生物合成过程中存在主动转运机制。$sxtF$ 和 $sxtM$ 编码的两个蛋白与 NorM 家族的钠驱动多药和有毒化合物输出(MATE)蛋白具有高度的序列相似性。$sxtF$ 和 $sxtM$ 可能参与 PSP 输出。在 $sxtF$ 编码的蛋白中,D32 和 D367 对应残基分别被天冬酰胺和酪氨酸取代。底物结合残基的不同反映了蛋白转运 PSP 底物的差异(图5-9)。

5. 转录调控基因

氮和磷的有效性等环境因素可调节甲藻和蓝藻中 PSP 的产生。两个转录因子 $sxtY$ 和 $sxtZ$,分别与 PhoU、OmpR 以及在拟柱孢藻 T3 中 sxt 基因簇的 3′末端鉴定出的双组分调节因子组氨酸激酶有关。PhoU 相关蛋白是磷吸收的负调节因子,而 OmpR 样蛋白参与多种代谢的调节,包括氮和磷的渗透平衡。因此,拟柱孢藻 T3 中 PSP 的产生可能在转录水平受到调控,以响应磷酸盐和其他环境因素。

5.1.6　沃氏鞘丝藻 sxt 合成基因簇特征

沃氏鞘丝藻($Lyngbya\ wollei$)已被证明可产多种 PSP,其中包括 dcSTX、dcGTX2、dcGTX3 及 LWTX1~6(图 5-10),其在 R_4 侧链连有乙酰基团,或在 C12 位水合酮被还原成 α-醇。

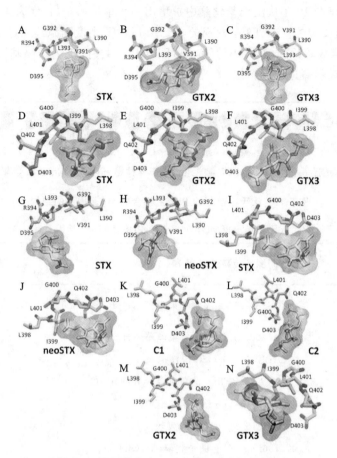

图 5-9　不同蓝藻中 sxtF/M 的 PSP 识别位点

（A～C）sxtF，尖头藻 D9；（D～F）sxtM，尖头藻 D9；（G～H）sxtF，拟柱孢藻 T3；（I～J）sxtM，拟柱孢藻 T3；（K～N）sxtM，卷曲鱼腥藻 AWQC131C

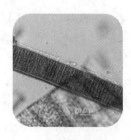

沃氏鞘丝藻
Lyngbya wollei

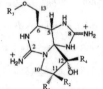

	R_1	R_2	R_3	R_4
dcSTX	H	H	H	OH
dcGTX2	H	OSO_3^-	H	OH
dcGTX3	OSO_3^-	H	H	OH
LWTX1	H	OSO_3^-	$COCH_3$	H
LWTX2	H	OSO_3^-	$COCH_3$	OH
LWTX3	OSO_3^-	H	$COCH_3$	OH
LWTX4	H	H	H	H
LWTX5	H	H	$COCH_3$	OH
LWTX6	H	H	$COCH_3$	H

图 5-10　沃氏鞘丝藻形态及其所产主要 PSP 成分

Neilan 团队于 2010 年从沃氏鞘丝藻中扩增出一个单扩增子,长度为 400 bp。此基因片段与 2008 年在蓝藻拟柱孢藻 T3 中发现的 $sxtT$ 和 $sxtH$ 高度同源。通过多轮 PCR 获得沃氏鞘丝藻中 sxt 合成基因簇,其大小约 36 kb(图 5-11),共有 31 个编码基因(表 5-3)。所获得的基因序列与鞘丝藻进化最相似。

图 5-11　沃氏鞘丝藻的 PSP 生物合成 sxt 基因簇的结构

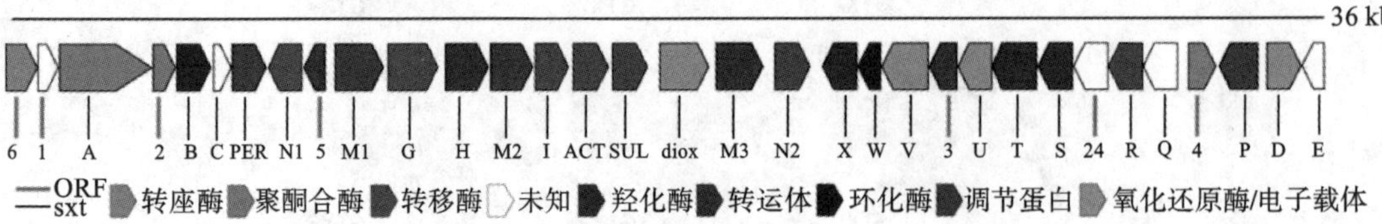

表 5-3　沃氏鞘丝藻(*Lyngbya wollei*)中鉴定的 sxt 基因及其功能

基因	大小/bp	同源性最高的基因 Blast 结果	同源性/(%)	预测的基因功能
$sxtA$	3732	ACG63801.1 $sxtA$ 水华束丝藻 NH-5	90	甲基化、ACP 载入、ACP 及克莱森缩合
$sxtB$	969	ACG63800.1 $sxtB$ 水华束丝藻 NH-5	91	环化
$sxtC$	285	ABI75092.1 $sxtC$ 拟柱孢藻 T3	78	未知
$sxtPER$	1218	ABI75130.1 $sxtPER$ 卷曲鱼腥藻 AWQC131C	89	PSP 输出
$sxtN1$	837	ABI75104.1 $sxtN$ 拟柱孢藻 T3	93	硫转移酶
$sxtM1$	1440	ACG63815.1 $sxtM$ 水华束丝藻 NH-5	81	PSP 输出
$sxtG$	1134	ABI75136.1 $sxtG$ 卷曲鱼腥藻 AWQC131C	94	氨基转移酶
$sxtH$	1029	ABI75098.1 $sxtH$ 拟柱孢藻 T3	81	C12 位羟基化
$sxtM2$	1458	ACG63815.1 $sxtM$ 水华束丝藻 NH-5	80	PSP 输出
$sxtI$	1071	ACC69003.1 $sxtI$ 拟柱孢藻 T3	80	截断/失活
$sxtACT$	1197	ZP_05376006.1 *H. denitrificans* ATCC51888	33	C13 位乙酰化
$sxtSUL$	909	CAJ70870.1 Candidatus *Kuenenia stuttgartiensis*	35	硫转移酶
$sxtdiox$	1005	ACG63810.1 $sxtT$ 水华束丝藻 NH-5	83	C12 位还原
$sxtM3$	1512	ACG58379.1 $sxtM$ 卷曲鱼腥藻 AWQC131C	88	PSP 输出
$sxtN2$	837	ABI75104.1 $sxtN$ 拟柱孢藻 T3	94	硫转移酶/失活
$sxtX$	774	ACF94656.1 $sxtX$ 拟柱孢藻 T3	98	N1 位羟基化
$sxtW$	330	ABI75106.1 $sxtW$ 拟柱孢藻 T3	100	电子载体
$sxtV$	1680	ABI75107.1 $sxtV$ 拟柱孢藻 T3	95	加氧酶
$sxtU$	750	ABI75108.1 $sxtU$ 拟柱孢藻 T3	92	C1 位还原
$sxtT$	1005	ACG63810.1 $sxtT$ 水华束丝藻 NH-5	90	C12 位羟基化
$sxtS$	801	ABI75110.1 $sxtS$ 拟柱孢藻 T3	89	成环
$sxtP$	1482	ABI75126.1 $sxtP$ 卷曲鱼腥藻 AWQC131C	86	调控子/鞭毛形成
$sxtD$	759	ABI75125.1 $sxtD$ 卷曲鱼腥藻 AWQC131C	85	甾醇去饱和酶

沃氏鞘丝藻具有明显不同于其他已知产 PSP 蓝藻的特征。在沃氏鞘丝藻中，推测的 *sxt* 基因簇与其他产 PSP 蓝藻的 *sxt* 基因簇高度相似，但沃氏鞘丝藻中推测的 *sxt* 基因簇编码了其他蓝藻中没有的酶。如双加氧酶(*sxtdiox*)、硫转移酶(*sxtN2* 和 *sxtSUL*)、*sxtM1*、*sxtM2* 编码的酶和新的酰基转移酶(*sxtACT*)存在于沃氏鞘丝藻 STX 生物合成途径。此外，沃氏鞘丝藻 PSP 基因簇编码一个截断的碳甲酰基转移酶(*sxtI*)，且不含 *sxtL* 基因。对沃氏鞘丝藻中 *sxt* 基因簇的分析，进一步揭示了一个假定的重组事件，这可能导致该藻内的 C13 位乙酰-STX 类似物的合成，并解释了这个位置缺乏含碳甲氧基的类似物的原因(图 5-12)。

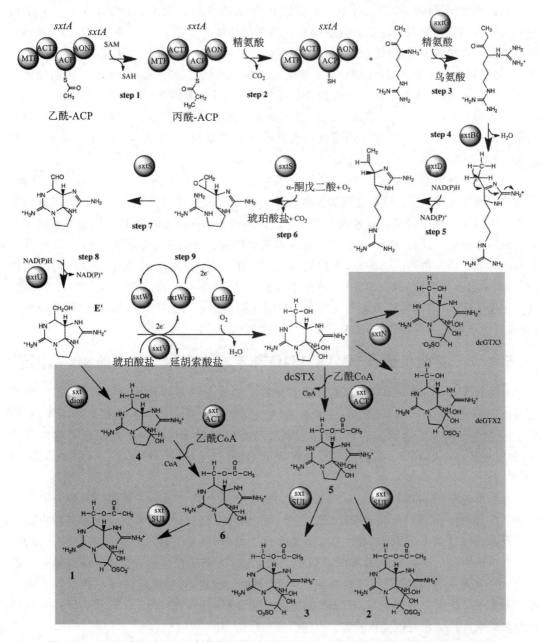

图 5-12　Neilan 团队于 2010 年推测的沃氏鞘丝藻 PSP 合成通路(灰色部分为其独有步骤)

沃氏鞘丝藻还可产生 O-硫酸盐 STX 结构类似物(dcGTX2/3),沃氏鞘丝藻基因簇编码了两个与在拟柱孢藻 T3 中发现的 $sxtN$ 同源的硫转移酶($sxtN1$ 和 $sxtN2$),这可能将一个硫酸盐基团转移到 O22 位上,形成 dcGTX2/3。$sxtN1$ 和 $sxtN2$ 非常相似,其核苷酸序列同源性为 97%。但 $sxtN2$ 在其 orf 中包含一个终止密码子,因此 $sxtN2$ 很可能不活跃,并可能代表一个基因复制事件。沃氏鞘丝藻的 sxt 基因簇还包含一个经生物信息学比对后鉴定为 PAPS 依赖的硫转移酶基因,即 $sxtSUL$,这是沃氏鞘丝藻和尖头藻($R.$ $brookii$) D9 所特有的。

沃氏鞘丝藻基因簇编码三种不同的双加氧酶,编码基因分别是 $sxtH$、$sxtT$ 和 $sxtdiox$,它们与苯丙酸双加氧酶最相似。这些酶包含两个结构域:具有[2Fe-2S]簇的 N-末端 Rieske 结构域和具有单核 Fe(Ⅱ)结合位点的 C-末端催化结构域。$sxtT$ 和 $sxtH$ 最初是在 T3 中发现的,推测它们参与了 STX 生物合成中末端二醇的羟基化。然而,$sxtdiox$ 是沃氏鞘丝藻和尖头藻($R.$ $brookii$) D9 的 PSP 基因簇所特有的。在对 sxt 基因的详细进化分析中,Murray 等发现 $sxtH/T$ 形成了一个单系 sxt 分支,该分支正处于选择阶段,并经历了显著的基因组内或种内重组。$sxtH$ 可能在沃氏鞘丝藻或其祖先株中复制,产生了 $sxtT$,并在尖头藻($R.$ $brookii$) D9 和沃氏鞘丝藻中再次复制产生了 $sxtdiox$。

垂直基因转移和基因缺失可能是 STX 产生者在不同蓝藻物种和跨界(cross-kingdom)分布的原因。在 sxt 基因簇的结构和基因含量中观察到的变异可能是其通过转位固有的重组事件而移动的直接结果。这种现象进一步获得从许多次级代谢产物基因簇中发现的多个转座酶副本的实验证据支持,包括其他蓝藻毒素如拟柱孢藻毒素、微囊藻毒素、球藻素及石房蛤毒素(STX)。值得注意的是,沃氏鞘丝藻中位于 $sxtA$ 和 $sxtB$ 之间的一个小的基因片段 $orf2$ 与卷曲鱼腥藻 AWT205 的 $cyrB$ 非常相似,后者参与了拟柱孢藻毒素的生物合成。这一发现表明,沃氏鞘丝藻可能曾经存在部分拟柱孢藻毒素的生物合成基因,但因基因缺失和/或重组事件而丢失,同时可能获得 PSP 的生物合成基因。

5.1.7 卷曲鱼腥藻 AWQC131C 和水华束丝藻 NH-5 的 sxt 基因簇

卷曲鱼腥藻($Anabaena$ $circinalis$)是一种常见的有毒的浮游淡水蓝藻。1991 年,在澳大利亚达令河 1000 千米的范围内,一种名为"卷毛草"的新型有毒植物泛滥。1994 年,对墨累-达令盆地的一项综合研究表明,在澳大利亚所有的神经毒性藻华中均发现了卷曲鱼腥藻,并发现其可产生 PSP。卷曲鱼腥藻 AWQC131C 可产生 STX、GTX2/3、C1/2、dcSTX 和 dcGTX2/3。

水华束丝藻($Aphanizomenon$ $flos$-$aquae$)首次由索伊耶等发现。藻株 NH-5 分离自美国新罕布什尔州(New Hampshire, NH)池塘,可产生 STX、neoSTX 及其他未知有毒物质。

卷曲鱼腥藻 AWQC131C 和水华束丝藻 NH-5 的 PSP 基因簇均含有 $sxtPER$。$sxtPER$ 是一个与药物和代谢物转运家族成员最相似的基因,尚未在拟柱孢藻 T3 中得到鉴定。因此,$sxtPER$ 可能在拟柱孢藻 T3 中扮演与 $sxtF$ 相似的角色,且被假定参与了 PSP 在卷曲鱼腥藻和水华束丝藻中的转运。$sxtPER$ 的进化史明显不同于 $sxtM$ 和 $sxtF$,代表了一个不同的进化谱系,而 $sxtF$ 可能是由 $sxtM$ 的基因复制而产生的。

此外,水华束丝藻 NH-5 sxt 基因簇缺失 $sxtO$ 同源基因,即腺苷酸激酶。$sxtO$ 存在于卷曲鱼腥藻 AWQC131C sxt 基因簇和拟柱孢藻 T3 sxt 基因簇中。$sxtO$ 编码的酶与参与 3'-磷酸腺苷 5′-磷酸硫酸(PAPS)形成的腺苷酸硫酸激酶最为相似,后者是 PAPS 依赖性硫转移酶的硫酸盐供体。水华束丝藻 NH-5 的毒素谱还没有被完全鉴定,但它已被证明可产生 STX 和 neoSTX 及其他可能的未知毒素。卷曲鱼腥藻 AWQC131C 假定的 PSP 生物合成基因簇不包含裁剪基因 $sxtX$,该基因编码的酶与头孢菌素羟化酶最为相似,可能负责 STX 中 N1 位的羟基化,从而将 STX 转化为 neoSTX(图 5-13)。因此,$sxtX$ 被认为参与了所有含 N1 位羟基的类似物的形成。

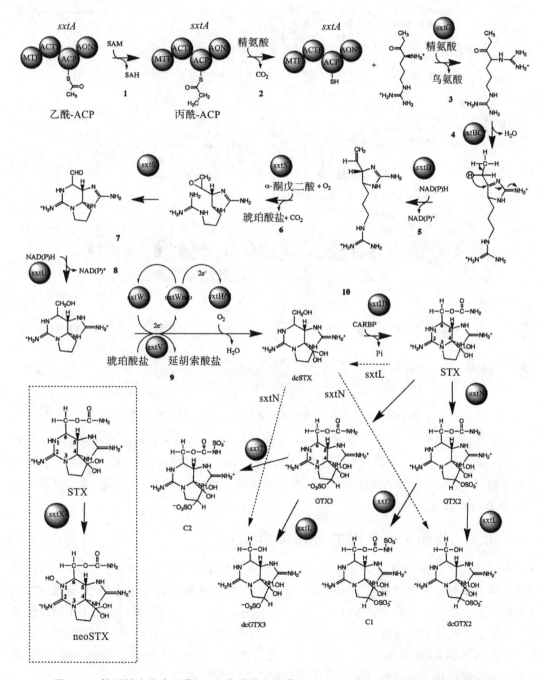

图 5-13 推测的水华束丝藻 NH-5 与卷曲鱼腥藻 AWQC131C(虚线)的 PSP 生物合成通路

卷曲鱼腥藻 AWQC131C sxt 基因簇不包含 $sxtW$，$sxtW$ 存在于水华束丝藻 NH-5 和拟柱孢藻 T3 sxt 基因簇中(图 5-14)。$sxtW$ 编码的蛋白与铁氧还蛋白最为类似，它被认为参与电子传递，这是由 $sxtT$ 和 $sxtH$ 编码的两个羟基化双加氧酶使 C12 位羟基化所必需的。$sxtV$ 是一个与琥珀酸脱氢酶编码基因最相似的基因，最初在拟柱孢藻 T3 PSP 基因簇中鉴定，也被认为参与了这种电子传递机制。

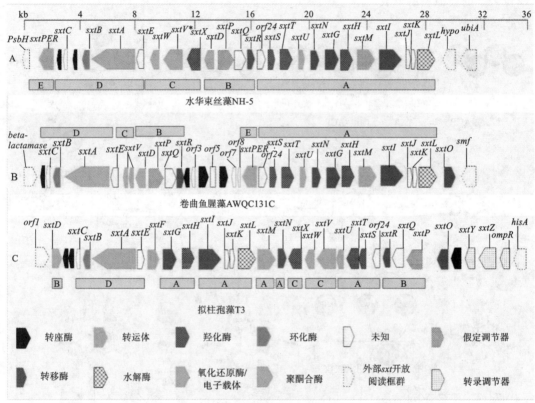

图 5-14　三种主要产 PSP 淡水蓝藻 sxt 基因簇组成的比较

卷曲鱼腥藻 AWQC131C sxt 基因簇也包含部分转座子序列，这些序列中断了一个假定的 orf，并将其分为 3 个不同的 orf 片段，分别为 $orf3$、$orf5$ 和 $orf7$。该片段基因与 $sxtN$ 部分相似，与卷曲鱼腥藻 AWQC131C 和水华束丝藻 NH-5 sxt 基因簇同源，并推测其参与 STX 及其衍生物的硫酸化。

5.1.8　蓝藻 sxt 基因的进化分析

相比于拟柱孢藻 T3 的 sxt 基因簇，卷曲鱼腥藻 AWQC131C 和水华束丝藻 NH-5 sxt 基因簇总体上具有更大的序列相似性。为了重建产 PSP 蓝藻的分类系统学，研究组采用系统发育研究方法对卷曲鱼腥藻 AWQC131C、水华束丝藻 NH-5、拟柱孢藻 T3 和沃氏鞘丝藻进行了研究。从系统发育分析可看出，卷曲鱼腥藻 AWQC131C 和水华束丝藻 NH-5 与无毒卷曲鱼腥藻 AWQC310F 形成进化分支，且相互关系比拟柱孢藻 T3 更近。这些证据表明，无毒的卷曲鱼腥藻在进化过程中失去了部分 PSP 生物合成基因。

5.1.9　PSP 的分支合成通路的发现

日本学者 Tsuchiya 等在 2016 年发现,之前虽然通过合成遗传预测了 3 种 PSP 生物合成中间体 Int-A′、Int-C′2 及 Cyclic-C′,但并未在产毒鱼腥藻(*Anabaena circinalis*) TA04 和塔玛亚历山大藻 Axat-2 的基因中发现。他们在 TA04 中将[15]N 标记中间体掺入 PSP(C1 位和 C2 位)中。通过高分辨率的 LC-MS 证实了 Int-A′到 Int-C′2,Int-C′2 到 Cyclic-C′及 Int-A′和 Int-C′2 到 C1 和 C2 的转换。但 Cyclic-C′并未转化为 C1 和 C2,还发现其主要存在于胞外。上述结果表明,Int-A′和 Int-C′2 是 PSP 的真正前体,但 Int-C′2 部分转化为 Cyclic-C′,后者是一种分支(shunt)产物而被运输至胞外。该研究首次报道了 STX 的分支合成途径(图5-15)。

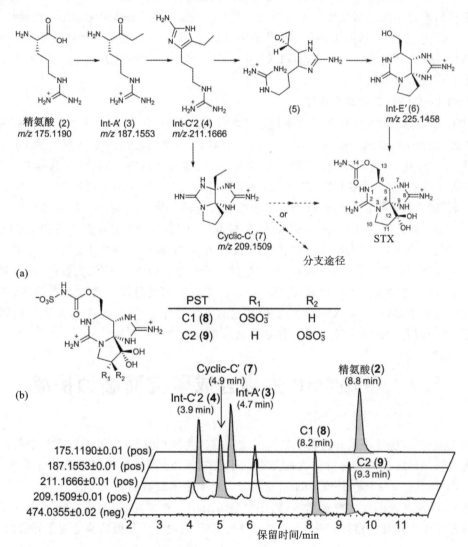

图 5-15　Tsuchiya 等在 2016 年提出的 PSP 的 Cyclic-C′分支合成途径

5.1.10　PSP 衍生物之间的转化

对于毒素之间的转化,现在主要有两种观点:一种是 Taroncher-Oldenburg 等于 1997 年提出的 C→GTX→STX 的转化途径。另一种是 Sako 等于 2001 年提出的 STX→GTX→C 的转化途径。两种观点均缺乏直接的实验证据,究竟哪一种观点更接近实际情况,尚无法确定。

Oshima 等发现塔玛亚历山大藻粗提物可将膝沟藻毒素 GTX2 转化为 GTX1 及 GTX4,而裸甲藻的粗提物可将膝沟藻毒素 GTX2 转化为 N-磺酰氨甲酰基类毒素,由此推测在粗提物中可能存在参与毒素转化的酶。1998 年 Yoshida 等在链状亚历山大藻中分离纯化到参与毒素转化的硫转移酶(sulfotransferase),该酶作用于 PSP 母体 N21 位,可将 STX 转化为GTX5,将 GTX2、GTX3 转化为 C1 及 C2。

1. C→GTX→STX 的转化途径

Taroncher-Oldenburg 等研究了芬迪亚历山大藻(*Alexandrium fundyense*)在细胞周期不同阶段的产毒情况。据此推测毒素合成可能是围绕 C2 进行前体构建和随后的转化过程。即 C1 及 C2 首先在 N-硫酸酯酶作用下生成 GTX2、GTX3,然后在另一种硫酸酯酶作用下转化为 STX,最后羟化酶在 GTX2、GTX3 和 STX 中加入一个 N-羟基,将其分别转化为GTX1、GTX4 和 neoSTX。

2. STX→GTX→C 的转化途径

2001 年,Sako 等在链状裸甲藻中报道了两种硫转移酶,作用于 N21 位的硫转移酶和作用于 O22 位的硫转移酶。前者可将 STX 转化为 GTX5,将 GTX2、GTX3 转化为 C1、C2,后者可将 11-α 羟基 STX 转化为 GTX2。在链状裸甲藻藻体中,C1、C2 大约占总毒素的 65%,GTX5 占总毒素的 25%,GTX1、GTX4 占总毒素的 10%,而 STX、neoSTX 和 11-α 羟基 STX未检测到,因此推测可能是硫转移酶将其他毒素大量转化为 C 类毒素。据此他们提出了毒素转化途径,即前体首先合成 dcSTX,然后转化为 STX,再转化为羟基 STX,或转化为GTX5,11-α 羟基 STX 转化为 GTX2、GTX3,而后生成 N-磺酰氨甲酰基类毒素 C1、C2。

两个“前体”(STX 和 C)在毒性方面存在很大的差异。如果以 STX 为前体,则表明在酶的作用下,前体毒性变得越来越低(STX→GTX→C);而如果是以 C 类毒素为前体,则前体毒性变得越来越高(C→GTX→STX)。而细胞的毒性受环境影响,因此阐明 PSP 前体转化的关系,对于阐明 PSP 在甲藻中的具体功能具有重要意义。

5.2 甲藻 PSP 生物合成研究面临的挑战

与蓝藻相比,尽管甲藻和蓝藻生物合成途径被认为是相似的,但人们目前对甲藻毒素生物合成机制仍知之甚少。解析巨大而复杂的甲藻基因组信息,是研究者面临的最大挑战。据估计,甲藻具有 3~245 Gb 的 DNA,相当于人类单倍体细胞的 1~80 倍。

此外,甲藻基因的一些特殊结构(如在核基因组中存在多拷贝、单顺反子 mRNA 转录、剪接的先导序列和真核多腺苷酸尾)使得甲藻的 PSP 相关合成基因的鉴定变得异常困难。

5.2.1 甲藻 STX 合成通路的推测(1997 年)

1997 年,美国学者 Francis Gerald Plumley 等发现,若产毒菌生长在三羧酸循环中间产物(如琥珀酸、苹果酸、延胡索酸等)中,则毒素产量会增加。根据以上实验结果,Plumley 推测了甲藻中 STX 的合成途径(图 5-16),但其中很多细节尚不明晰。

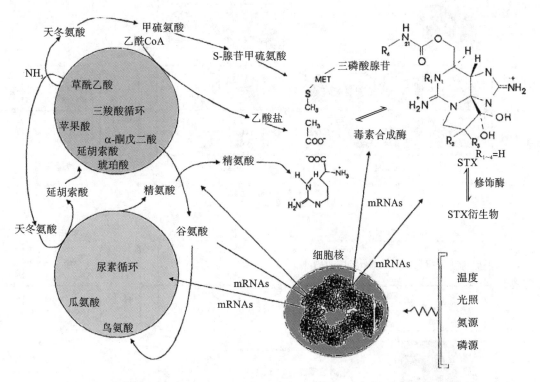

图 5-16 美国学者 Francis Gerald Plumley 于 1997 年推测的甲藻 STX 合成途径

5.2.2 甲藻 PSP 生物合成基因的推测

在芬迪亚历山大藻转录组中成功地鉴定了参与毒素生物合成的第一个基因 $sxtA$。与蓝藻 $sxtA$ 一样,甲藻中的 $sxtA$ 编码相同的结构域,但不同之处在于其具有不同的转录结构(单顺反子),较高的 GC 含量,多个拷贝,并包含典型的甲藻剪接前导序列和多聚腺苷酸尾。

在芬迪亚历山大藻中发现了两种 $sxtA$ 转录结构。短转录只对 $sxtA1 \sim sxtA3$ 的结构域进行编码,缺乏 $sxtA4$ 进行克莱森缩合反应,而长转录则对四个结构域进行编码,这与蓝藻的结构域相同。最近的研究表明,$sxtA4$ 的存在与大多数亚历山大藻的 PSP 生物合成密切相关,因此 $sxtA4$ 在监测有毒藻华方面可能是有用的。在 Tasmanian 核型的无毒塔玛亚历山大藻($A.\ tamarense$)菌株中也检测到 $sxtA4$。这些结果表明甲藻中 PSP 的生物合成比蓝藻复杂(图 5-17)。

甲藻的第二个毒素合成基因 $sxtG$,编码一种氨基转移酶,也在有毒和无毒甲藻中被鉴定。与 $sxtA$ 一致,$sxtG$ 也是单顺反子,其 GC 含量比蓝藻 sxtG 高约 20%,并具有多聚腺苷酸尾和甲藻剪接前导序列。然而,奇怪的是,使用常规 PCR 从无毒亚历山大藻中扩增 $sxtG$,但观察到 $sxtG$ 的无特异性扩增或非特异性扩增。这种差异可能是由甲藻的基因组中 $sxtG$ 拷贝数低、基因组体积大引起的。

除了这两个具有特征的毒素相关基因外,人们对甲藻毒素生物合成的其他基因知之甚少。根据蓝藻 PSP 生物合成途径,第三个基因 $sxtB$ 编码一种类似胞苷脱氨酶的酶。由 $sxtB$ 编码的蛋白质同源物已在塔玛亚历山大藻第四类群得到鉴定。只有 3 个基因($sxtA$、$sxtG$ 和 $sxtB$)编码的蛋白质参与了塔玛亚历山大藻第一类群(修订为芬迪亚历山大藻)和第

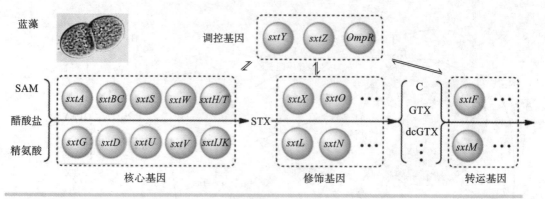

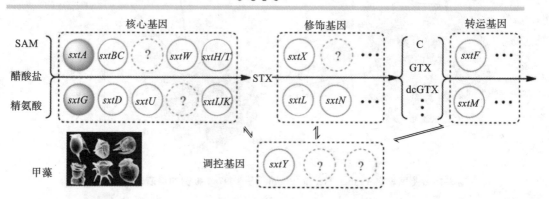

图 5-17 蓝藻和甲藻中 PSP 合成基因的比较

注:黑色圆圈表示已明确基因,实线白色圆圈表示功能相似的同源基因,虚线白色圆圈表示暂无相关信息。

四类群(修订为 *A. pacificum*)毒素合成的前 3 个步骤,它们在系统上接近蓝藻。另外,还有 5 个直接参与毒素合成的基因(*sxtD*、*sxtS*、*sxtU*、*sxtH/T* 和 *sxtI*)、3 个裁剪基因(*sxtL*、*sxtN* 和 *sxtX*)、1 种毒素转运基因(*sxtF/M*)和 1 个 PSP 结合基因(*sxtP*)也在塔玛亚历山大藻第四类群中得到确定。甲藻 *sxt* 基因(*sxtD*、*sxtS*、*sxtU*,*sxtH/T* 和 *sxtI*)与蓝藻 *sxt* 基因的系统发育关系较远(表5-4)。

表 5-4 甲藻中推测的 *sxt* 基因及其预测功能

基因类型	基因名称	预测功能	存在的甲藻物种
核心基因	*sxtA*	甲基化 ACP 负载 克莱森缩合	微小亚历山大藻、链状亚历山大藻、塔玛亚历山大藻、芬迪亚历山大藻、链状裸甲藻、巴哈马盾甲藻
	sxtB	环合作用	链状亚历山大藻、塔玛亚历山大藻、芬迪亚历山大藻、微小亚历山大藻
	sxtC	调控作用	—
	sxtD	去饱和作用	链状亚历山大藻、塔玛亚历山大藻
	sxtG	氨基转移	链状亚历山大藻、塔玛亚历山大藻、芬迪亚历山大藻、微小亚历山大藻

续表

基因类型	基因名称	预测功能	存在的甲藻物种
核心基因	*sxtH/T*	C12 位羟基化	链状亚历山大藻、塔玛亚历山大藻、芬迪亚历山大藻、微小亚历山大藻
	sxtI	氨基甲酰化	链状亚历山大藻、塔玛亚历山大藻、芬迪亚历山大藻、微小亚历山大藻
	sxtJ	调控作用	—
	sxtK	调控作用	—
	sxtS	成环作用	微小亚历山大藻、链状裸甲藻、巴哈马盾甲藻
	sxtU	短链醇脱氢酶	链状亚历山大藻、塔玛亚历山大藻、芬迪亚历山大藻、微小亚历山大藻、巴哈马盾甲藻
	sxtV	双加氧酶还原酶	—
	sxtW	铁氧还蛋白	链状亚历山大藻
修饰基因	*sxtL*	脱氨基甲酰化	塔玛亚历山大藻
	sxtN	磺基转移酶	链状亚历山大藻、塔玛亚历山大藻
	sxtO	PAPS 生物合成	链状亚历山大藻
	sxtX	N1 位羟基化	链状亚历山大藻、塔玛亚历山大藻、巴哈马盾甲藻
调节基因	*sxtY*	信号转导	—
	sxtZ	信号转导	链状亚历山大藻
转运基因	*sxtF/M*	PSP 的输出	链状亚历山大藻、塔玛亚历山大藻、芬迪亚历山大藻、微小亚历山大藻
	sxtP	PSP 的结合	链状亚历山大藻、塔玛亚历山大藻
未知功能	*sxtE*	未知	—
	sxtQ	未知	—
	sxtR	未知	芬迪亚历山大藻、微小亚历山大藻

5.2.3　甲藻 PSP 生物合成蛋白质的推测

鉴定毒素相关基因是阐明甲藻毒素生物合成机制的直接途径。然而,甲藻的许多生理过程是转录后调节的,包括毒素的生物合成,因此蛋白质而非基因是细胞过程的实际执行者。由于缺乏绘制检测肽所需的甲藻基因组序列,利用蛋白质组学技术揭示整个蛋白质水平的生物合成机制仍处于起步阶段。

在甲藻中,PSP 是在确定的间隔期合成的。因此,比较不同毒素生物合成阶段的蛋白质谱有助于识别与毒素生物合成相关的蛋白质。基于这一假设,利用双向电源(2-DE)和基质辅助激光解吸飞行时间质谱(MALDI-TOF-MS)技术,在产毒链状亚历山大藻 9 种蛋白质中,确定了甲硫氨酸 S-腺苷转移酶、叶绿体铁氧还蛋白 NADP＋还原酶、S-腺苷高半胱氨酸酶、腺苷高半胱氨酸酶、鸟氨酸氨甲酰转移酶、无机焦磷酸酶、硫转移酶、醇脱氢酶和精氨酸脱氨酶。这些酶形成了一个相互作用网络,表明它们可能参与了链状亚历山大藻中毒素生物合成。

蛋白质组学技术为甲藻 PSP 生物合成的研究提供了一个潜在工具。然而,这些蛋白质是在对其他藻类基因和蛋白质数据库进行同源性搜索的基础上鉴定的,它们与 sxt 基因簇之间的关系尚有待确定。此外,上述传统凝胶蛋白质组学技术的低通量也阻碍了大量目标蛋白质的分离鉴定。一种基于非凝胶的定量蛋白质组学技术被开发出来,可同时准确地识别和定量该蛋白质。该方法已用于蓝藻中毒素生物合成相关蛋白质的研究,并首次鉴定出 7 种毒素相关基因编码的蛋白质,分别为 $sxtA$、$sxtG$、$sxtB$、$sxtC$、$sxtU$、$sxtE$ 和 $sxtM$ 编码的蛋白质。这是首次报道的产 PSP 蓝藻的蛋白质组学研究,为蓝藻和甲藻中 PSP 的生物合成提供了新的线索。

5.2.4　甲藻 sxt 基因的进化分析

PSP 的生物合成呈跨界分布。系统发育分析表明,毒素基因簇可能在 2100 万年前的念珠藻目分化早期就已出现,并被认为具有针对钾离子通道的初始功能。在蓝藻中,卷曲鱼腥藻的 9 个假定的 sxt 基因在系统学上与非蓝藻源接近,关键基因 $sxtA$ 可能起源于变形菌和放线菌。蓝藻可能通过从非蓝藻源的多个水平基因转移(HGT)获得毒素合成基因。之后这些基因在种内或种间发生重排、复制和重组。在进化过程中,一些参与毒素生物合成的关键基因在其后代中丢失,最终导致蓝藻毒株和无毒毒株的嵌套分布。

对于甲藻中的毒素生物合成,最初的观点表明,毒素是由与甲藻相关的细菌产生的,因为甲藻细胞与许多其他微生物作为附生植物或内共生体共存。但之后在甲藻中发现了越来越多与毒素相关的基因和同源基因。然而,尽管毒素是由甲藻自身合成的,但绝不能忽视藻际共生菌的直接或间接作用。

另一种观点认为,毒素合成的能力在蓝藻和甲藻中独立进化,并在它们的进化史中由于假定的同等进化压力而趋同。然而,结合发生聚合的可能性很小和蓝藻与甲藻之间的异类关系,导致这两个不同的门的趋同进化几乎是不可能的。

大多数研究者接受的普遍观点是,甲藻通过细菌 HGT 组装与甲藻毒素相关的基因。随着甲藻毒素相关基因的发现,$sxtA$ 转录组被发现在系统发育上与蓝藻 $sxtA$ 序列的一个分支接近,并且其他细菌假定的毒素相关基因也具有与蓝藻 $sxtA$ 相同的结构域。这表明在产生 PSP 的原始细菌和甲藻之间存在 HGT。

同样,对 $sxtG$ 的系统发育分析也揭示了其起源可能是变形杆菌,而非直接从蓝藻获得。除 $sxtG$ 外,还发现了第二个与放线菌和蓝藻柱孢藻毒素 aoaA 和 cyrA 在序列系统学上更接近的甲藻酰胺转移酶,这表明多个氨基转移酶是通过 HGT 在平行或独立事件中获得的。甲藻可能通过 HGT 从多种细菌中获得毒素基因。

对三个有毒甲藻属的 $sxtA$ 的系统发育分析表明,毒素基因通过 HGT 从细菌转移到亚历山大藻和盾甲藻,然后通过甲藻内共生基因转移事件转移到裸甲藻。在甲藻体内,毒素基因在进化过程中显著改变。这与蓝藻中的毒素基因(如单顺反子)相比,具有较高的 GC 含量、多拷贝、典型的甲藻剪接前导序列和多聚腺苷酸尾的基因差异。

此外,$sxtG$ 在无毒亚历山大藻属中普遍存在,而 $sxtA$ 在有毒物种中唯一存在,表明毒素生物合成在一些膝沟藻中发生基因丢失,而 $sxtA4$ 的缺失,可能是部分亚历山大藻不产毒的遗传原因。

5.2.5　多组学技术用于甲藻 STX 生物合成研究

为了揭示具有复杂基因组特征的甲藻 PSP 生物合成机制,需要从系统生物学角度出发,对甲藻 PSP 生物合成进行系统性研究。现代多组学技术的发展,促进了甲藻的基因组、转录组、蛋白质组和代谢组的相关研究进程。

1. 甲藻 STX 生物合成的转录组学研究

产 PSP 甲藻的基因组庞大,这成为其基因组学研究的巨大障碍,因此将转录组学作为替代方法,以实现基因表达的高通量分析。国际海洋真核微型生物转录组测序项目(MMETSP)计划完成 650 个藻类转录组的构建,其中包括若干赤潮物种。

微阵列和互补 DNA(cDNA)测序是研究甲藻中 STX 生物合成的最常用和首选的转录组学方法。自从 Kellmann 等鉴定出蓝藻拟柱孢藻 T3 中的 *sxt* 基因簇以来,根据蓝藻和甲藻中发现的几种中间产物推断,甲藻中 STX 生物合成途径与蓝藻中的是相同的,表明类似的生物合成基因也参与其中。

通过高通量转录组分析来确定甲藻中 STX 生物合成候选基因。但 Yang 等对微小亚历山大藻表达序列标记文库中 *sxt* 基因簇进行进化分析时,未能发现任何与 *sxt* 基因簇高度同源的转录本,无法在微小亚历山大藻 EST 文库中发现任何同源 *sxt* 基因。

利用 RNA 测序技术在微小亚历山大藻和芬迪亚历山大藻转录本中发现了几个全长 *sxt* 基因,甲藻 *sxt* 基因簇的真核多聚腺苷酸尾、独特的甲藻剪接前导序列、信号肽、GC 含量等特征与蓝藻不同,这些发现表明 *sxt* 基因簇存在于产毒甲藻基因组中。

sxtA 作为 STX 生物合成的起始基因,成为研究的主要对象。在芬迪亚历山大藻转录组中,发现了两个不同的 *sxtA* 转录家族。这两个转录本的序列长度不同,编码的催化域也不同,其中较长的转录本编码所有 sxtA 结构域(sxtA1~A4),而较短的转录本仅编码 sxtA1~A3 结构域。对这些基因功能的进一步评估引出了一种假设,即 *sxtA4* 的长转录本可能直接参与 STX 的生物合成(因其在许多产毒甲藻中被发现)。这与微小亚历山大藻和奥氏亚历山大藻基因组中 *sxtA4* 基因拷贝数与其 STX 含量之间相关性的研究结果一致,这些转录组学研究结果可实现产 PSP 甲藻的原位检测。

sxtG 为产 STX 甲藻所特有,包括链状裸甲藻和巴哈马盾甲藻,且在不产 STX 甲藻(包括亚历山大藻属)中均未检测到,在三种不产 STX 的亚历山大藻中检测到 *sxtG* 的表达,但除亚历山大藻和链状裸甲藻外,在其他甲藻中未发现此类基因。

目前推测只有一小部分甲藻基因在转录组水平受到调控,如在氮饥饿条件下,甲藻强壮前沟藻中只有 220 个基因表现出差异表达。同样,通过 RNA-seq 检测发现,在氮胁迫的条件下,甲藻锥状斯克里普藻的 10 万多条重叠群(contigs)中仅有 178 条转录本差异表达。Lin 认为甲藻中转录调控受限可能是由于缺乏被认为能调节真核生物基因表达的组蛋白。尽管编码组蛋白的基因在甲藻转录组中被鉴定,但这些基因可能在较低水平表达,且在调节基因表达方面作用有限。

2. 甲藻 STX 生物合成的蛋白质组学研究

与 RNA 水平相比,蛋白质丰度的测量被认为与细胞的催化能力和表型观察关系更密切。蛋白质组学技术还使研究人员能够发现指示细胞状态的生物标志物。因此,蛋白质组学研究有望在翻译水平促进甲藻毒素调控和生物合成背后的分子机制的建立。组学时代的技术和信息学进步使研究人员可通过传统的基于 2D 凝胶技术、2D-DIGE(差异凝胶电泳)检测数百到数千种蛋白质,也可通过无标签高通量鸟枪液相色谱-串联质谱,或化学标记 LC-MS-MS,如串联质谱标签(TMT)或相对和绝对定量等压标签(iTRAQ)检测数百到数千种蛋白质。

早期对产 STX 甲藻蛋白质组的研究主要集中在识别可能作为毒性生物标志物的候选

蛋白质上。2D 凝胶技术计算分析结合 MALDI-TOF-MS 检测和 N-末端氨基酸序列测定揭示了一个 T1 的候选蛋白质,该蛋白质在塔玛亚历山大藻和微小亚历山大藻中显示出与毒性的高度相关性,但其作用尚未明确。此外,$sxtA$、$sxtZ$ 和 $sxtE$ 编码的聚酮合酶、组氨酸激酶和伴侣样蛋白质在链状亚历山大藻无毒株中表达下调,表明这些蛋白质直接参与了 STX 生物合成。

此外,STX 生物合成中的 9 种假定蛋白质(甲硫氨酸 S-腺苷转移酶、叶绿体铁氧还蛋白 NADP+还原酶、S-腺苷高半胱氨酸酶、腺苷高半胱氨酸酶、鸟氨酸氨甲酰转移酶、无机焦磷酸酶、硫转移酶、醇脱氢酶和精氨酸脱氨酶)在 STX 产生菌(链状亚历山大藻)的蛋白质组中被鉴定,其在毒素不同生物合成阶段的表达呈现复杂的相互作用网络,暗示其可能以相互促进的方式促进 STX 合成(图 5-18)。这进一步表明甲藻中 STX 生物合成在翻译水平受到精确调控。

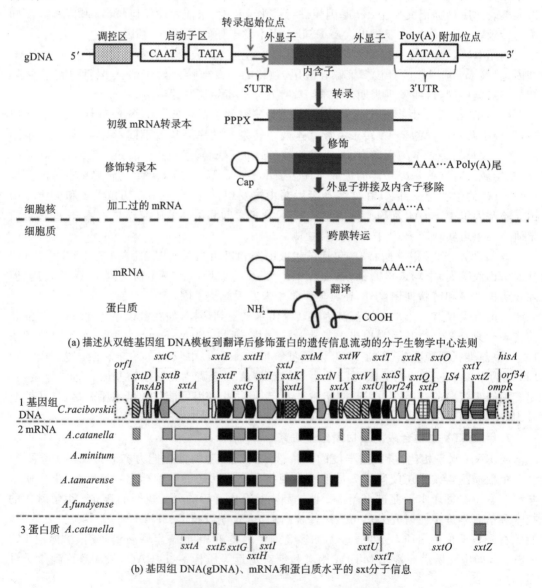

(a) 描述从双链基因组 DNA模板到翻译后修饰蛋白的遗传信息流动的分子生物学中心法则

(b) 基因组 DNA(gDNA)、mRNA和蛋白质水平的 sxt分子信息

图 5-18 甲藻 STX 生物合成在不同水平上调控示意图

3. 甲藻 STX 生物合成中的代谢组学研究

目前研究尚不明确引起 STX 在不同物种中生物合成差异性的原因,即 STX 是细胞代谢变化、多效性改变的结果还是生态环境的适应所激活的结果。代谢组学出现于 2001 年,被认为是组学领域的新组成,聚焦于在给定条件下生物系统中小分子或代谢物(<1500 Da)的快速测量。鉴于代谢产物水平的变化被认为与生物体表型高度相关,代谢组作为细胞调节过程的最终产物,使研究人员可在较短时间内分析生理或环境事件所引起的代谢变化。

代谢组学技术的应用,可用来阐明聚酮合酶和由此产生的 α-氨基酮 STX 的生物合成。利用硝酸钠中氮的同位素示踪物作为底物,对 STX 生物合成途径进行针对性分析,以研究氮在前体中的结合情况以及在产毒和非产毒的甲藻中的类似物。该研究支持之前提出的 STX 生物合成途径及标记和非标记精氨酸、STX 生物合成中间体的定量。

5.3 蓝藻 *sxt* 基因的异源表达

天然产物生物合成途径的异源表达在微生物技术、药物发现和优化等研究中发挥着重要作用。它不仅可实现在异源宿主中规模生产有价值的生物活性分子,且可通过基因工程技术,对活性产物的生物合成途径进行定向改造,从而实现复杂活性天然产物的衍生化。这对活性天然产物走向后期的成药性至关重要。异源表达还可实现来源于未/难培养的原始生产菌/宏基因组中的隐性基因簇的功能表达,促进后基因组时代微生物天然产物的基因组挖掘。

5.3.1 蓝藻 *sxt* 基因启动子的异源表达

尽管人类很早就已发现 PSP 的巨大药用价值,但其提取和纯化是限制其研究及实际应用的瓶颈。目前主要通过产毒藻的规模化培养及产物提取纯化来获得 PSP 毒素成分。PSP 的 *sxt* 基因簇已在产毒蓝藻内获得了阐释。而利用基因的异源表达,可以为规模化获取 PSP 探索一条新途径。而 STX 生物合成基因簇内转录元件的表征,是获取这些分子用于生物技术的第一步。

澳大利亚学者 Neilan 团队于 2020 年对产 PSP 淡水蓝藻卷曲鱼腥藻 AWQC131C 的 STX 生物合成基因簇的转录元件进行了表征,发现在 AWQC131C 中,*sxt* BGC 从编码五个单独启动子的两个双向启动子区域转录(图 5-19)。由 *sxtPER* 编码的药物/代谢物转运蛋白(DMT)的转录从两个启动子 P*sxtPER1* 和 P*sxtPER2* 开始。在大肠杆菌中观察到来自 P*sxtP*、P*sxtD* 和 P*sxtPER1* 的 lux 的强表达,而来自 Porf24 和 P*sxtPER2* 的表达明显较弱。相反,在集胞藻(*Synechocystis* sp.)PCC 6803 中的异源表达表明,与非启动子对照相比,P*sxtP*、P*sxtPER1* 和 Porf24 启动子的 lux 表达在统计学上更高,而 P*sxtD* 活性较低。

以上结果表明,两种异源表达宿主均表现出来自五个 *sxt* 基因启动子中的三个的高表达水平。这表明大多数天然 *sxt* 基因启动子在两种异源宿主中均表现出活性,从而简化了开始阶段的大量基因克隆工作。因此,在大肠杆菌或集胞藻中异源表达 *sxt* 基因簇,可能是未来通过异源表达系统来规模化制备获得 PSP 的首选技术。

扫码看
彩图

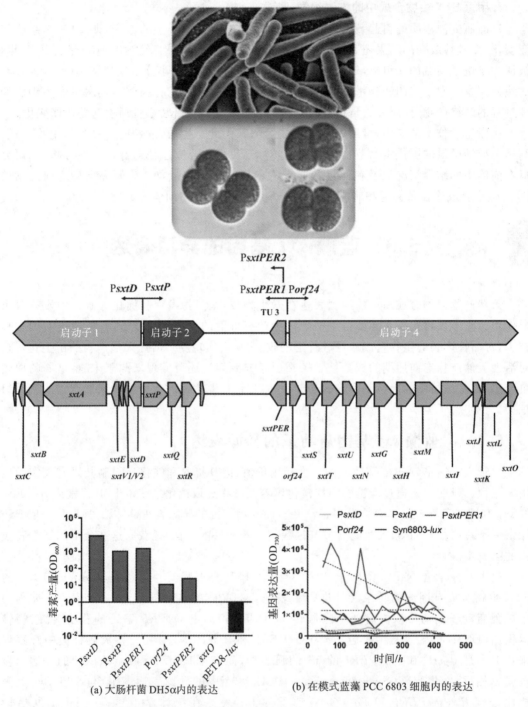

图 5-19　卷曲鱼腥藻 AWQC131C 的不同 *sxt* 基因启动子在大肠杆菌及模式蓝藻内的异源表达

5.3.2　蓝藻 *sxtA* 起始合成基因的异源表达

PSP 的母体化合物 STX 的生物合成由一种聚酮合酶(*sxtA* 编码)催化底物生成 4-氨基-3-氧代胍基庚烷(乙基酮)。澳大利亚学者 Neilan 团队于 2021 年在大肠杆菌中异源表达了来源于拟柱孢藻(*Cylindrospermopsis raciborskii*) T3 的 *sxtA* 基因,并分析了其在体内的生物活性。通过产物分析,检测到乙基酮和截短的类似物甲基酮,表明 *sxtA* 编码产物在大肠杆菌细胞内具有较为宽松的底物特异性。这些结果表明 *sxtA* 编码产物催化反应可产生多种 PSP 变体,包括具有生态和药理活性的 STX 结构类似物(图 5-20)。

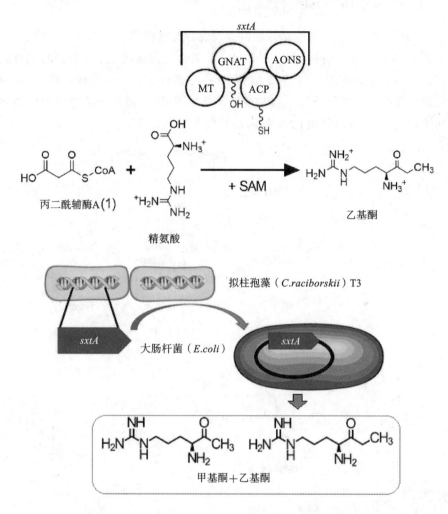

图 5-20　拟柱孢藻 T3 的 *sxtA* 基因的大肠杆菌表达

5.4　PSP 化学合成的发展历程

作为化学合成中的一个难题,STX 不起眼的分子大小掩盖了对其进行化学合成的巨大难度。毒素的电荷、极性双胍官能团和毒素的弱显色性使少量物质的分离和纯化变得复杂。这个三环结构有一个不寻常的氨基结构(C4 位),具有一个比碳原子还多的杂原子小阵,这在已知的次级代谢产物中是罕见的。当分解到其组成部分时,C4 位氨基显示出一个酮基,其一侧为第二个酮基(C12 位),另一侧为三个相邻的副取代碳中心(C5 位、C6 位、C13 位)。

STX 及其类似物具有的独特的多环、丰富杂原子结构仍是当代化学合成的一个巨大挑战。这些毒素的合成路线各不相同,标志着氮杂环和胍基衍生物合成反应技术的发展。这些努力最终实现了(+)-STX 和(+)-GTX 3 的不对称合成。

5.4.1　Yoshito Kishi 合成法

1977 年,即在 STX 的 X 射线晶体结构被发现后仅两年,Yoshito Kishi 等完成了里程碑式的外消旋 STX 的化学全合成(图 5-21)。Kishi 的合成路线避免了与胍基合成有关的一些不利因素。正如 Kishi 所指出的"将胍基的引入推迟到合成的最后阶段的原因,是为了尽可能地避免处理碱性的极性胍基衍生物时遇到的技术困难"。而三环硫脲作为整个方案中的关键中间体,其组装具有两种电化学循环过程(图 5-22)。

岩沙海葵毒素

软海绵素 B

箭毒蛙碱 A

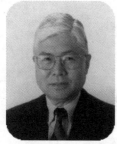

Yoshito Kishi

(+)-STX

　　Yoshito Kishi, 日本著名有机化学家, 完成了包括神经毒素岩沙海葵毒素(palytoxin)、河鲀毒素(tetrodotoxin)、石房蛤毒素(saxitoxin)、箭毒蛙碱(batrachotoxin)、江瑶青毒素(pinnatoxin A)、聚醚类抗生素如莫能菌素(monensi)、拉沙里菌素(lasalocid A)、沙利徵素(salinomycin)、安沙霉素类抗生素如利福霉素(rifamycin S), 抗肿瘤天然产物如软海绵素(halichondrin)、丝裂霉素(mitomycin)、致癌物质海兔毒素(aplysiatoxin)、二次代谢产物胶霉毒素(gliotoxin)、蓗孢菌素(sporidesmin)及其他蛇假壳素(ophiobolin), 海萤荧光素(cypridina luciferin)等的天然产物全合成, 对岩沙海葵毒素、丝裂霉素等天然产物结构鉴定做出了杰出贡献。

图 5-21　日本有机化学家 Yoshito Kishi 教授的主要学术贡献

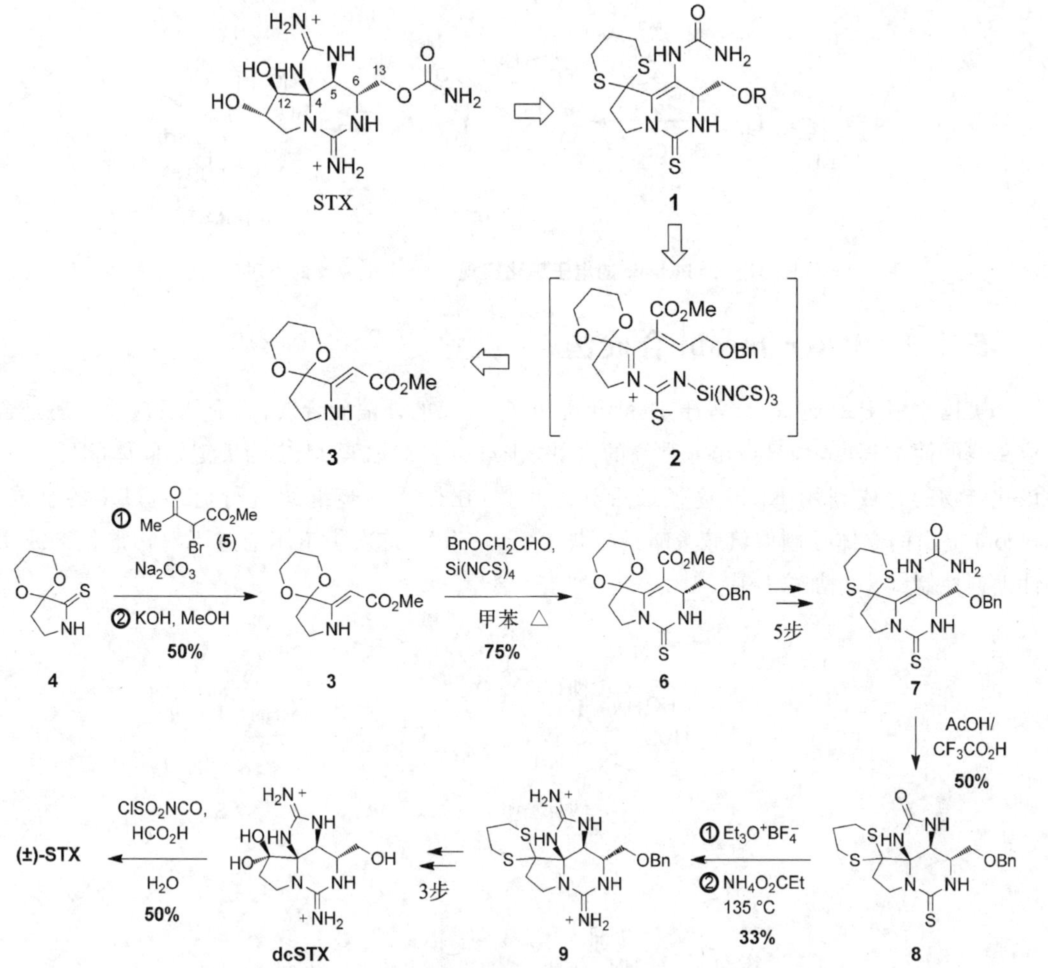

图 5-22　Yoshito Kishi 首次提出的 STX 化学全合成路线

尿素的制备从 γ-氨基丁酸开始,该酸经 8 步反应制得硫内酰胺 **4**。以酯-烯醇腈加成反应为特征的短序列提供了类似的二硫代烷衍生物。根据 Eschenmosher 的先例,**4** 和 α-溴-β-酮酯 **5** 之间的偶联可产生氨基甲酸乙烯酯 **3**。与传统的硫化物收缩过程不同,转化为 **3** 是在无亲硫试剂的情况下完成的,随后转化为硫脲 **6**。

此步骤特别之处在于,它利用了 Si(NCS)$_4$,这是一种自 1963 年 Neville 引入以来,在有机合成中一直被保留使用的试剂。在外消旋 STX 合成完成后,用(R)-甘油醛-乙酰乙酸取代苄氧乙醛对该序列进行了改性,以 9:1 的非对映比得到硫脲产物 **10**。这种策略上的创新使得天然产物的非自然对映体去氨基苯-STX 的不对称合成得以完成。

在制备目标分子的过程中,(±)-STX 的制备先于关键双脲中间体 **8** 的制备。两个脲基转化为双胍产物 **9** 的过程发生在特定条件下(135 ℃),反应效率不高。在纯甲酸中,实现在 dcSTX 上安装必需的 C13 位氨基甲酸酯基团,此反应不稳定。因此此步骤对于类似物制备受限,特别是对于 C13 位取代基的修饰。

Kishi 实验室随后通过 Glyceraldehyde 的电子环化反应成功合成了(−)-dcSTX(图 5-23)。

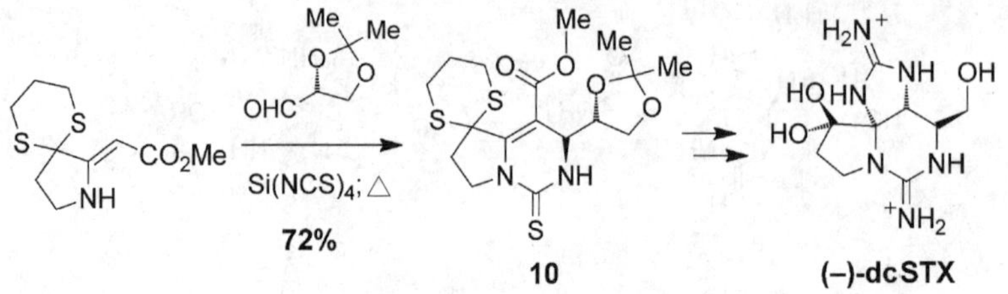

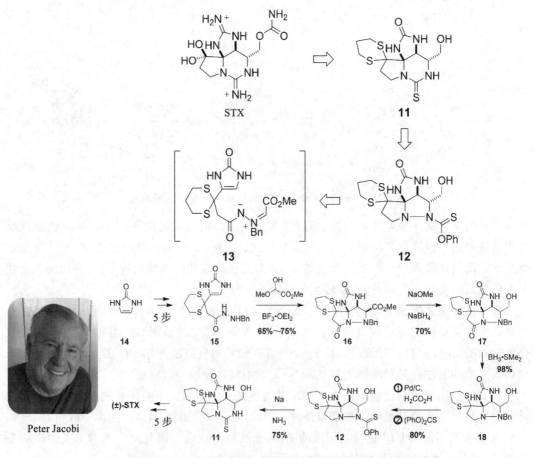

图 5-23 （R）-Glyceraldehyde 的电子环化实现了（一）-dcSTX 的不对称化学合成

5.4.2 Peter Jacobi 合成法

美国学者 Peter Jacobi 等于 1984 年提出了 STX 的外消旋合成，无论是反应设计还是合成路线的简洁程度，均显现出非常高的水平。Jacobi 将双尿素 11 定为关键中间体（图 5-24）。该化合物的合成利用 Kishi 途径最后五个步骤，在最后两步继续进行（±）-STX 的合成。Jacobi 提出的立体控制偶氮胺策略最易获得（±）-STX，首次报道了通过不对称催化剂或手性助剂控制[3＋2]加合反应。

图 5-24 Peter Jacobi 合成通路中利用[3＋2]-偶氮甲碱进行环加成反应

5.4.3　Justin Du Bois 合成法

美国学者 Justin Du Bois 于 2006 年提出了第一条 STX 的不对称合成路线。该合成对 C—H 胺化、烯烃氧化和胍基官能化等方面进行进一步的研究,最终在两种完全不同的途径中发展为 PSP 的双胍三环核心。这些过程可在 N1、N7、N9、N21、C10、C11 和 C13 位传递取代的 STX 衍生物。STX 中相邻的 C4 和 C12 碳屏蔽了邻二酮。在考虑该部分的替代官能团时,烯烃或炔是明显的候选者。前者很容易嵌入 C5 和 C6 立体中心的中型环中(图 5-25)。这一路线旨在利用构象偏差来控制 C4 位胺化形成立体化学结果。

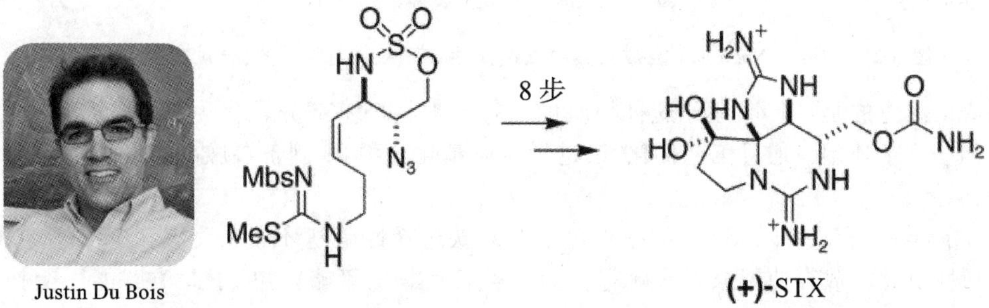

图 5-25　斯坦福大学化学系 Justin Du Bois 教授及其 8 步法合成 STX

5.4.4　Kazuo Nagasawa 合成法

日本学者 Kazuo Nagasawa 等于 2009 年采取了与 Jacobi 等类似的方法,对 STX 的合成过程同样强调了基于偶极环加成策略在氮杂环化合物制备中的应用。在这种情况下将具有旋光活性的硝基化合物 21 与硝基烯烃化合物 22 结合,可得到对映体富集的异噁唑啉产物 20,从而可获得该天然产物的单一对映体(图 5-26)。

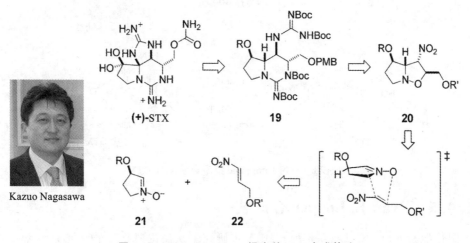

图 5-26　Kazuo Nagasawa 提出的 STX 合成策略

此合成途径的另一关键部分是利用分子内缩合反应来封闭 5 元环胍。

硝基酮化合物 23 从 L-苹果酸经 5 步反应制得。在无溶剂的情况下,将偶极子与硝基烯烃 24 搅拌生成异噁唑啉。该反应的立体化学结果与有利的内传递状态一致,其中硝基烯烃的方向与空间上较大的硅氧烷相反。用 DBU 处理使 C5 位达到必要配置(图 5-27)。

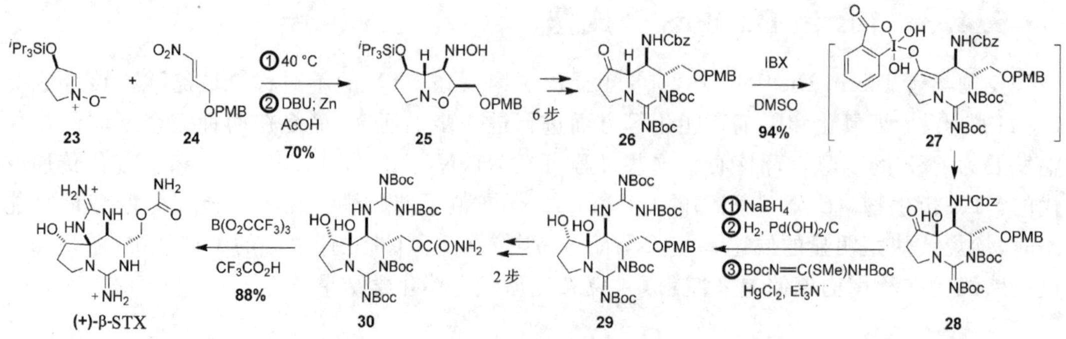

图 5-27　Kazuo Nagasawa 合成路线中以选择性 α-酮氧化为特征的（＋）-STX 合成途径

值得注意的是，用 Zn 还原这种物质可选择性地将硝基部分转化为相应的羟胺，而无须裂解 N—O 杂环键。通过工艺优化，改进了从硝基化合物 23 制备羟胺化合物 25 的"一锅三步法"。

Nagasawa 合成（＋）-STX 的亮点包括非对映选择性硝基环加成反应和 IBX 介导的 C4 的选择性氧化。放弃使用尿素或硫脲作为胍类替代物的策略，避免了此类官能团交换反应固有的附加步骤和不高的产率。

Nagasawa 路线的多功能性使得 STX 的非自然形态及通过 End-game 策略达到（＋）-GTX3 的制备成为可能（图 5-28）。

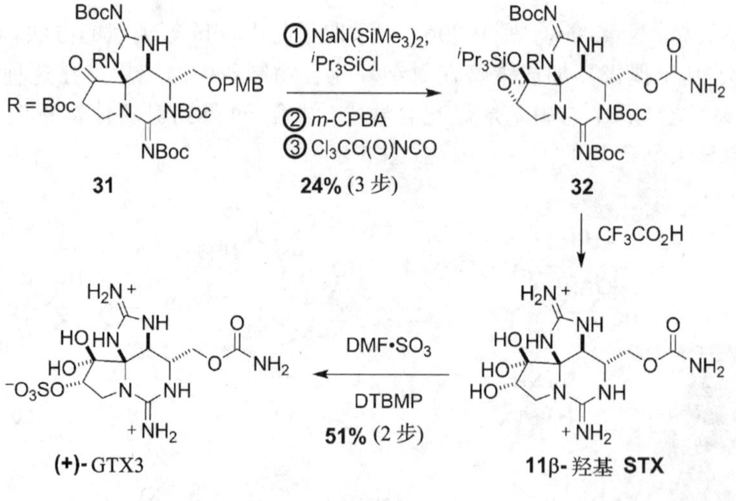

图 5-28　利用 End-game 策略合成（＋）-GTX3

5.4.5　Ryan E. Looper 合成法

美国化学家 Ryan E. Looper 等于 2011 年研究了从炔丙基衍生物中形成环胍的方法，证明了试剂控制在这些反应中影响区域的选择性和环尺寸大小。此方法适合合成（＋）-STX，有效地将复杂三环核心分解为一个简单的非环结构 33（图 5-29）。

将非对映选择性的乙酰化镁添加到硝基化合物 34 中可顺利地提供 9∶1 的反/同步配置产物混合物（图 5-30）。将该材料 35 转化为 Boc 保护的双胍化合物 36 需要四个步骤。通过合理选择诱导环化反应的金属催化剂，可控制 5-exo 或 6-endo-dig 胍异构体的区域选择性

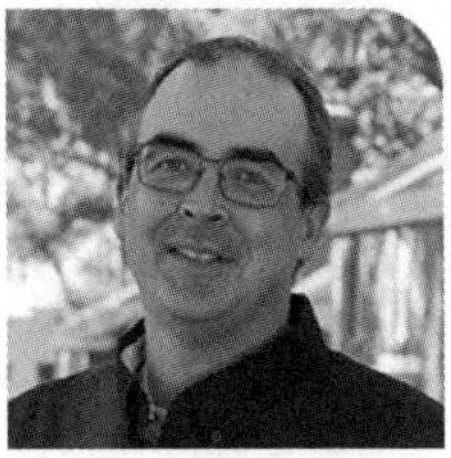

Ryan E.Looper

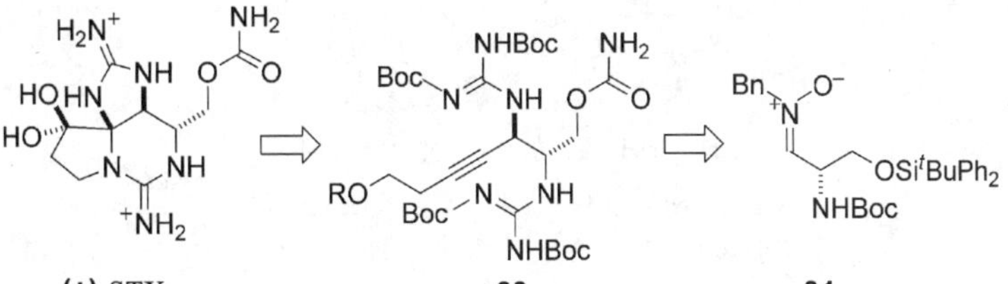

图 5-29　Ryan E. Looper 合成 STX 路线中的关键步骤——炔烃氧化成环反应

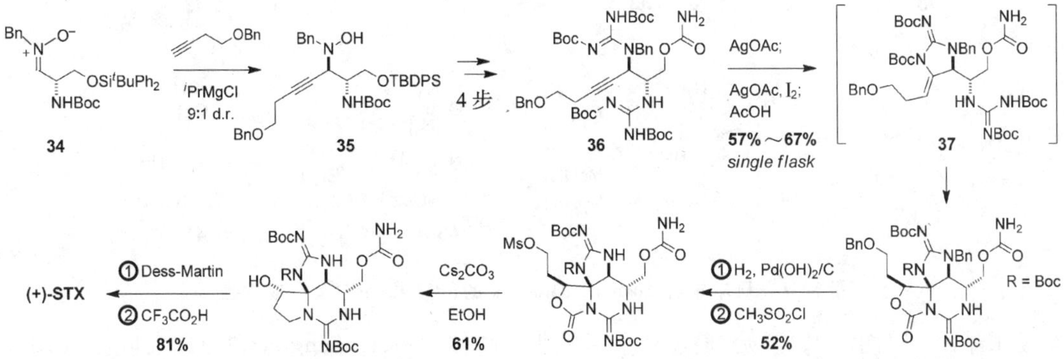

图 5-30　通过连续 3 步-三环化反应实现加入无环物至 STX 核心结构

形成。在这种情况下,采用浓度为 10% 的 AgOAc 试剂与双胍化合物 36 反应,生成五元环产物 37。最后,将 37 暴露于 AgOAc 的第三个连续处理中,影响二次碘和噁唑烷酮 38 的分子内位移形成。

Looper 发展的(+)-STX 合成路线提供了一种利用过渡金属催化反应来控制化学和区域选择性的合成新观点。此外,此路线的简洁性、保护基策略和获得受胍保护 STX 形式的能力可用来制备其他 STX 衍生物。

5.4.6　Toshio Nishikawa 合成法

日本学者 Toshio Nishikawa 等于 2011 年提出了(+)-dc-α-STX 的化学合成,该化合物分离自蓝藻。此合成路线与 Looper 的研究相似,即使用一个烷基作为 C4,C12-二酮的替代物(图 5-31)。胍基化合物 41 可能是通过炔烃氧化和分子内环化形成的。利用从丝氨酸衍生的醛 43(Garner's aldehyde),叠氮化物化合物 44 通过直接的 10 步反应制得。该化合物与三溴吡啶(PyHBr3)在双相条件下反应,启动级联反应,最终产物为化合物 41。这个转化过程中,炔溴化引发胍环化,生成三环中的第一环。利用中间体烯烃化合物 45 的二次溴化作用来影响 N,O-缩醛的形成,然后通过分子内 C10 位甲磺酸置换关闭吡咯烷。

Nishikawa 合成法通过创造性地应用氧化级联,有效地解决了循环立体控制合成中的复杂问题。

5.4.7　GTX3 的化学合成

美国学者 Du Bois 于 2009 年首次提出了(+)-GTX3 的不对称合成路线。其合成从 L-

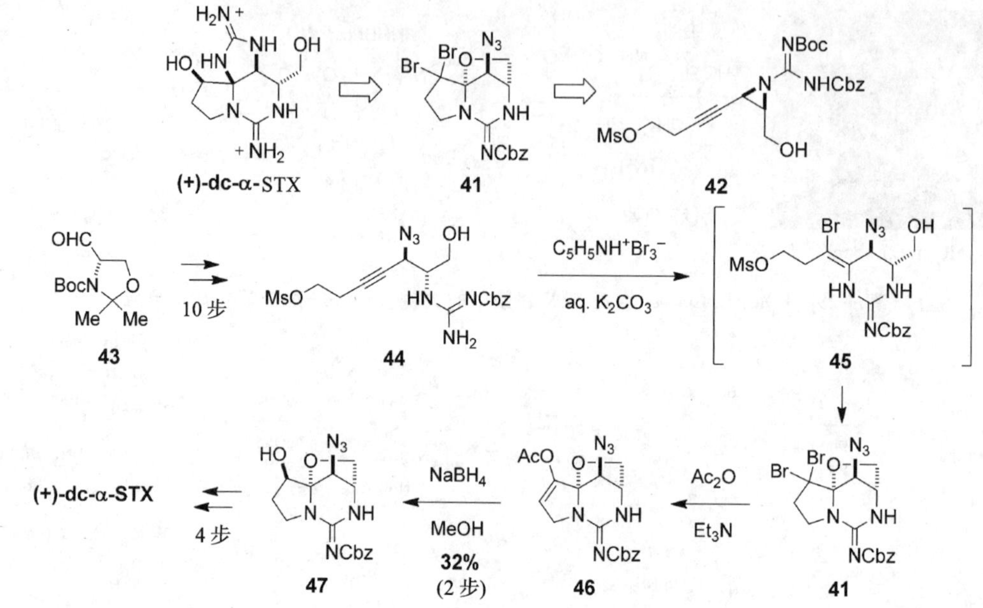

图 5-31　日本学者 Toshio Nishikawa 的(＋)-dc-α-STX 合成途径

丝氨酸甲酯 65(图 5-32)开始,通过一个利用非对映体 Pictet-Spengler 型加成反应(＞20∶1
反式/顺式)的序列经四个步骤转化为胺类化合物 67。获得的胺类化合物 67 使用传统方法
加入两个官能团生成双胍化合物 68。N-7,8,9-胍作为 N-三氯乙氧基磺酰胺(Tces)的保护
基团,在随后的硝酸还原酶生成中发挥作用。在四羧酸二钠催化剂和高价氧化剂的作用下

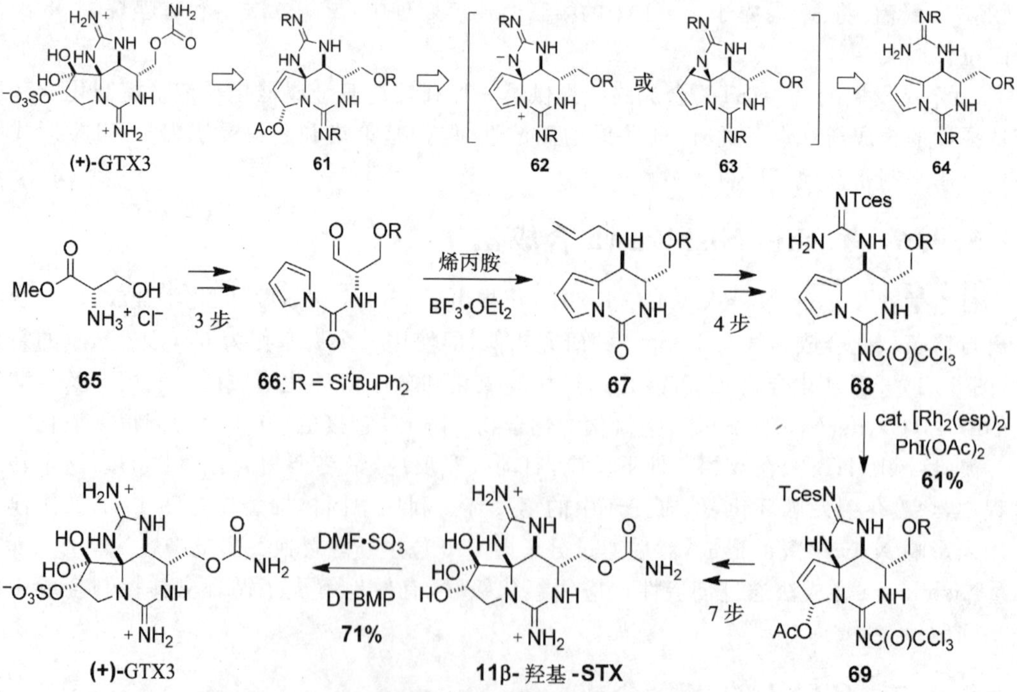

图 5-32　Du Bois 团队首次提出的(＋)-GTX3 合成路线

产生吡咯产物 69。通过 11β-羟基 STX 完成 GTX3 的首次合成。当在弱碱性水溶液中时，C11 位硫酸盐差向聚合反应产生 3∶1 的 GTX2/3 混合物。

5.4.8　11,11-dhSTX(M5)的化学合成

Dell'Aversano 等于 2008 年从采集自加拿大东部受塔玛亚历山大藻赤潮污染的贻贝样品中分离出三种新的 PSP 物质(M1、M3 和 M4)。其中包括 C11 位有两个羟基的化合物，即 11,11-dhSTX(M5)。Du Bois 团队于 2016 年提出 GTX、GTX3 及 11,11-dhSTX 的合成路线。

关键步骤包括非对映选择性 Pictet-Spengler 反应和磺酰肼对 N-胍基吡咯的分子内胺化(图 5-33)。

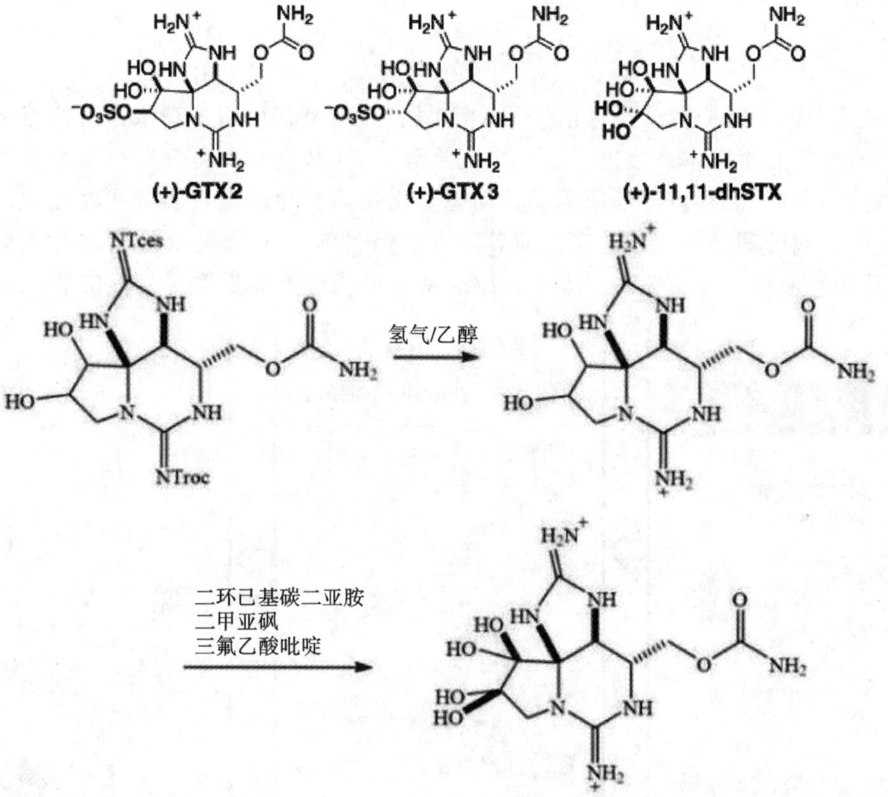

图 5-33　Du Bois 团队提出的 11,11-dhSTX 的合成路线

此外他们还测定了 GTX2、GTX3 及 11,11-dhSTX 对大鼠 $Na_v1.4$ 的 IC_{50}，分别为 22 nmol/L、15 nmol/L 和 2.2 μmol/L。

第 6 章
麻痹性贝类毒素的提取与分析

目前已发现的麻痹性贝类毒素（PSP）衍生物近 60 种。随着地球水体富营养化程度不断提高，赤潮的发生频率及强度呈逐年增大趋势。同时，全球贝类等水产品养殖及国际贸易快速增长，因此，必须对赤潮原因藻种动态变化及其多种藻毒素实施实时监测。而 PSP 在生物、医学和药理学等领域的应用前景巨大。但目前 PSP 的提取与纯化仍是制约其科学研究及实际应用的主要瓶颈。本章介绍麻痹性贝类毒素的提取与分析技术（图 6-1）。

扫码看
彩图

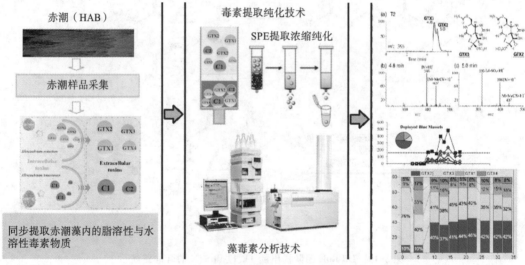

图 6-1　赤潮毒素提取分析一般流程图

6.1　PSP 的提取方法

尽管人类很早就发现了 PSP 的巨大药用价值，但很难对其进行大规模的提取纯化。PSP 的价格一度高达每毫克 30000 欧元。Ravn 等尝试建立浮游藻类 PSP 的标准提取方法。在该方法中，细胞在提取溶剂中冻融三次，然后在水浴中超声提取。Devlin 等以醋酸和盐酸为萃取溶剂,在 0.01～1 mol/L 乙酸和 0.01～0.02 mol/L 盐酸范围内,其毒素回收率相对恒定。

STX 等毒素的分离类似于河鲀毒素。市售的 PSP 标准品,主要通过提纯藻类获得。

一般提取流程如下:毒性贝类或甲藻提取物→脱脂处理→Bio-Gel P-2(pH 5.8)→水洗脱→Bio-Gel P-2-N-硫酸盐 GTX(0.03 mol/L 醋酸洗脱代替水洗脱→粗毒素混合物→Bio-Rex70→梯度酸洗脱-STX,gTX,neo-STX)。弱碱性毒素经粗分离后,通过羧酸型树脂 Bio-Rex70 中压层析进行进一步分离,以梯度醋酸洗脱缓冲溶液,得到纯化的 STX 等毒素。

通过一次 Amberlite IRC-50 纯化流程一般可获得 2500 MU/mg 或更高浓度的毒素。若进一步通过 Al_2O_3 柱层析,可进一步纯化获得 5000 MU/mg 毒素,最后纯化可回收 15%～30% 的毒素,如果把较不纯的部分再进行纯化,提取回收率可提高到 50% 以上。

6.1.1　从贝类中提取 PSP

蛤所含 PSP 毒素含量比贻贝低得多,但有毒蛤是毒素的主要来源,因为毒蛤可大量样品供应且比贻贝更容易获得。蛤中约 2/3 毒素存在于其消化器官中(图 6-2),其毒素含量达

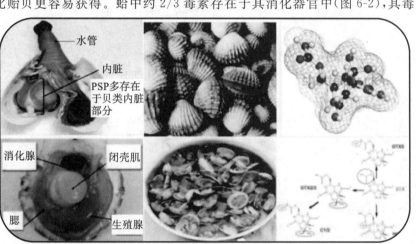

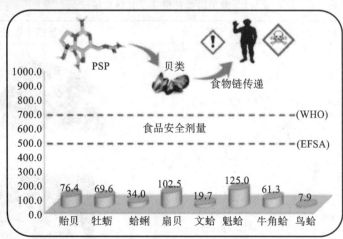

图 6-2　PSP 在贝类的组织分布及代谢转化示意图

到 500~10000 MU/100 g 或更高浓度时进行收集。但对贻贝的肝或消化腺的毒素则需在 0.5 MU/100g 或更高时进行收集。

蛤的水提取物酸化后所得到的固体中,常含有 0.5~2 MU 毒素,而从贻贝提取物所得的每毫克固体中常含有 2~8 MU 毒素。从蛤样品中提取 PSP 过程中的大多数酸性或中性杂质可被 Amberlite IRC-50 除去,保留在树脂上的大部分离子,可用饱和醋酸钠冲洗,但此步骤通常会有 5% 左右的损失,之后再通过 0.5 mol/L 醋酸冲洗,可获得纯度 90% 以上的毒素,其浓度为 100~500 MU/100 g(图 6-3)。

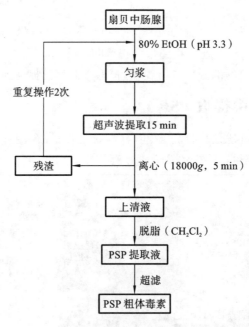

图 6-3 贝类样品中 PSP 的提取示意图

编者 ABI 课题组针对贝类(表 6-1)中 PSP 的提取进行了方法学的优化,包括样品前处理过程与固相萃取。

表 6-1 常见贝类的信息及其形态特征

学名	俗称	拉丁名	形态学图片
紫贻贝	海虹	*Mytilus edulis*	
菲律宾蛤仔	杂色蛤	*Ruditapes philippinarum*	

扫码看
彩图

续表

学名	俗称	拉丁名	形态学图片
牡蛎	海蛎子、蚝	*Ostrea gigas*	
四角蛤蜊	白蚬子	*Mactra veneriformis*	
缢蛏	蛏子	*Sinonovacula constricta*	
虾夷扇贝	扇贝	*Patinopecten yessoensis*	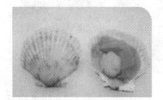
毛蚶	毛蛤、麻蛤	*Scapharca subcrenata*	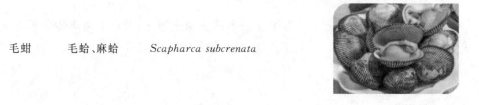

具体过程如下:称取 1 g 全贝样品于 50 mL 离心管中,加入 5 mL 乙腈,玻璃棒捣碎,搅拌混合 1 min,4000 r/min 下常温离心 10 min,离心后去掉乙腈。

向样品中加入 3 mL 1% 的三氯乙酸,搅拌混合 1 min,35 ℃ 下恒温水浴振荡 30 min,10000 r/min 5 ℃ 下冷冻离心 15 min。将上清液移入 10 mL 磨口玻璃离心管中,加入 3 mL 正己烷,搅拌混合 2 min,2500 r/min 下离心 5 min,去除正己烷。

去脂后的提取液用于下一步固相萃取。将固相萃取柱 MCX 500 mg(6 mL)置于固相萃取装置上,固相萃取柱依次用 6 mL 甲醇、6 mL 水和 3 mL 的 0.01% 三氯乙酸活化。活化后,将正己烷去脂后的提取液加入固相萃取柱上,待提取液过柱完毕后,依次用 5 mL 水、5 mL 甲醇淋洗柱子,淋洗后将柱子用泵抽干。用 5 mL 5% 氨水溶液、乙腈(V/V,9:1)洗脱,洗脱液接收至 10 mL 磨口玻璃离心管中(玻璃离心管中预先加入 125 μL 甲酸)。

最后用空白洗脱液定容至 5 mL,混匀后过 0.45 μm 滤膜,备用。

6.1.2 从产毒藻培养物中提取 PSP

大多数已报道的研究中通常使用乙酸作为萃取溶剂,包括从藻类培养液中提取 PSP,浓度为 0.01~1 mol/L,最常用的浓度为 0.05 mol/L。使用乙醇/乙酸混合液从藻类细胞中提取 PSP 而不破坏藻细胞结构。

物理提取方法主要有五种:冻融法、冷冻沸腾法、钢球轴承法、玻璃球轴承法及超声波水浴法。

藻类中提取 PSP 的一般流程如下:将藻类培养至指数生长期,将藻悬浮液使用细胞超声破碎仪进行破碎,至藻细胞完全破碎。离心,取上清液进行毒素提取。提取可通过双水相系统获得。甲醇和水也可作为溶剂和超临界流体。毒素也可通过制备或半制备液相色谱完成。用反相 C$_{18}$ 或亲水性相互作用液相色谱柱和甲醇/水或水/乙腈作为流动相(图 6-4)。

扫码看
彩图

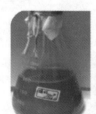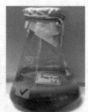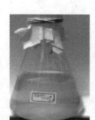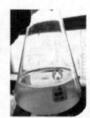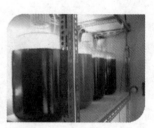

图 6-4 编者所在 ABI 课题组从产毒赤潮藻中提取 PSP 示意图

6.1.3 从产毒细菌培养物中提取 PSP

编者所在 ABI 课题组对分离自产毒甲藻的多株细菌进行了 PSP 代谢产物分析。从中筛选获得产毒细菌新种 AM1-D1,对其培养物通过酸性 80% 乙醇溶液及超声波进行了 PSP 的提取与定量分析(图 6-5)。

扫码看
彩图

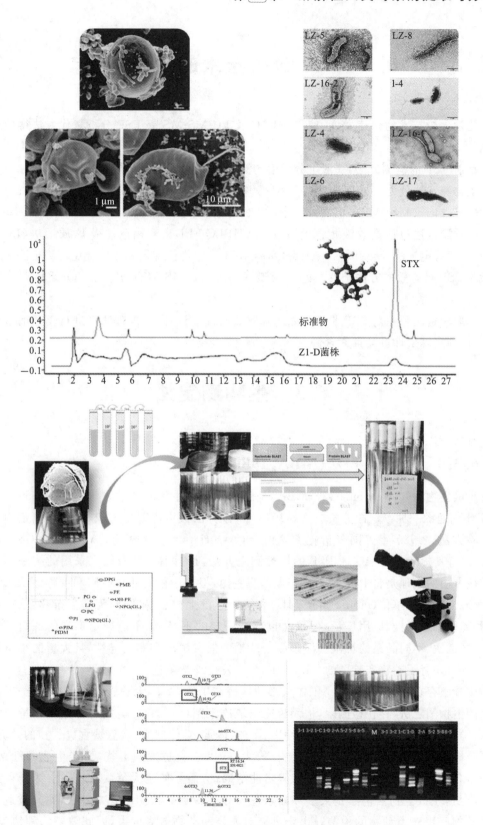

图 6-5 编者所在 ABI 课题组从产毒藻际细菌发酵培养物中提取 PSP

6.2　PSP 分析技术的发展历程

化学分析技术的快速发展,使得 HPLC 及 LC-MS-MS 等 PSP 分析替代方法得到迅速发展。

目前 PSP 的检测方法,一般可分为生物测定法、化学测定法、物理测定法三类。

生物测定法分为小鼠生物法(MBA)、酶联免疫吸附法(ELISA)和免疫测试分析法等。现阶段多数国家利用 MBA 检测分析海洋中的毒素。

化学测定法包括高效液相色谱-荧光法(HPLC-FLD)、液相色谱-串联质谱法(LC-MS-MS)、毛细管电泳法(capillary electrophoresis,CE)、生物传感器和胶体金免疫层析法等。目前检测 PSP 最有效的方法是液相色谱-质谱联用法(LC-MS-MS),其可分析几乎所有 PSP 毒素。

物理测定法利用对 PSP 具有有效的降解效果,运用小白鼠毒理法来进行辐照前后的对比分析,判定麻痹性贝类毒素含量。

6.3　生物测定法

6.3.1　小鼠生物法(MBA,1980 年)

小鼠生物法(mouse bioassay,MBA)是最为常见的生物测定法。该方法是 Sommer 等1937 年创建的一种半定性分析方法。1978 年,该方法被世界卫生组织(WHO)确定为 PSP 的检验方法。1980 年美国分析化学家协会(Association of Official Analytical Chemists,AOAC)将其标准化并推广为 PSP 的标准测定方法,是目前大多数国家采用的统一测定方法。该方法的原理是将 PSP 注射进小鼠的腹腔内,根据小鼠的死亡时间和中毒症状来评价毒性,通常使用鼠单位(mouse unit,MU)表示。小鼠生物法易掌握、无需复杂仪器、有历史数据、能检测总毒性、应用广泛;但该法也存在一定的不足,如不能确定毒素的各组分和含量,不同批次、不同品系的小鼠会导致测定结果的低灵敏度和高变异性,且大量的小鼠用于日常检测,违背了动物实验中的"3R"原则,易引发伦理学争论。

该方法存在下列不足:①小鼠体重必须保持在 19~22 g,无法轻松实现自动化;②不是定量的生物测定法,存在检测限,检测极限值取决于菌株;③死亡时间与毒素水平呈非线性关系;④由于所用小鼠的特征(品种、性别、年龄、体重、总体健康状况、饮食、压力)的差异,造成其分析结果在不同实验室之间的差异较大;⑤由于脂肪酸的干扰,会产生假阳性结果;⑥由于各组之间的毒性抑制,可产生假阴性结果;⑦需要使用大量试验动物。尽管存在着诸多不足,小鼠生物法仍然是大多数国家进行海产品 PSP 检测的官方方法,尤其被运用于软体动物和甲壳类动物的检测。由于可能对人类和动物造成危害,因此需要一种快速、灵敏且特异的方法来确定贝类中麻痹性毒素的存在。传统实验方法中,小鼠生物法可确定

PSP 的存在。但是,哺乳动物生物法存在固有问题和局限性,其加快了其他测定方法的开发进程。

MBA 是 AOAC 确认的法定检测方法,因此大部分国家依旧在使用该方法。该方法技术简单易行且无需特殊设备。多数国家规定海洋贝类产品中 STX 可接受的最大含量为 80 μg STXeq/100g,墨西哥为 30 μg STXeq/100g,菲律宾为 40 μg STXeq/100g。但大多数研究人员认为 80 μg STXeq/100g 检测限可保证人类健康不受威胁。这类毒素在饮用水中的含量规定也不同。1999 年研究人员通过实验计算出饮用水中 PSP 可接受的最大含量为 3 μg STXeq/L。之后澳大利亚、新西兰将此浓度标准应用到饮用水中,巴西则将其定为强制性法规标准。但 MBA 对此浓度敏感度不够,样品若不经浓缩则很难被检测出。MBA 最低检测限为 40 μg STXeq/100g,相当于 0.2 μg/mL STX(200 μg/L STX)。

尽管 MBA 一直被广泛应用于检测经生物富集作用而使 STX 含量增大的海产品中,但不适合饮用水中 STX 的检测,同时无法准确定性样本中的单个毒素组分,且实验动物检测方法在某些国家已被禁止。针对此问题,已开发出一系列新的 PSP 检测方法,如化学分析、生物化学、毒性测定等方法,同时用于检测淡水蓝藻和被污染水源。

6.3.2　钠离子通道结合测定法(SCBA)

钠离子通道结合测定法(sodium channel-binding assay,SCBA)的原理在于毒素与神经细胞膜中的钠离子通道结合,破坏正常的去极化。其结合量与毒性成正比。Jellett 等采用此方法与标准小鼠生物法进行了比较,发现其分析结果与小鼠生物法获得的结果几乎相同($R>0.96$),且灵敏度更高。Vieytes 等报道了一种快速、敏感度高的鼠脑 SCBA。其结果与 MBA 和 HPLC 的结果具有良好相关性。Doucette 等改进了这一方法,使其实现了高通量分析。SCBA 测定的浮游藻和贝类样品毒性略高于 HPLC 和 MBA 的测定结果。Ruberu 等对该法进行了改良,从而使其在不同的实验室使用不同的闪烁计数器可得到准确且精确的结果,并对仪器的操作程序进行了优化。但其缺点在于依赖放射性标记的 STX 和非标准化钠通道的制备,尤其是制备的钠通道的活性及其保存时间对检测结果会产生较大的影响。

6.3.3　酶联免疫吸附法(ELISA)

酶联免疫吸附法(ELISA)主要包括 4 种类型:直接法、间接法、竞争法和双抗体夹心法(图 6-6)。ELISA 定量测定 PSP,通过特异性抗体识别 STX,样本中的 STX 可与 STX-酶结合物,直接检测或与包被在微孔板上的二抗-STX 抗体结合。其一般流程:利用萃取液通过均质及振荡的方式提取样品中的 PSP,再用稀释液稀释,然后进行免疫测定。先将酶标志物加入微孔中,然后加入标准品或待测样品,随后加入抗体进行免疫反应。孵育一定时间后,洗掉小孔中未结合的毒素,并加入底物溶液进行酶促反应,生成有色产物。根据产物颜色深浅进行数据分析,最后绘制标准曲线计算受试样品中毒素的浓度。

ELISA 反应灵敏、能实现快速检测、操作简便、成本低廉,但因为缺乏毒素标准品和稳定免疫抗原,从而限制了该技术的发展。国内学者建立了 GTX2/3 直接竞争 ELISA,该法将 GTX2/3 与辣根过氧化物酶(HRP)通过氧化反应偶联得到 GTX2/3 单克隆抗体,来检测抗体与 C2 毒素之间的交叉反应。该法对 GTX2/3 的检出限为 1.5 μg/mL,检测范围为 1.5～

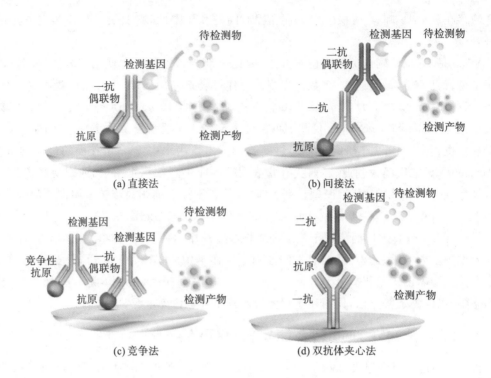

图 6-6　基于 ELISA 法的 4 种类型

40 μg/mL,GTX2/3 与 C2 无交叉反应,该方法具有良好的特异性。国内学者通过杂交瘤技术制备了 4 株能稳定分泌麻痹性贝类毒素抗体的阳性细胞株,建立了麻痹性贝类毒素检测的间接竞争 ELISA。该法对 STX 组分的检出限为 20 ng/mL,对 GTX2/3 的检出限为 10 ng/mL。间接竞争 ELISA 具有样品前处理操作简便、高灵敏度和特异性、检测样品用量少等优点,但存在交叉反应、结果重现性较差、标准毒素缺乏等缺点(图 6-7)。

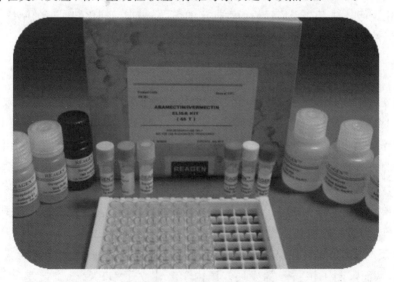

图 6-7　市售的 STX 检测 ELISA 试剂盒

6.3.4　侧流免疫层析分析法(LFIA)

侧流免疫层析分析法(LFIA)也称横向流动免疫检测法,是 20 世纪 60 年代初期出现的一种免疫分析方法(图 6-8),通常被称为"试纸分析法"。LFIA 通常包括一个试纸条,封闭或不封闭在一个保护墨盒中。在试纸条的一端是一个样品垫,提取液被加到样品垫后,提取物在含有标记的抗毒素抗体的相邻试剂垫下游被破坏。提取物中存在的任何毒素与固定在标记抗体的测试线上的毒素竞争,使得测试线的颜色强度与提取物中毒素的量成反比。国内外已开发了基于 LFIC/LFIA/LFA 的藻类毒素(PSP、ASP 及 DSP)检测试剂。由 SCOTAI 快速测试制造的 PSP 测定方法被美国 ISSC 采纳为"批准的海洋生物毒素试验的有限使用方法"。

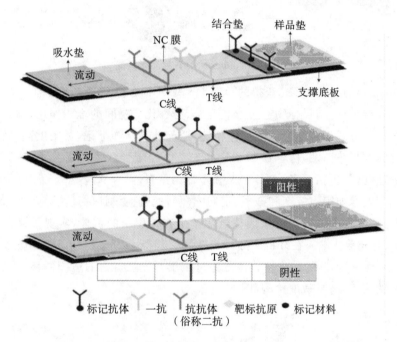

图 6-8　双抗体夹心 LFIA 原理图

6.3.5　液体阵列格式化免疫分析法(Luminex xMAP)

美国 LUMEX 公司开发了一种基于微球体的液体阵列格式化免疫分析法(LumineX xMAP),可同时测量单个样品中多种毒素成分(STX、OA 和 DA)。该技术依赖于荧光微球混合物流式细胞分析,基于固有荧光信号与其表面功能目标分析物(毒素分子或类)进行编码,将毒素功能化微球的混合物导入竞争性免疫分析中,使固定化毒素与特异性抗体的自由竞争,与微球结合的抗体与荧光标记抗物种抗体发生反应,最后测量每个光谱独特毒素特异性微球的信号强度,达到分析目标毒素的目的(图 6-9)。

6.3.6　核酸适配体分析法(SELEX 法)

适配体(aptamer)是通过指数富集的配体进化系统(systematic evolution of ligands by

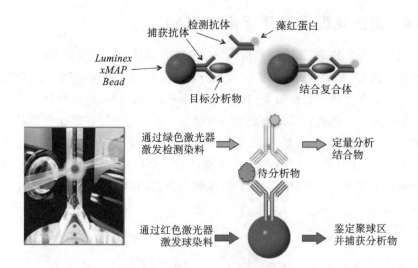

图 6-9 Luminex xMAP 检测示意图

exponential enrichment，SELEX) 获得的单链 DNA，其具有稳定的二级结构。适配体通过构象变化折叠成三维结构，与目标物通过形状互补、芳香化合物间的堆积作用、碱基堆积作用、静电作用和氢键等方式稳定结合。与抗体相比，适配体易修饰标记，灵敏度高，特异性好，成本低，亲和力强，在环境监测、医学诊断和食品安全等领域受到了广泛关注。目前已有针对多种藻毒素的适配体，包括 STX、MC、OA 和短杆菌毒素。

郑杰等利用技术如定点突变和截短(定向缩短)，使先前设计的适配体与 STX 的亲和力提高了 30 倍。核酸适配体已被用来代替电化学生物传感中的抗体，实现了高灵敏度，检测限低至 42 pM 的分析技术。在分析实际贝类样品时获得了 78~2500 pM 的宽线性范围、良好选择性及 106%~113% 的回收率。该方法可用于开发强有力的适配体传感器，用于其他小分子和毒素的快速、高灵敏度检测(图 6-10)。

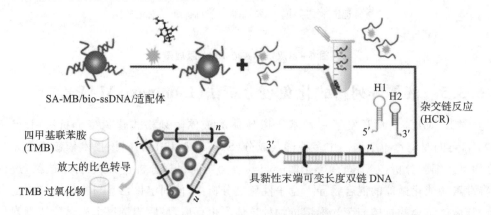

图 6-10 杂交链反应促进纳米酶催化转导比色适配体传感器用于 STX 的检测

国内学者将适配体技术、DNA 纳米四面体、DNA 三链体和电化学相结合，构建了一种简便无标记电化学适配体传感器，用于小分子的高灵敏度检测(图 6-11)。开发的适配体传感器具有高灵敏度，检出限为 1 nmol，对实际海水样品中的 STX 显示出良好的实用性，回收率为 94％～111％,具有良好的选择性、稳定性和可重复性。此方法为其他小分子的分析检测提供了科学参考。

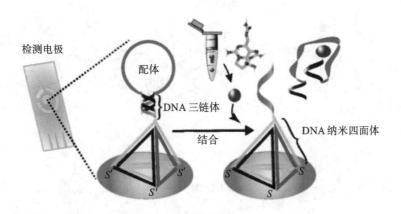

图 6-11　无标记电化学适配体传感器用于 STX 的检测

6.4　化学测定法

6.4.1　荧光比色法

利用 PSP 在碱性条件下的氧化可产生荧光产物的特点,可使用荧光技术进行 PSP 的简单测定。但其受到多种可变因素的影响:①萃取过程中和氧化之前需调节 pH;②多种金属的存在影响氧化及荧光产量;③毒素不能均匀发出荧光,且对于几种氨基甲酸酯毒素,其荧光较弱。荧光比色法比小鼠生物法的灵敏度高。

6.4.2　高效液相色谱法(HPLC)

PSP 结构类似物不含生色团或荧光团,因此大多数分析方法都需结合氧化反应产生荧光衍生物。目前主要有两种方法:柱前氧化(pre-COX)和柱后氧化(post-COX)。柱前氧化法经改进,涉及 SPE 净化样品,使用过氧化氢或高碘酸盐使毒素转化为高荧光氧化产物。该方法被指定为欧盟 PSP 分析官方替代方法。此方法之后被广泛使用,并得到进一步改进,包括将适用范围扩大至更广泛的贝类物种,通过样品纯化步骤的自动化可提高工作效率,使用超高效液相色谱法(UPLC)以缩短分析时间。但该方法存在 PSP 标准品缺乏的普遍问题,且 PSP 类似物易发生相互转化。这是影响此方法普遍推广的主要原因。

编者 ABI 课题组选取 3-(2-呋喃甲酰基)-喹啉-2-羰醛(FQ)为荧光衍生试剂,利用超高效液相色谱法(UPLC)和柱前衍生荧光检测技术,建立了贝类中 3 种高毒性 PSP 毒素成分(STX、GTX1 及 neoSTX)的检测方法(图 6-12)。

6.4.3　液相色谱-串联质谱法(LC-MS-MS)

自 ESI 技术发展以来,液相色谱-质谱法(LC-MS)已成为藻类毒素分析中应用最为广泛

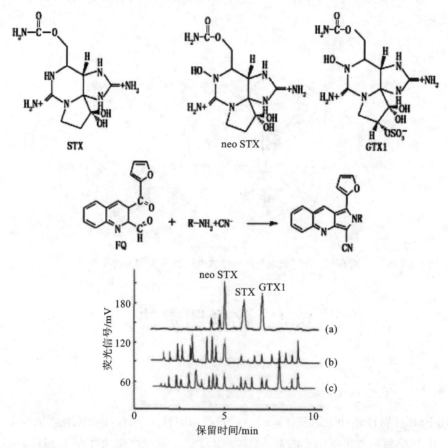

图 6-12　三种高毒性 PSP 组分与衍生试剂 FQ 的衍生反应及样品分析图谱

的技术。目前已报道了广泛应用的 LC-MS 和 LC-MS-MS。报道的方法最初以单一的分析物或单毒素组为目标,使用现代标准作为基本 MS 平台。然而,该技术的显著优势在于其能同时以高选择性监测多种毒素物质(图 6-13)。

　　沈钦一建立了贝类中 GTX1~4 及 OA、DTX1 混合毒素的 LC-MS-MS 检测方法,检出限为 4 μg/kg。国内学者研究建立了 13 种代表性 PSP 的 LC-MS-MS 检测方法,结果显示 PSP 毒素 13 种代表物在各自浓度范围内线性良好,回收率为 71%~97%,精密度为 3.6%~16.3%,最低检测限为 5~13 μg/kg。

6.4.4　亲水相互作用液相色谱-质谱法(HILIC-MS)

　　国外学者开发了一种简单样品前处理方法以实现 10 种 PSP 与河鲀毒素的同时测定。样品包括扇贝、虾夷扇贝、短颈蛤和菲律宾蛤蜊。为减少基质效应,通过固相萃取对贝类提取物进行了样品净化,使用石墨碳柱以十三氟庚酸作为挥发性离子对试剂,在亲水相互作用色谱柱上分离 10 种 PSP 和 TTX,通过质谱法定量。其检测限和定量限分别为 0.09~13.0 μg STXeq/kg 和 0.26~39.4 μg STXeq/kg(图 6-14)。

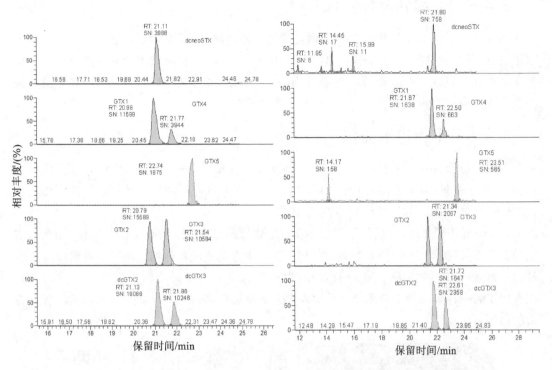

图 6-13　编者 ABI 课题组的 PSP 标准品及扇贝样品分析的 LC-MS-MS 色谱图

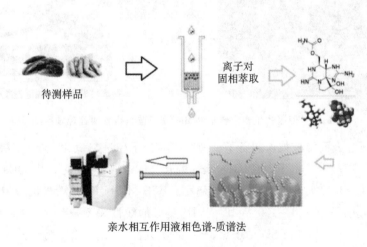

扫码看

彩图

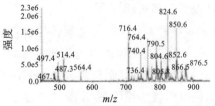

图 6-14　SPE-HILIC-MS 同时分析 10 种 PSP 质谱图

6.4.5　毛细管电泳法(CE)

国外学者应用毛细管电泳法(CE)激光荧光检测器测定 STX,最低可在约 1 mg/kg 浓度水平进行 STX 的检测,且所需样品进样量极小(1~10 nL)。但该技术的缺点如下:①CE 设备无法商业购买且价格昂贵;②与色谱法面临相同问题,即必须在制备荧光衍生物之前对待测物实现分离或检测。

6.4.6　生物传感器法

生物传感器(biosensor)法是一种将生物反应元件集成在换能器内,将结合反应转化为电信号,用于测量配体(如毒素)的方法。该方法可使用多种生物识别元件包括功能或结构(如抗体、受体、MIPS 和适配体)。其中抗体应用较多。

Bickman 等于 2018 年发展了一种便携式生物传感器系统(MBio),用于快速检测淡水中多种蓝藻毒素(图 6-15)。该系统首次使用荧光团缀合单克隆抗体用于微囊藻毒素(MC)/拟柱孢藻毒素(CYN)的检测。MC 的检测限为 0.4 μg/L,CYN 的检测限为 0.7 μg/L。该系统有望作为一种多功能工具用于多种蓝藻毒素的现场检测,并有望用于 STX 与其他海洋毒素的检测。

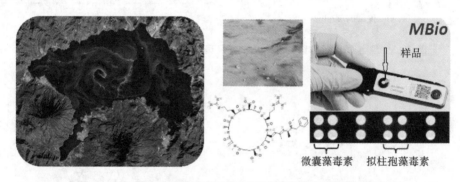

微囊藻毒素　拟柱孢藻毒素

图 6-15　便携式生物传感器(MBio)用于蓝藻毒素快速现场检测

国内学者通过表面接枝技术制备了一种新型的分子印迹二氧化硅层,该层附着于 STX 的量子点(MIP-QDs)上。由于 MIP-QDs 表面的互补印迹腔,合成的 MIP-QDs 对 STX 表现出优异的选择性荧光猝灭(图 6-16)。此外开发了基于 MIP-QDs 的荧光纳米传感器,用于选择性检测 STX,获得了在 20~100 μg/L 范围内良好的线性关系,相关系数为 0.998。贝类样品回收率为 89%~102%,RSD 小于 6.3%。贝类样品 STX 检出限为 0.3 μg/kg。结果表明,此技术具有较高的选择性及检测灵敏度。

Serrano 等于 2021 年开发了一种电化学阻抗生物传感器,使用特定的适配体作为 STX 检测的识别元件(图 6-17)。该方法将适配体的卓越传感特性与电化学阻抗技术的无损、无标记和简单的工作原理相结合。检测浓度高于 0.3 μg/L STX 时,表现出非常高的灵敏度和选择性,是一种很有应用前景的水溶液中检测 STX 的替代方案。

扫码看
彩图

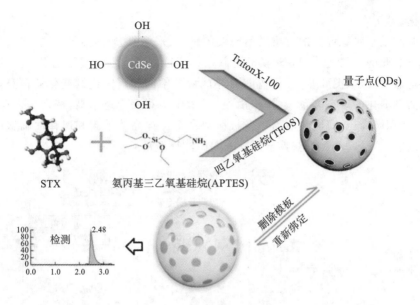

图 6-16　荧光纳米传感器用于 STX 选择性检测

扫码看
彩图

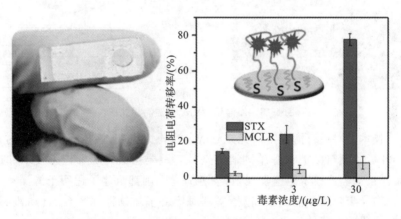

图 6-17　电化学阻抗生物传感器用于水溶液中 STX 的高灵敏度检测

6.5　赤潮藻毒素原位监测技术的发展

　　分子生物学技术的使用包括核酸测序和基因分型,为识别产毒赤潮藻地理范围内的遗传变异提供了强有力的分析工具。海洋生物多样性研究与开发沿海监测系统的国际努力之间的密切协调,对研究地球海洋生物多样性,沿海监测保护和管理沿海资源均至关重要。为监测全球范围内的赤潮动态变化,还必须整合多种途径的海洋监测数据,包括常规采样方案、现场系统和遥感数据。

6.5.1　海洋环境自动化系统与赤潮监测

　　海洋环境自动监测系统主要有两个方面的优势:一是采用原位监测的手段实时在线反映海洋环境变化的情况。二是采用自动监测,大大减少人力投入,方便获得连续、稳定、长期的监测数据。

原位监测是指对原位测试对象采用安装传感器、采集器、通信器等方式,进行自动化、电子化、数字化、联网化的连续、动态、实时更新数据原位测试。原位监测是很多国家大力推崇的海洋环境监测技术(图 6-18)。可监测海洋区域的空间和瞬间连续变化的信息,真实反映海洋环境活动演化的动态体系,且操作简便、灵敏度高和反应速率高,特别是在海洋极端环境条件下,如深海高压、海底热液喷口及极区海洋等。样品的采集和保存面临很大的挑战,原位监测则能深入这些区域,获得全面准确的海洋环境信息。

扫码看
彩图

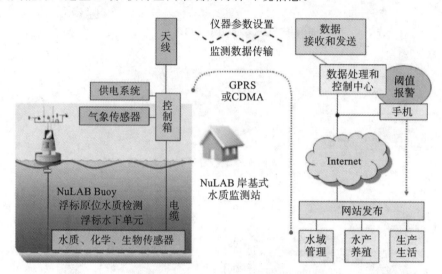

图 6-18　海洋环境的原位监测模式图

原位监测技术是对传统海洋学研究方法的一次重大突破,该技术的应用,对促进海洋资源探测、海洋环境监测与保护和海洋科学研究具有重要意义。随着传感技术和通信技术的快速发展,海洋自动监测技术迅速发展,目前各海洋强国都组建了适用于海洋动力学要素和海洋环境污染物同步自动观测网络,包括岸基海洋环境自动监测平台、自动监测浮标、潜标和海床基固定及移动自动监测平台。

6.5.2　我国海洋环境立体监测系统的发展

目前,我国已形成国家、省、市、县 4 级环境监测网络,共建成专业行业监测站近五千个,组建了全国立体海洋监测网,利用卫星、飞机、船舶、浮标(包括锚定浮、ARGO 浮标及漂流浮标)等构成的海洋环境立体监测系统,对管辖海域实行实时监测。该系统在近岸、近海、远海和远海监测区域及主要海洋功能区,全面开展海洋环境质量和海洋生态监测,并对海洋赤潮、海洋风暴潮、海上巨浪、海冰及海上溢油等海洋环境问题进行监测。我国于 2016 年完成了赤潮立体自动监测技术与系统集成及应用(图 6-19)。这些关键技术的突破,显著提升了我国对近岸海域不同尺度赤潮开展实时、准确监测的能力,为我国发展稳定的海洋赤潮立体自动监测与预警报提供了重要支撑。

6.5.3　美国切萨皮克湾监测浮标系统(CBOS)

美国马里兰大学环境科学中心合恩角实验室构建了切萨皮克湾监测浮标系统(Chesapeake

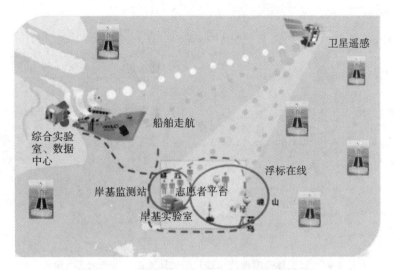

图 6-19　我国建成的长江口赤潮立体监测系统

Bay Observing System,CBOS),用于监测美国切萨皮克湾赤潮(HAB)及富营养化动态变化。自动系泊系统可配备传感器,以连续监测水柱的温度和盐度、深度分辨电流和气象条件。被动光学传感器可测量海洋的颜色和太阳光随深度的衰减。相应的光学性质、光谱反射和衰减,可能与水的成分有关,包括浮游植物和密集的赤潮。其具有自身光源的光学仪器,如荧光计和吸收衰减计,在海洋浮游植物的自主表征和环境条件方面显示出巨大潜力(图 6-20)。

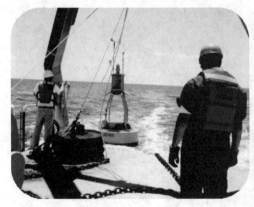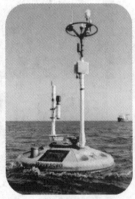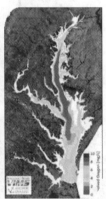

图 6-20　美国马里兰大学研发的海洋环境在线监测系统(CBOS)

6.5.4　产毒藻及藻毒素现场监测系统的发展

贝类毒素的初步快速筛查是降低潜在风险的有效监测方式之一。近年来,生物亲和传感器的开发与应用受到广泛关注。而适配体传感器的大量涌现,在监测海洋贝类毒素方面表现出极强的应用前景,有望在 PSP 及其他海洋有毒物的现场监测方面获得广泛应用(图 6-21)。

美国蒙特利海湾研究所研发了环境样品处理器(ESP)并投入使用(图 6-22),该仪器利用 DNA 探针阵列实时原位检测微生物及基因产物。ESP 是一个全自动化水下分子学实验室,

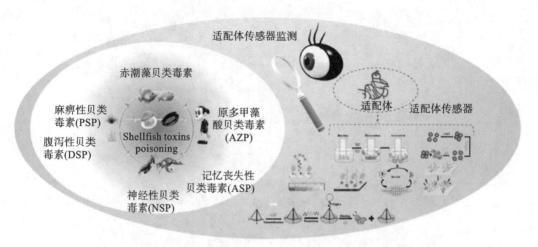

图 6-21 适配体传感器技术应用于海洋赤潮藻毒素的实时监测

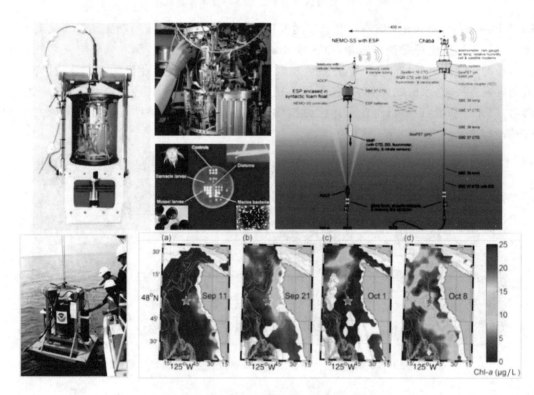

图 6-22 在线监测环境样品处理器(ESP)系统

采用三明治杂交、荧光定量 PCR 或竞争性酶联免疫吸附试验进行分子检测。但 ESP 并不局限于上述方法,还可根据实际需求进行方法学定制。用于检测的探针主要针对部分产毒藻、细菌和浮游动物等生物。可实现长期、自动、连续监测产毒藻和藻毒素动态变化。监测结果可无线传输到岸上基站,也可在水下原位进行工作或在监测平台中工作,还可在水下采集并保存样品回收后,在岸基实验室内进行藻毒素的定量分析。

第 7 章

麻痹性贝类毒素污染
监测与水产品质量安全

麻痹性贝类毒素(PSP)严重威胁着人类生命与健康,其作为重要的公共卫生问题获得了全世界普遍关注。世界各国对水产品 PSP 污染的日常监测高度重视,20 多个国家或国际组织针对贝类水产品建立或提出了 PSP 监测法律法规,并制定了相应贝类水产品及其制品的 PSP 限量标准。本章介绍 PSP 的污染事件及其安全监测研究。

7.1 全球 PSP 污染事件回顾

全球沿海渔业及水产养殖产业的快速发展,使得人们对有毒赤潮藻的重视程度日益提高。据统计,全球每年因 PSP 而引发的中毒事件约 2000 起,死亡率达到 15%。PSP 亦是我国海洋赤潮藻毒素中常见种类之一,约占藻毒素中毒事件的 90%。

1. 欧洲

欧盟第 853/2004 号条例规定,如果 PSP 浓度超过 800 μg STXeq/100 g,则对活贻贝及相关渔业产品实行贸易禁令。为遵守该法规,欧盟第 2074/2005 号法规中规定将小鼠生物法确定为水产品 PSP 检测的参考方法。

挪威的 PSP 污染事件是欧洲最早记录的事件。在挪威沿岸许多地方均经常检测到 PSP,且已发生至少 7 次人中毒事件,共有 32 名受害者,其中 2 人死亡。

1987 年,德国下萨克森州发生 3 例因食用西班牙产贻贝而发生 PSP 中毒的病例。1987 年和 1990 年,在德国日德兰半岛东海岸贻贝中两度发现 PSP,1996 年发生了 PSP 中毒事件。1992 年,在法国大西洋沿岸贻贝中检出 PSP,但水体中未发现产毒藻类。2000 年因发现贝类 PSP 含量超标,法国关闭了布列塔尼地区的两个贝类加工生产区。1992 年爱尔兰科克港发生了一次因塔玛亚历山大藻引发的 PSP 中毒事件,时间持续一周。1996 年在科克港发生了塔玛亚历山大藻引发的藻华,随后在当地产贻贝和牡蛎中检出了 GTX2 及 GTX3,最高浓度分别为 360 μg STXeq/100 g 和 88 μg STXeq/100 g。1999 年在科克港表层沉积物中检测到了塔玛亚历山大藻孢囊,随后从中培育出产毒塔玛亚历山大藻细胞。在 2002 年 7 月的三周时间内在科克港贻贝和牡蛎水产品质量例行检测中均发现 PSP 含量超标。

1994—1996 年在意大利西北亚得里亚海沿岸检出部分贻贝样品中 PSP 含量高于 80 μg STXeq/100 g，但未有公众中毒事件报道。1990 年在葡萄牙罗卡角以北海岸爆发了 PSP 中毒事件。1992 年里斯本南海岸和阿尔加威沿岸再次发生 PSP 中毒事件，食用贝类中 PSP 浓度为 100~500 mg STXeq/100 g。1994 年 10 月葡萄牙西海岸 9 人因食用贝类（*Mytilus edulis*）导致 PSP 中毒。

贻贝养殖业是西班牙西北大西洋沿岸加利西亚里亚斯（Galician Rias）地区的重要支柱产业，自 1976 年以来该地区饱受 PSP 中毒事件的困扰。受 PSP 污染的西班牙贻贝在其他几个欧洲国家也曾引起食物中毒。另一 PSP 中毒事件发生在 1993 年，当时中毒事件持续了较长时间。对所采集贻贝样品分析后发现毒素成分同时存在 DSP 和 PSP。检测到的 PSP 毒素成分包括 B1、STX、GTX2 和 GTX3。1995 年由于发生了产毒亚历山大藻赤潮，西班牙巴利阿里群岛港口水体呈现异常红棕色，藻细胞浓度达 4.5×10^6/L。2002 年安达卢西亚地域爆发微小亚历山大藻与链状裸甲藻赤潮而导致 PSP 中毒事件，当地政府长时间关闭了当地的扇贝生产区。

瑞典贻贝养殖中的 PSP 污染经常发生在春季末和夏季初。1985—1988 年，在贝类水产品中检测到 PSP，1986 年及 1987 年其浓度高达 1000 MU/100 g。英国首例 PSP 中毒病例发生于 1968 年，患者食用了英格兰东北海岸含有 600~6000 mg STXeq/kg 毒素的贻贝。自此，仅在 1972 年和 1973 年经常检测到 PSP 含量低于 400 MU/100 g。1977 年，毒素浓度达 1792 MU/100 g。1990 年在苏格兰西海岸报道了首批 PSP 中毒事件，在贻贝和扇贝中检测到的 PSP 最高浓度为 16480 MU/100 g。苏格兰从 2000 年至 2001 年 5 月初，在西海岸水产养殖场的贻贝中及在奥克尼扇贝渔场扇贝性腺组织中检测到 PSP。到 5 月中旬，扇贝组织中的 PSP 水平上升至 158 μg STXeq/100 g，当地政府对水产养殖区收获贻贝采取了限制措施。

2. 非洲

1969 年和 1979 年，南非报道了因食用浓度高达 84000 μg STXeq/100 g 贝肉的非洲黑贻贝（*Choromytilus meridionalis*）而分别发生 6 例和 17 例病例 PSP 中毒事件。1999 年 4 月在南非西海岸两个养殖区的鲍鱼中检测到 PSP，毒素含量最高达 1609 μg STXeq/100 g。因爆发塔玛亚历山大藻赤潮而产生 PSP，南非当地 Burger 湖内 700 多吨养殖鲈鱼、鲷鱼及其他野生鱼类曾大量死亡。

3. 北美洲

早在 1793 年，加拿大不列颠哥伦比亚省即有 PSP 中毒的记录，当时 4 名船员因食用沿海贝类而导致死亡。1978 年和 1982 年因食用含量高达 430000 和 21000 mg STXeq/100 g 的贻贝而导致 PSP 中毒病例分别为 2 例及 5 例，其中死亡 1 例。1880—1995 年加拿大共报道 106 例 PSP 中毒病例，其中 32 例死亡。2012 年 7 月加拿大爱德华王子岛附近鱼类因食用有毒藻及贝类而发生大量死亡。

1958 年缅因州报道了美国第 1 例 PSP 中毒病例。1972 年赤潮发生范围从缅因州南部穿过新罕布什尔州延伸到马萨诸塞州，并首次在美国南部地区造成因食用有毒贝类而发生 PSP 中毒事件，其中 33 例中毒，但无人死亡。自 1972 年以来，几乎每年新罕布什尔州和马萨诸塞州都经历 PSP 赤潮爆发。1980 年报道有 51 人食用了当地含 PSP 3000~40000 STXeq/kg 的贻贝和牡蛎而发生中毒。1990 年 6 月，马萨诸塞州楠塔基特岛海岸乔治湾地区 6 名渔民食用煮熟青口贻贝发生中毒。随后在贻贝中检测到 PSP 浓度为 244000 μg STXeq/kg,而在煮熟贻贝中检测到 PSP 浓度为 4280 μg STXeq/100 g。

4. 南美洲

自 1992 年以来,每年在巴西火地岛峡湾均出现链状亚历山大藻藻华并记录贝类毒性。1998 年在巴西圣卡塔琳娜州沿海观察到了链状裸甲藻。在巴西水域已记录了几次塔玛亚历山大藻爆发,并确定了其中产 PSP 甲藻为链状亚历山大藻及链状裸甲藻。智利从 1972 年 10 月到 1997 年 1 月共报道 329 例 PSP 中毒病例,其中 26 例死亡。有毒的贝类包括罗纹贻贝和智利贻贝,而其中 PSP 含量为 1555～96000 MU/100 g 不等。2001 年 PSP 和 DSP 中毒事件对智利公共卫生和经济影响最为严重。当地政府不得不关闭了南纬 44°以南的所有渔场并实施了全国范围的水产品安全监测计划。墨西哥在 1979 年报道了 20 例 PSP 中毒病例,其中 3 例死亡。1995—1996 年,米却肯州和格雷罗州附近爆发巴哈马盾甲藻藻华并造成 6 人中毒死亡。1979 年和 1981 年委内瑞拉发生因食用含 790～33000 mg STXeq/100 g 的贻贝而分别导致 171 人及 9 人中毒的事件,其中死亡 11 人。

5. 亚洲

中国最早报道的 PSP 中毒事件发生在浙江,在 1967—1979 年共有 40 例中毒病例,其中 23 例死亡。1986 年 11 月,福建东山发生 PSP 中毒 136 例,死亡 1 例。1989 年 11 月,福建福鼎 4 名渔民食用海蜗牛后发生 PSP 中毒,1 人死亡。1994 年 6 月浙江省有 1 人因食用海蜗牛导致死亡。1998 年 6—8 月,浙江发生 5 起因食用织纹螺引起的 PSP 中毒事件,中毒人数 10 人,死亡 3 人。1992 年香港发生了 3 例 PSP 中毒病例。1986 年 1 月台湾地区有 2 人因食用紫蛤(*Soletellina diphos*)而死亡。1991 年 2 月,有 8 例患病。1995 年 8 月至 1997 年 3 月间,台湾地区南部贝类 PSP 调查显示三种类型贝类中含 PSP。

1948 年日本爱知县丰桥市发生 PSP 中毒事件,患者 12 人,死亡 1 人。1961 年岩手县大船渡市发生 PSP 中毒事件,患者 20 人,死亡 1 人。1962 年京都府宫津市发生 PSP 中毒事件,患者 42 人。1979 年北海道旭川市发生 PSP 中毒事件,患者 5 人,死亡 1 人。1995 年 7 月至 1996 年 10 月,在长崎县福江岛收集的 30 种贝类中有 6 种含 PSP。2 种扇贝(*P. albicans* 和 *C. farreri*)PSP 含量均超过 400 MU/100 g(安全限)。1997 年 3 月,食用福江岛上采集的牡蛎后有 20 人中毒。1999 年和 2001 年,濑户内海发生了田宫亚历山大藻藻华,影响了周边海域的牡蛎养殖场。2001 年 11 月养殖牡蛎和野生牡蛎中的 PSP 污染水平分别为 170 和 330 MU/100 g。马来西亚 1977 年累计发生 201 例因食用蛤导致的 PSP 中毒病例,其中 4 例死亡。2001 年 9 月,6 人因食用蛤导致 PSP 中毒,其中 1 人死亡。1983—1998 年共发生 2000 例 PSP 中毒病例,死亡率约为 5.8%。

6. 大洋洲

1987—1997 年,对澳大利亚维多利亚州菲利普港湾和西港湾进行的监测会偶尔发现高水平的 PSP(最高浓度为 10000 μg STXeq/100 g)。塔斯马尼亚州在 1994 年 9 月和 1996 年 7 月对贻贝、牡蛎和扇贝的 PSP 检测结果表明,其中 PSP 最高浓度分别为 18429、699 和 83 μg STXeq/100 g。1993 年 1 月在新西兰发生了食用贝类中毒事件,共有 180 多人中毒。1993 年 1 月至 1996 年 7 月,新西兰海岸采集的贝类样品中大约 0.5%的样品中 PSP 水平超过规定安全限值(最高浓度为 920 μg STXeq/100 g)。

7.2　全球食品中 PSP 限量标准概述

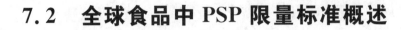

　　麻痹性贝类毒素中毒是一个世界性的公共卫生问题,目前已有 20 多个国家对食品中 PSP 限量进行控制。WHO 推荐的最有效预防方法是对水源或水产品养殖与收获区开展有效的控制监测措施。当 PSP 污染水平接近 PSP 限量标准或耐受度时,相关国家应关闭水产品生产地区或禁止销售和食用受污染水产品。WHO 允许的 PSP 的公共卫生限量是 80 μg STXeq/100 g(相当于 400 MU),使用的分析方法为 AOAC 推荐的小鼠生物法。

　　目前许多国家仍将小鼠生物法用作 PSP 的官方分析方法。PSP 限量标准在不同国家间存在差异,限量标准一般基于流行病学数据而并非危险性评估。

　　大部分国家的 PSP 限量标准为 80 μg STXeq/100 g,而挪威、墨西哥、菲律宾的限量值低于此标准(表 7-1)。为提高贝类产品的食用安全性,欧盟等国际组织已建议将可食贝类 PSP 的最大限量进一步下调。挪威因贻贝进口和消费量较大而专门针对贻贝制定了相应标准,阿根廷和加拿大针对不同贝类制定了不同标准,且含量高于 80 μg STXeq/100 g 的贝类水产品允许制作成为罐头出售。这表明各国对待不同 PSP 污染水平的水产品,采取了较为灵活的管理措施。在水产品种类上,多数国家是针对软体动物或双壳类制定标准,但亦有部分国家指定了具体的水产品种类,这种情况主要取决于本国的消费状况和水产品进出口贸易情况。

表 7-1　世界主要国家或组织制定的 PSP 限量标准

国别	受测物	限量标准 (μg STXeq/100g 或 MU)	法定检测方法	备注
中国	双壳软体动物	80	小鼠生物法(MBA)	
澳大利亚	双壳软体动物	80	小鼠生物法(MBA)	
加拿大	软体动物	<80	小鼠生物法(MBA)	制成罐头,去除虹吸管
	软壳蛤	80~160		
	贻贝	300~500		
	黄油蛤	80~300		
危地马拉	软体动物	400 MU	小鼠生物法(MBA)	
日本	双壳类	400 MU	小鼠生物法(MBA) 高效液相色谱法(HPLC)	
韩国	双壳类	400 MU	小鼠生物法(MBA) 高效液相色谱法(HPLC)	
新西兰	贝类	80		
挪威	贻贝	200 MU		
巴拿马	双壳类	400 MU	小鼠生物法(MBA)	
新加坡	双壳类	80	小鼠生物法(MBA)	

续表

国别	受测物	限量标准 （μg STXeq/100g 或 MU）	法定检测方法	备注
瑞典	软体动物	80	小鼠生物法（MBA）	
荷兰	双壳软体动物	80	小鼠生物法（MBA）	
丹麦	双壳软体动物	80	小鼠生物法（MBA） 高效液相色谱法（HPLC）	
美国	水生动物	80	小鼠生物法（MBA）	
摩洛哥	软体动物	80	小鼠生物法（MBA）	
阿根廷	软体动物	400 MU	小鼠生物法（MBA）	制成罐头
	海蜗牛	160		
智利	软体动物	80	小鼠生物法（MBA）	
墨西哥	双壳类	30	小鼠生物法（MBA）	
乌拉圭	软体动物	400 MU	小鼠生物法（MBA）	
委内瑞拉	软体动物	80	小鼠生物法（MBA）	
菲律宾	软体动物	40	小鼠生物法（MBA）	

1. 欧洲

双壳软体动物中 PSP 的限量标准规定为 80 μg STXeq/100 g。官方分析方法是小鼠生物法。2017 年 11 月 1 日，欧盟（EU）发布 2017/1980 条例，修订了原 EC 2074/2005 附件中麻痹性贝类毒素的检测方法。修订如下：麻痹性贝类毒素检测方法：①贝类可食用部分麻痹性贝类毒素的检测，参照生物检测方法或其他国际认可方法。②若对结果有异议，那么参考方法应为 AOAC 官方方法 2005.06（贝类麻痹性贝类毒素）中的劳伦斯（Lawrence）法。

俄罗斯食品中 PSP 限量标准为 0.8 mg/kg。

2. 非洲

摩洛哥 STX 的限量标准为 80 μg STXeq/100 g。分析方法是小鼠生物法。

3. 北美洲

1996 年美国食品药品监督管理局（FDA）发布《水产品危害与控制指南》（以下简称《指南》）第一版。随后于 1998 年及 2001 年推出《指南》第二版和第三版，并于 2008 年对第三版进行了更新。2011 年 4 月美国 FDA 发布了《指南》第四版，新增了水产品品种及新识别危害，包括 PSP、雪卡毒素、鲭鱼毒素、天然毒素等。指南规定，对这些新识别出来的危害，相关加工企业需要对原材料重新进行危害性评估，并采取相应的控制措施以消除潜在的危害。《指南》第四版增加了对原多甲藻酸贝类毒素（AZP）的描述，并确定了 0.16 mg/kg 的安全阈值。新版《指南》同时提供了关于软体贝类毒素、扇贝毒素（PTX）、虾夷扇贝毒素（YTX）的信息，明确了腹泻性贝类毒素的安全阈值为 0.16 mg/kg，太平洋雪卡毒素的安全阈值为 0.01 μg/kg，加勒比海雪卡毒素的安全阈值为 0.1 μg/kg。美国对双壳类中 PSP 的安全阈值为 80 μg STXeq/100 g。分析方法是小鼠生物法。

加拿大规定,软体动物中 PSP 浓度应低于 80 μg STXeq/100 g。小鼠生物法为必需分析方法。软壳蛤中 PSP 浓度为 80—160 μg STXeq/100 g。

4. 南美洲

阿根廷、乌拉圭对软体动物中 STX 的限量标准为 400 MU/100 g;分析方法是小鼠生物法。智利、委内瑞拉对 STX 的限量标准为 80 μg STXeq/100 g;分析方法是小鼠生物法。墨西哥对 PSP 的限量标准为 30 μg STXeq/100 g;分析方法是小鼠生物法。

5. 亚洲

中国对贝类中 PSP 的限量标准为 80 μg STXeq/100 g。分析方法是小鼠生物法、酶联免疫吸附法、液相色谱法和液相色谱-串联质谱法。该方法适用于牡蛎、扇贝等贝类及其制品中麻痹性贝类毒素的检测。日本对双壳类中 PSP 的限量标准为 400 MU。分析方法是小鼠生物法。菲律宾对贝类中 PSP 的限量标准为 40 μg STXeq/100 g。新加坡对双壳类中 STX 的限量标准为 80 μg STXeq/100 g。分析方法是小鼠生物法。韩国对双壳类中 STX 的限量标准为 400 MU。分析方法是小鼠生物法和高效液相色谱法。

6. 大洋洲

澳大利亚及新西兰对贝类中 STX 的限量标准为 80 μg STXeq/100 g。分析方法是小鼠生物法。

7.3 我国贝类 PSP 检测标准的发展过程

我国是世界上最大的贝类养殖国,贝类养殖始于 20 世纪 70 年代,贝类年产量占世界贝类总年产量的 60% 以上。其中主要为海水贝类养殖,养殖贝类品种 20 多个,主要为贻贝、扇贝、牡蛎、蛏蜓、鲍鱼、文蛤等。我国贝类产量世界第一,每年达到上千万吨。而 PSP 作为贝类海产品质量安全的常规监测项目,开发快速准确的检测方法,对于确保沿海贝类养殖业的健康发展及保障水产品食用安全具有重要意义。随着现代检测分析技术的不断进步,开发快速、准确、低成本的定量、定性分析技术仍是贝类海产品质量安全监测技术发展的主要方向。

我国自 1995 年开始先后制定并发布了一系列关于麻痹性贝类毒素的检验方法及行业标准,包括 SN 0352—1995《出口贝类麻痹性贝类毒素检验方法》(已废止)、SC/T 3023—2004《麻痹性贝类毒素的测定 生物法》(已废止)、SN/T 1735—2006《进出口贝类产品中麻痹性贝类毒素检验方法 高效液相色谱法》(已废止)、SN/T 1773—2006《进出口贝类中麻痹性贝类毒素检测方法 酶联免疫吸附试验法》(已废止)、GB/T 5009.213—2008《贝类中麻痹性贝类毒素的测定》(已废止)及 GB/T 23215—2008《贝类中多种麻痹性贝类毒素含量的测定 液相色谱-荧光检测法》(已废止)。

我国现行的贝类中麻痹性贝类毒素分析国家标准为 GB 5009.213—2016《食品安全国家标准 贝类中麻痹性贝类毒素的测定》,发布时间为 2016 年 12 月 23 日,实施时间为 2017 年 6 月 23 日。该标准规定了贝类中麻痹性贝类毒素测定的小鼠生物法、酶联免疫吸附法、液相色谱法和液相色谱-串联质谱法。本标准适用于牡蛎、扇贝等贝类及其制品中麻痹性贝类毒素的检测。主要变化:标准名称修改为"食品安全国家标准 贝类中麻痹性贝类毒素的测定";增加了酶联免疫吸附法;增加了液相色谱-串联质谱法。

1. 小鼠生物法

原理:用盐酸提取贝类中麻痹性贝类毒素(PSP)。记录小鼠腹腔注射提取液后的死亡时间,根据麻痹性贝类毒素致小鼠死亡时间与鼠单位关系的对照表查出鼠单位(MU),并按小鼠体重对鼠单位进行校正得到校正鼠单位(CMU),计算得到每100 g样品中PSP的鼠单位。以石房蛤毒素作为标准,将鼠单位换算成毒素的微克数,计算每100 g贝肉中PSP的微克数。测定结果代表存在于贝肉内各种化学结构的PSP总量。

2. 酶联免疫吸附法

原理:游离麻痹性贝类毒素与其酶标志物竞争麻痹性贝类毒素抗体,同时麻痹性贝类毒素抗体与捕捉抗体连接。没有被结合的酶标志物在洗涤步骤中被除去。结合的酶标志物将无色的发色剂转化为蓝的产物。加入反应停止液后使颜色由蓝色转变为黄色。用酶标仪在450 nm波长下测量微孔溶液的吸光度,试样中麻痹性贝类毒素含量与吸光度成反比,按绘制的标准曲线定量计算。

3. 液相色谱法

原理:试样中的麻痹性贝类毒素经盐酸溶液(0.1 mol/L)提取,C_{18}固相萃取柱和超滤离心净化,液相色谱分离,在线柱后衍生荧光检测,外标法定量。

4. 液相色谱-串联质谱法

原理:试样经甲酸溶液(0.5%)提取,分别经乙酸乙酯和三氯甲烷液-液分配去脂,固相萃取柱净化后,再经乙腈除蛋白,超滤离心,液相色谱-串联质谱检测,外标法定量(图7-1)。

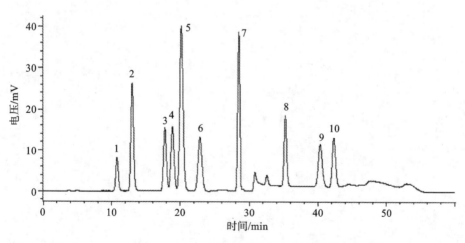

图7-1 10种PSP标准溶液液相色谱图

1—GTX4,16.7 μg/L;2—GTX1,50.7 μg/L;3—dcGTX3/4.8 μg/L;4—GTX5,31.9 μg/L;5—dcGTX2,17.3 μg/L;6—GTX3,6.5 μg/L;7—GTX2,19.6 μg/L;8—neoSTX,15.7 μg/L;9—dcSTX,12.5 μg/L;10—STX,14.5 μg/L

本方法 GTX1、GTX4、GTX2、GTX3、dcGTX2 和 dcGTX3 的检出限为 25.0 μg/kg,定量限为 50.0 μg/kg;GTX5、STX、dcSTX 和 neoSTX 的检出限为 50.0 μg/kg,定量限为 100.0 μg/kg(图7-2)。

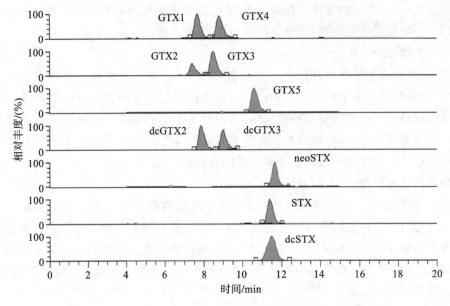

图 7-2　10 种 PSP 标准溶液多反应监测(MRM)分析色谱图

1—GTX1,61.2 ng/mL;2—GTX4,20.0 ng/mL;3—GTX2,52.6 ng/mL;4—GTX3,20.0 ng/mL;5—GTX5,50.0 ng/mL;6—dcGTX2,89.0 ng/mL;7—dcGTX3,20.0 ng/mL;8—neoSTX,50.0 ng/mL;9—dcSTX,50.0 ng/mL;10—STX,50.0 ng/mL

第 8 章

麻痹性贝类毒素的药用价值与开发利用

麻痹性贝类毒素(PSP)是胍胺类神经毒素,是特异性 Na^+ 通道阻断剂,对生物神经系统或心血管系统有高度特异毒性。PSP 是一把"双刃剑",既对自然环境及人类造成毒害,又可造福人类。PSP 已在神经生物学、赤潮监测、医学诊断、军事医学及新药研发等方面表现出良好的应用潜力。本章介绍麻痹性贝类毒素的药用价值及其开发利用。

8.1 PSP 的药用价值

PSP 属胍胺类神经毒素,是神经元细胞及肌膜上的 Na^+ 通道阻断剂,特异性地干扰神经肌肉的传导过程使随意肌松弛麻痹,导致一系列的中毒症状。STX 在较低浓度(3×10^{-7} mol/L)下即可阻断 Na^+ 通道,而对 K^+ 通道无影响。STX 不影响突触前神经末梢传导介质的释放。STX 对胆碱酯酶有抑制作用,对 Na^+ 通道、Ca^{2+} 通道、K^+ 通道均有调控作用,已成为防治心血管疾病药物的重要来源。

石房蛤毒素(STX)在赤潮检测、分子生物学、神经生物学、医学诊断、药物开发等研究中都有应用。在医学诊断与药物开发方面,STX 独特的化学结构和毒理作用机制,在研究平滑肌和心肌离子流、Na^+ 通道结构、化学药物对神经肌肉传导的影响等方面,成为研究钠离子通道的重要工具药。PSP 在镇痛、麻醉、解痉、止喘以及作为抗癌药物方面的研究已经开始。STX 具有显著的抗肿瘤、抗病毒活性,对癌细胞的破坏性相当大。STX 具有较强的降压作用,$2.0 \sim 3.0$ $\mu g/kg$ 可降低狗和猫正常动脉血压的 2/3,剂量大于 1.5 $\mu g/kg$ 时可能阻滞血管神经而减小外周阻力。剂量大于 1.5 $\mu g/kg$ 时,则直接弛缓血管肌肉而达到降压目的。STX 有局麻作用,比普鲁卡因强 10 万倍(图 8-1)。

STX 是一种快速毒素,中毒后症状在 $0.25 \sim 4$ h 发作。STX 是强烈的胆碱酯酶抑制剂,对中枢和外周神经均有强烈的作用;它主要对心血管和呼吸中枢起作用;它能妨碍离子的通透,从而扰乱神经肌肉的传导。

由于海洋生物毒素具有分布广、毒性强及解毒难等特性,美、日等国在二战之前就对以海洋有毒鱼类为主的海洋生物毒素进行了广泛的调查研究,获得了大量资料。禁止化学武器组织也将部分海洋生物毒素如石房蛤毒素(STX)列入禁止化学品的第一类清单。尽管目

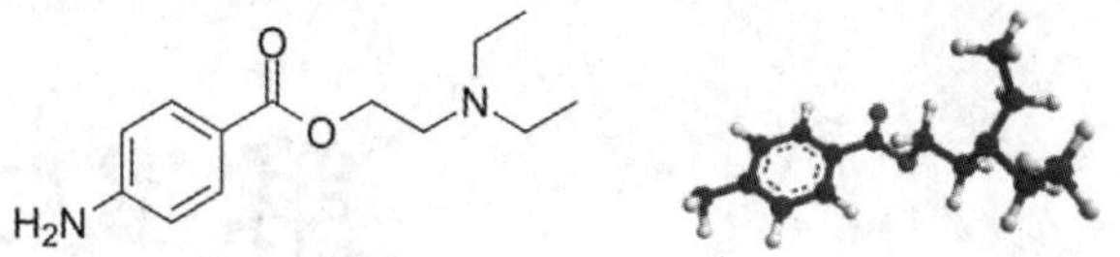

图 8-1　普鲁卡因和 STX 的化学结构示意图

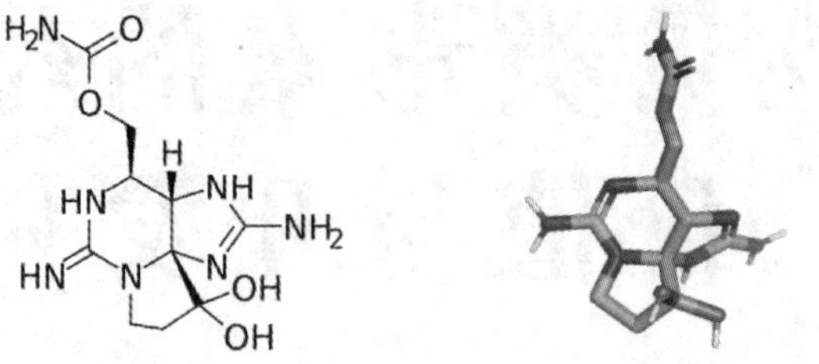

前全世界大部分国家已经签署了《禁止化学武器公约》，但随着世界多极化格局的发展，在复杂的国际环境下，恐怖分子利用海洋生物毒素的威胁仍不容忽视。

8.2　PSP 药效的作用机制

PSP 的高毒性是由于其可逆地与可兴奋细胞上电压门控制 Na^+ 通道上的位点 1 受体结合，阻断了神经元的传递，并导致哺乳动物因呼吸衰竭和休克而死亡。PSP 以高亲和力结合至电压依赖性钠通道上的位点 1，从而阻止钠离子通过通道流入。电压依赖性钠通道在神经元突触和神经肌肉连接处的神经传递中起关键作用。

由于所有的 PSP 在 C2 和 C8 位共享两个胍基团，在中性条件下产生正的净电荷。其化学结构中的季铵基使它们具有高极性，因此 PSP 无法穿越血脑屏障。因此，它们主要的生理作用与轴突水平的阻滞作用有关，阻滞神经冲动的传播和神经肌肉接头处的神经传递。因此，当它们在局部应用时，两种临床活动同时表现在两个方面：①控制疼痛（麻醉活动）；②控制肌肉过度活动（松弛效应）。

STX 可阻断可兴奋细胞电压依赖性门控通道。由于心房肌和心室肌属于快反应细胞，其特点是细胞的兴奋由钠离子快速内流引起。在 STX 作用下，Na^+ 通道被阻断，心房和心室肌收缩能力下降。心房和心室肌对 STX 的敏感性有所不同。心房肌较心室肌对 STX 敏感性低，在能完全阻断心室肌的 STX 剂量下，心房肌节律虽有所减慢，但仍能维持，表明心房肌和心室肌钠通道的类型可能有所不同。心室收缩能力下降并不是心肌本身的收缩特性受到影响，因为在心室收缩完全阻断的情况下，心肌条仍可对 2 倍阈强度的电刺激起反应，这表明心脏传导阻滞主要发生在心房与心室之间的传导组织，其次在心肌细胞之间。研究表明 STX 仅作用于钠通道外表面，但并不改变通道门控行为。在 STX 作用下，心脏传导随剂量增加逐渐阻断，参与兴奋与收缩反应的肌纤维逐渐减少，因此心肌收缩能力不断减弱，但心肌降至一定幅度时不再下降。由于心脏传导被阻断，外周血压因失去原动力而下降，这可能是外周血压下降的主要原因。

由于 STX 与钠离子通道受体具有高亲和力和特异性,因此在低毒素浓度下即可与钠离子通道受体结合,进而产生高毒性。STX 对大鼠心血管和呼吸功能影响的研究表明,STX 对呼吸功能和心血管功能均起到抑制作用,且作用效果快速,其中对呼吸和心率抑制快速而持久,而对血压抑制较轻且作用时间较短。STX 外周降压效果评价结果表明,0.4 MU/kg STX 即可对鳗鱼的外周血压具有明显降低效果。STX 的实验动物(猫)毒理实验结果表明,当静脉注射剂量为 10 μg/kg 时,猫出现血压下降、心肌衰竭、心脏停搏等症状,证明 STX 可通过血脑屏障而到达肝、肾及中枢神经。

STX 在很低的浓度(3×10^{-7} mol/L)下即可阻断钠离子通道,因此表现出高毒性,而对钾离子通道则无影响。STX 不影响突触前神经末梢传导介质的释放。各衍生物的毒性大小与其结合钠离子通道位点 1 的牢固程度密切相关。一直以来,STX 以其与药理学受体的高亲和性和选择性而著称,而且一直认为电压开启钠离子通道是其唯一的作用通道。然而,研究发现,STX 是一种多受体靶位的海洋生物毒素,除了钠离子通道外,STX 也结合钙离子、钾离子通道,烟胺比林一氧化氮合成酶,STX 代谢酶和 2 种循环流蛋白,即一种运铁蛋白和一种独特的血流蛋白。Sapse A M 等研究表明,钠离子通道被 STX 抑制的原因是通道外膜胍基和羧基相互作用而不能结合钠离子。此外,STX 的 C12 位的羟基和氨甲酰基侧链官能团对通道阻断也起一定作用,但不是关键作用;STX1 位胍基与通道上 Asp1532 的亲和力,也增加了其对钠离子通道的阻断作用;而 neoSTX 在 N1 位比 STX 多了一个羟基,该羟基能与 Asp400 和 Tyr401 相互作用,可与 Tyr401 形成氢键,因此比 STX 有更强的亲和力。

8.3　PSP 的临床应用

8.3.1　用于开发长效镇痛药

缓解疼痛是一项至关重要的公共卫生问题。据不完全统计,接受外科手术的患者中近 80% 会遭受术后疼痛,约 20% 会经历严重疼痛。疼痛治疗不当会给患者带来不必要的痛苦,如生理紊乱、行动不便等,增加出现医疗并发症和心理后遗症的风险,如抑郁、焦虑和压力。所有上述的混乱将延长住院时间,并增加整体医疗费用。目前河鲀毒素(TTX)、石房蛤毒素(STX)和新蛇毒素可产生局部麻醉的特性。此外,研究者还发现,与常规局部麻醉药或血管收缩药联合注射时,外孔钠通道阻滞剂的作用增强。同时注射产生的阻滞作用大于单个药物作用的总和。

实质上局部麻醉药尽管可阻滞并缓解疼痛,但持续时间相对较短,一般不超过 6 h。长效的疼痛阻滞剂应该可改善疼痛的治疗,但目前还没有这种药物用于临床。由于 neoSTX 的麻醉作用可持续 24 h,因此可考虑用其开发长效镇痛阻滞剂。国外学者在随机双盲临床试验中评估了布比卡因或肾上腺素联合 neoSTX 的局部麻醉效果。结果表明,联合治疗产生效果的持续时间长于单一药物。布比卡因或肾上腺素(图 8-2)增强了由 neoSTX 引起的局部麻醉作用,并在感官和疼痛测试中均观察到了这些药物产生的协同作用。单独的布比卡因是作用时间较短的阻断剂,其次是单独的 neoSTX,neoSTX-布比卡因组合比 neoSTX-

肾上腺素组合产生的阻断作用时间更长,主要表现在热感觉阈值测试上,neoSTX-布比卡因组合作用持续时间均超过 24 h。这些结果与动物模型数据一致。

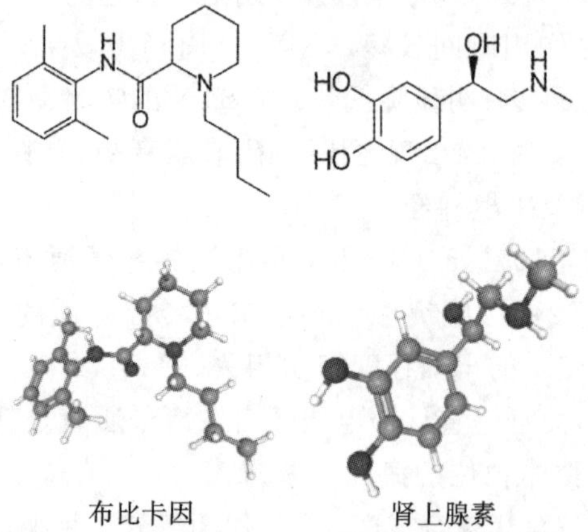

布比卡因　　　　　　　　肾上腺素

图 8-2　布比卡因与肾上腺素的化学结构示意图

与药物组合相关的增强效应可能与肾上腺素或低剂量布比卡因产生的血管收缩有关,这表明血管收缩剂增强并延长了酰胺类局部麻醉的持续时间。这种延长效应的一个合理解释是,肾上腺素可能通过减少局部血流量来减少注射部位的药物消除。正如传统的局部麻醉所报道的那样,血管收缩也可能减少 neoSTX 从作用部位的清除。协同作用的另一个可能的解释是,neoSTX 和布比卡因分别同时在外部和内部位点封闭了钠离子通道孔,这与钠离子通道上两个独立位点的理论相一致,这表明占用一个位点不会限制另一个位点的活性。这种增强的精确程度必须在未来与以疼痛为主要问题的特定病理相关的研究中进行检验。然而,当两种药物一起使用时,相比单独使用任何一种药物所显示的最大持久效应几乎增加了一倍。

长效麻醉和增强作用与当前的医学实践密切相关,长效局部麻醉药联合将是多模式镇痛管理的重要组成部分。多模式镇痛,即使用不同类型的镇痛药来阻断疼痛通路的不同部位。这越来越被认为是一种有效的临床疼痛管理方法。局部神经传导阻滞可作为非甾体抗炎药、阿片类药物等全身镇痛药的补充。此外,这一战略可减少相应药物的使用剂量,降低不良反应的发生率和减轻严重程度。这些研究中的数据支持了 neoSTX 是一种新型长效镇痛剂的观点,具有潜在的临床应用价值,在改善临床患者的生活质量方面可能起着至关重要的作用。

基于 neoSTX 在临床应用中取得的良好结果,Rodriguez 等对 neoSTX 与布比卡因用于腹腔镜胆囊切除术患者伤口浸润的随机双盲临床试验进行了比较。结果发现,与布比卡因组相比,neoSTX 组在手术后 12 h 的平均休息和运动疼痛评分较低。附加的疼痛测量和恢复参数也表明 neoSTX 组疗效更好。这项研究再次证明了 neoSTX 的安全性。因此,neoSTX 被证明是一种很有前途的长效局部麻醉药。未来的研究将立足于剂量反应、组合制剂和剂量增加的安全性。

8.3.2　作为局部麻醉剂

电压门控钠离子通道是神经元细胞膜动作电位上升的通道。研究者们从哺乳动物中克隆了至少 9 个不同的电压门控钠离子通道,并根据它们对河鲀毒素(TTX)的亲和力进行了分类。$Na_v1.1$、$Na_v1.2$、$Na_v1.3$ 和 $Na_v1.7$ 对 TTX 高度敏感,而 $Na_v1.5$、$Na_v1.8$ 和 $Na1.9$ 在不同程度上对 TTX 具有耐受性。其中多数通道有特定的组织分布,从而决定了不同的激发特性。局部麻醉剂通过在轴突中占据足够的钠离子通道来中断其活动,阻止去极化以及动作电位和神经元信号的传播,从而可逆地阻断神经传导。局部麻醉剂如氨基酰胺类(如利多卡因)和氨基酯类(如普鲁卡因)(图 8-3)的临床使用通过从细胞内侧面向通道内部结合,从而抑制钠离子通道的活性。

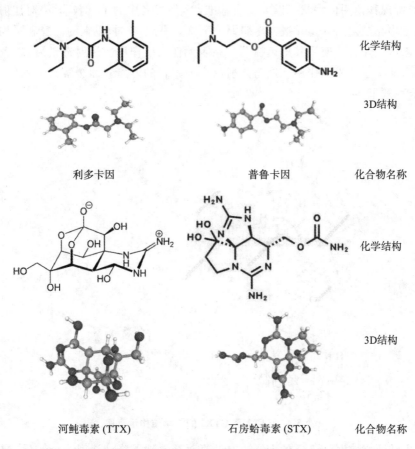

图 8-3　局部麻醉剂(利多卡因、普鲁卡因)、TTX 及 STX 的化学结构示意图

在过去的几十年中,人们对生物毒素的局部麻醉作用产生了兴趣。它们可与钠离子通道的外部开口结合。这些生物毒素包括河鲀毒素(TTX)和石房蛤毒素(STX)类似物,它们能可逆地与 Na^+ 通道高度结合。neoSTX 是一种能在神经元水平可逆地阻断电压门控钠离子通道的藻毒素,是这些毒素中最有效的一种,因此该化合物应具有较强的局部麻醉作用。事实也是如此,neoSTX 在体外和体内动物实验中显示出比其他 STX 类似物更强的效力,也比 TTX 强。这些有毒化合物在体内和体外实验中的相对效力:neoSTX>STX>TTX。在注射药物后 1 h 和 4 h 收集的血液和尿液样本中未检测到 neoSTX。

neoSTX 之前只在动物模型中测试过,并被证明是一种有效的药物,可产生类似于其他钠离子通道阻断化合物(如 TTX 和 STX)的麻醉效果。研究证明 neoSTX 作为局部麻醉剂,在皮下注射安全有效。此研究为使用 neoSTX 治疗急慢性疼痛开辟了一条新路线。

8.3.3 治疗慢性紧张性头痛

紧张性头痛(TTH)本质上是一种缺乏已知医学原因的压迫性或紧张性双侧头痛。基于 GTX2、GTX3 在慢性紧张性头痛(CTTH)患者中的局部注射治疗方案,Lattes 等提出了一种安全有效的治疗方案 CTTH 患者以 25 μg/mL 的剂量注射 GTX2、GTX3(图 8-4),以肌内注射方式在斜方肌的 10 个部位进行,该部位被视为固定注射方案中的疼痛触发点,注射前和注射后立即进行肌电图记录。结果表明,27 例患者中除 12 例报告口腔感觉异常外,在随访期间未发现其他阴性症状。以 2 周为基准,27 例患者中的 19 例(70%)对注射做出了反应,所有患者均在注射后 5 min 报告疼痛评分下降。基线(2 周)以上的应答者平均显示 8 周无头痛,并未再次注入或使用其他镇痛药。患者无任何副作用。注射毒素后,患者斜方肌活动明显消失,证实了其松弛作用。这与注射后患者报告的疼痛立即缓解是一致的,而安慰剂未观察到这种效果。

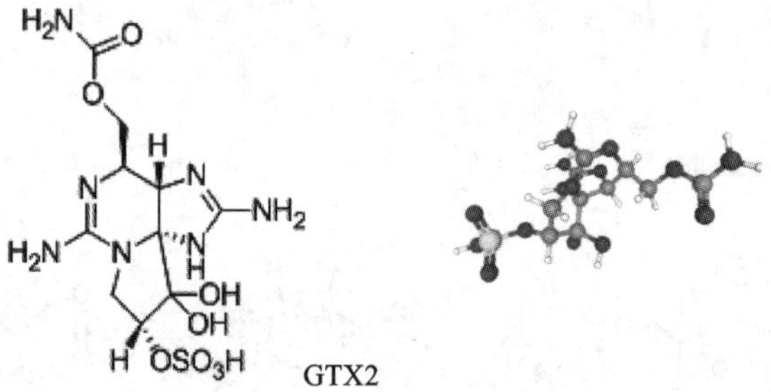

图 8-4 GTX2 及 GTX3 的化学结构示意图

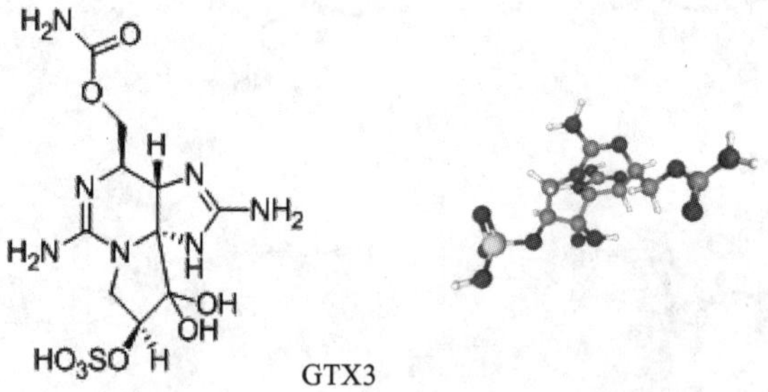

GTX 注射后急性疼痛评分在几分钟内迅速而有效地下降。注射 2 min 后,梯形细胞活性几乎消失。考虑到研究观察到即刻松弛效应,这与其在肛裂治疗中的即时松弛作用相一致,使患者急性疼痛评分显著下降。83% 的患者达到了这一结果。因为 GTX2、GTX3 的预防作用平均持续时间超过 8 周,这表明患者在平均 2 个月内不会出现头痛症状。与现有的治疗 CTTH 的方法相比,此疗法具备很好的预防作用和长期疗效,且效果优于三环类抗抑郁药。

GTX 浸润效果良好,即刻见效,这种良好的效果可持续 2 个多月,部分患者甚至持续了数月之久。这种持久的麻醉效果,一些患者表现为 50 周无头痛,高于研究预期,因此项研究首次在治疗 CTTH 中测试 GTX,这种持久的疼痛缓解效果并未用于比较性分析。这种强效电压钠离子通道阻滞剂的生理作用可能包括广泛的神经生理和神经化学反应,如释放神经递质或激活节段性和异种性的抗伤害感受系统。此外,由于慢性疼痛被认为是一种神经可塑性的表达,它部分产生于外周神经,部分产生于中枢神经系统。因此,也许用 GTX 治疗可能会影响由长时间的伤害性输入引起的中枢敏化的改变,而这种中枢敏化的改变被认为是紧张性头痛的一种病理生理改变。

国内学者周明江等探索了 PSP 治疗疼痛病症的应用。他们选择了 5 类 PSP 成分,包括氨基甲酸酯类、N-磺酰氨甲酰基类、脱氨甲酰基类、脱氧脱氨甲酰基类及氨基甲酸酯类 N-羟基衍生物。5 类毒素除单独使用外,还可与其他麻醉镇痛药物如吗啡、可待因、哌替啶、罗通定、纳洛酮、纳曲酮等联合应用。研究发现 PSP 在治疗疼痛病症时,可显著抑制患者疼痛,且作用强度大,作用持续时间长;与镇痛药联合应用时可明显延长镇痛作用持续时间,同时降低镇痛药的用量,从而降低镇痛药的毒副作用。

8.3.4　治疗贲门失弛缓症

贲门失弛缓症是一种胃肠动力障碍,临床上表现为固体和液体的吞咽困难、未消化食物的反流、胸痛和体重减轻。目前其治疗方法集中在降低食管下括约肌(lower esophageal sphincter,LES)压力,从而改善食管排空。这些方法包括药理学治疗、LES 纤维的机械破坏(通过气动扩张或肌切开术)以及肉毒杆菌毒素的使用。

根据 PSP 作为平滑肌松弛剂治疗慢性肛裂的成功经验,且知道贲门失弛缓症的主要特征是食管下括约肌不能松弛,国外学者测试了 neoSTX,以探究该毒素是否可引起食管括约肌松弛(图 8-5)。2 名长期患有严重贲门失弛缓症的患者接受 neoSTX 局部括约肌内镜下注射。诊断性内镜检查显示,扩张的食管中有残留的营养物,LES 紧密闭合,无其他病理表现。钡食管造影显示出典型的"鸟嘴"样,食管扩张而弯曲。食管内压力记录显示无食管蠕动,LES 松弛受损。在这两种情况下,静息 LES 压力均在正常范围内。根据失弛缓症评分方法来评估对症反应。第一位患者的贲门失弛缓症评分为 9,第二位患者的贲门失弛缓症评分为 8。在注射之前和之后的 16 h 进行食管测压,并每天进行动态治疗和重新评估。使用标准症状量表进行临床随访。在给患者注射药物 5 min 后观察并记录,显示括约肌立即松弛,静止的食管下括约肌压力平均下降了 40%。2 h 后症状明显改善。在注射 neoSTX 后,临床松弛效果持续了 8 天,注射期间或之后未观察到副作用。活检显示肌间丛神经节细胞耗竭,肌层无炎性浸润。在浸润期间和浸润后均未观察到副作用。由此可知,括约肌内注射 neoSTX 是治疗贲门失弛缓症的有效且安全的方法。

扫码看
彩图

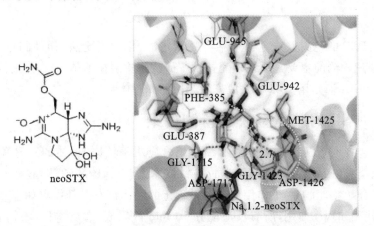

图 8-5　neoSTX 化学结构及与钠离子通道蛋白 Na$_v$1.2 亚型分子对接示意图

8.3.5　治疗慢性肛裂

慢性肛裂患者肛门压力升高是内括约肌张力升高所致,肛裂与静息肛门压力升高有关,大多数疗法旨在降低肛门张力,因此研究者尝试使用 PSP 来使内括约肌松弛,以结束局部缺血,使毛细血管开始上皮化,同时阻断疼痛,因为 PSP 是强效的局部麻醉药。由于这两种效应是同时发生的,研究者期望在注射 PSP 的同时提高患者的生活质量。临床试验研究了 GTX2、GTX3 对健康成年人的肛门张力的影响,且在所有参与者中均观察到了松弛作用。注射后肌电图显示注射后肌肉活动几乎立即消失,没有参与者在注射期间或之后遭受任何副作用。注射前后进行的临床实验室测试未显示任何明显变化,并且没有发现大小便失禁。此外,所有参与者的肛门直肠抑制和肛门皮层反射功能仍然正常,表明注射物阻止了肌肉活动亢进,但为生理功能留下了足够的能量。结果显示,在肛门内括约肌内局部肌内注射 GTX2、GTX3,可立即使括约肌松弛,从而降低了由自主收缩产生的压力。本研究首次证实了人体内注射 PSP 的有效性和安全性。

8.3.6　治疗膀胱疼痛综合征

膀胱疼痛综合征(bladder pain syndrome,BPS)虽然不危及患者生命,但被公认为是一个重要健康问题,它严重影响患者的生活质量,并常伴有睡眠障碍和抑郁症、焦虑症以及尿路反复感染。国外研究者评估了 neoSTX 作为一种长期镇痛药在治疗 BPS 中的临床疗效,在尿道上皮黏膜下局部注射 neoSTX,以阻止 BPS 引起的疼痛,从而提高患者的生活质量。结果表明所有患者对治疗反应良好。此后随访 90 天,未进行第二次注射,也未发现患者对 neoSTX 的不良反应。注射药物后,所有以前对保守治疗无效的患者以及顽固性疼痛患者临床效果明显改善。值得注意的是,所有患者在随访的 90 天中,neoSTX 产生的镇痛作用均持续存在,而这种镇痛阻断作用仅需要一次局部干预。因此,neoSTX 可产生疼痛阻滞,并在局部维持数天之久。90 天随访中无患者出现恶心或运动失调等不良反应。这也首次显示出 neoSTX 在局部注射到膀胱黏膜下层时对阻断神经元疼痛传递的作用。

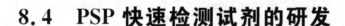

8.4　PSP 快速检测试剂的研发

目前对于 PSP 的检测方法主要包括生物测定法、化学测定法、物理测定法。而目前可应用于 PSP 快速检测的主要是抗体检测技术。而抗体检测技术基于抗原-抗体结合,包括酶联免疫吸附法(ELISA),IgG 及 IgM 免疫荧光检测和胶体金法。

8.4.1　PSP 的胶体金快速检测试纸

免疫胶体金技术是以胶体金作为示踪标记物应用于抗原、抗体的一种免疫标记技术。胶体金是由氯金酸($HAuCl_4$)在还原剂如白磷、抗坏血酸、枸橼酸钠、鞣酸等作用下,聚合成为特定大小的金颗粒,由于静电作用成为一种稳定的胶体状态。其优点如下:①使用方便快速,便于基层使用和现场使用,所有反应能在 15 min 内完成;②成本低,不需要特殊的仪器设备;③应用范围广,可适应多种检测条件;④可进行多项检测,若阳性样本较难获得,多项检测可节省样品,降低成本;⑤标志物稳定,标记样品于 4 ℃可储存两年以上,无信号衰减现象;⑥胶体金本身为红色,不需要加入发色试剂,省却了酶标的致癌性底物及终止液的步骤,对人体无毒害。免疫胶体金技术应用范围广,除应用于光镜或电镜的免疫组化法外,更广泛地应用于各种液相免疫测定和固相免疫分析以及流式细胞术等。为达到快速检测的目的,我国学者利用该技术研制出一系列 STX 胶体金快速检测试纸卡产品(图 8-6),对 STX 的检测限为 500 $\mu g/kg$;单个样品检测时间短;具有较高的灵敏度和特异性;操作便捷、稳定可靠,可满足监管部门现场检测的需要。

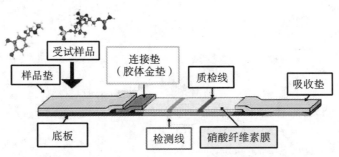

扫码看
彩图

图 8-6 免疫胶体金技术检测 PSP 的原理示意图

国内学者研发了基于智能手机的 PSP 现场快速检测试纸条分析仪(图 8-7)和具有成本效益的增强型纳米金颗粒 ELISA(EGNB-ELISA),用于 STX 检测。此方法基于竞争性免疫原理,试纸条可与 STX 产生特异性显色反应,采用研发的新型手持式分析仪进行检测分析。毒素分析仪采用智能手机作为光探测器,配合 3D 打印配件,再通过智能手机上的用于图像采集和数据处理的应用程序,可对显色后的试纸条进行分析处理并得出所测毒素的浓度。该技术简单、快速、检出限低、灵敏度高。对 STX 的检出限为 5.2 ng/mL,检测范围为 5.2～100 ng/mL。

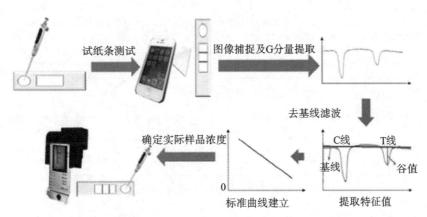

图 8-7 基于智能手机的 PSP 现场快速检测试纸条分析仪

8.4.2 适配体纳米金 STX 检测生物传感器

STX 的快速、灵敏和选择性识别在环境监控中至关重要。国内学者研发了一种基于纳米金颗粒(Au NPs)和适配体(Au NPs-适配体生物传感器)的简便且超灵敏的比色传感器,用于 STX 的特异性和定量检测(图 8-8)。适配体与 STX 特异性反应,导致 Au NPs 的聚集和 Au NP 溶液的颜色变化。比色传感器的最低检测浓度为 10 fmol/L(3 fg/mL),且线性关系良好($R^2 = 0.9852$)表明 Au NPs-适配体生物传感器可用于 STX 的定量检测。STX 的检测时间为 30 min,该传感器已成功应用于海水中 STX 的检测。其在监测 STX 环境污染、海洋水产养殖污染和水产品安全性的实际应用中显示了良好的潜力。

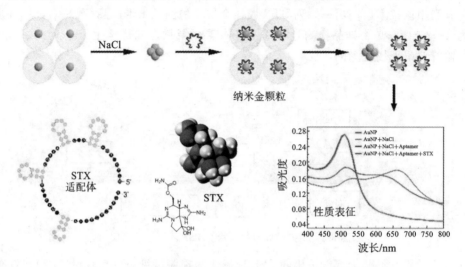

图 8-8　基于适配体纳米金颗粒的 PSP 超灵敏生物传感器

附录 A 缩 写 词

英文缩写	英文全称	中文名称
ABI	algae-bacteria interaction	藻菌互作
AOAC	Association of Official Analytical Chemists	美国分析化学家协会
APCI	atmospheric pressure chemical ionization	大气压化学电离
ASP	amnesic shellfish poison	记忆丧失性贝类毒素
AZA	azaspiracid	原多甲藻酸
BTX	brevetoxin	短裸甲藻毒素
CE	capillary electrophoresis	毛细管电泳（法）
cryo-EM	cryo-electron microscopy	冷冻电镜技术
CTX	ciguatoxin	雪卡毒素
DA	domoic acid	软骨藻酸
dcGTX	decarbamoylgonyautoxin	脱氨甲酰基膝沟藻毒素
dcneoSTX	decarbamoyl neosaxitoxin	脱氨甲酰基新石房蛤毒素
doSTX	deoxydecarbamoylsaxitoxin	脱氧脱氨甲酰基石房蛤毒素
DSP	diarrhetic shellfish poison	腹泻性贝类毒素
DTX	dinophysistoxin	鳍藻毒素
ELISA	enzyme-linked immunosorbent assay	酶联免疫吸附法
EM	electron microscopy	电镜技术
ESI-MS	electrospray ionization mass spectrometer	电喷雾电离质谱
ESP	environmental sample processor	环境样品处理器
EU	European Union	欧盟
FI	fast inactivation	快速失活
GTX	gonyautoxin	膝沟藻毒素
HAB	harmful algal bloom	有害藻华
HGT	horizontal gene transfer	水平基因转移
HILIC	hydrophilic interaction chromatography	亲水作用液相色谱法
HPLC	high performance liquid chromatography	高效液相色谱法
HPLC-FLD	hPLC with fluorescence detector	高效液相色谱-荧光衍生法
HPLC-ox-FLD	pre-column oxidation liquid chromatography with fluorescence detection	柱前衍生-高效液相色谱-荧光衍生法

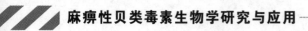
英文缩写	英文全称	中文名称
HRP	horseradish peroxidase	辣根过氧化物酶
HTC	high-throughput culturing	高通量培养法
IC_{50}	half maximal inhibitory concentration	半最大抑制浓度
IFM	isoleucine-phenylalanine-methionine	异亮氨酸-苯丙氨酸-甲硫氨酸
LC	liquid chromatography	液相色谱法
LC-MS	liquid chromatography-mass spectrometry	液相色谱-质谱法
LD_{50}	median lethal dose	半数致死剂量
LWTX	Lyngbyawolleitoxin	沃氏鞘丝藻毒素
MBA	mouse bioassay	小鼠生物法
MTX	maitotoxin	刺尾鱼毒素
MU	mouse unit	鼠单位
MS	mass spectrometry	质谱
MS-MS	tandem mass spectrometry	串联质谱
Na_v	voltage-gated sodium	电压门控钠离子
NGS	next-generation sequencing	下一代测序技术
neoSTX	neosaxitoxin	新石房蛤毒素
NMR	nuclear magnetic resonance	核磁共振
NSP	neurotoxic shellfish poisoning	神经性贝类毒素
OA	okadaic acid	冈田软海绵酸
PM	phycosphere microbiota	藻际菌群
PSP	paralytic shellfish poisoning toxin	麻痹性贝类毒素
PTX	pecenotoxin	扇贝毒素
SAR	structure-activity relationship	构效关系
SAX	saxiphilin	毒素受体蛋白
SELEX	systematic evolution of ligands by exponential enrichment	指数富集的配体进化系统
SF	selectivity filter	选择性过滤器
STX	saxitoxin	石房蛤毒素
STXeq	STX equivalent toxicity	STX 毒性当量
TTX	tetrodotoxin	河鲀毒素
UPLC	ultra-high performance liquid chromatography	超高效液相色谱法
UV	ultraviolet(detection)	紫外(检测)

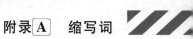

英文缩写	英文全称	中文名称
VGSC	voltage-gated sodium channel	电压门控钠离子通道
VSD	voltage-sensing domain	电压感应区
YTX	yessotoxin	虾夷扇贝毒素
ZTX	zetekitoxin	金蛙毒素

附录 B 麻痹性贝类毒素的化学结构

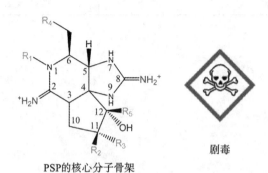

PSP的核心分子骨架

剧毒

表 B-1 6种氨基甲酸酯类毒素的化学结构

毒素名称	分子式	分子量	CAS 号
石房蛤毒素 Saxitoxin,STX	$C_{10}H_{17}N_7O_4$	299.29	35523-89-8
IUPAC 名称	[(3aS, 4R, 10aS)-2, 6-diamino-10, 10-dihydroxy-3a, 4, 8, 9-tetrahydro-1H-pyrrolo[1, 2-c]purin-4-yl]methyl carbamate		
别名(Synonym)	Gonyaulax catenella poison, Saxidomus giganteus poison, Mytilus californianus poison, Saxitoxin-t, Saxitoxin hydrate, Saxitoxin-3H		

R_1	R_2	R_3	R_4	R_5
H	H	H	$OCONH_2$	OH

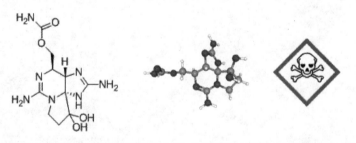

新石房蛤毒素 Neosaxitoxin,neoSTX	$C_{10}H_{17}N_7O_5$	315.29	64296-20-4
IUPAC 名称	[(3aS, 4R, 10aS)-2, 6-diamino-10, 10-dihydroxy-5-oxido-3a, 4, 8, 9-tetrahydro-1H-pyrrolo[1, 2-c]purin-5-ium-4-yl]methyl carbamate		

R_1	R_2	R_3	R_4	R_5
OH	H	H	$OCONH_2$	OH

毒素名称	分子式	分子量	CAS 号

膝沟藻毒素 1 Gonyautoxin 1,GTX1	$C_{10}H_{17}N_7O_9S$	411.35	60748-39-2

IUPAC 名称	[(3aS,4R,9R,10aS)-2,6-diamino-10,10-dihydroxy-5-oxido-9-sulfooxy-3a,4,8,9-tetrahydro-1H-pyrrolo[1,2-c]purin-5-ium-4-yl]methyl carbamate

R_1	R_2	R_3	R_4	R_5
OH	H	OSO_3^-	$OCONH_2$	OH

膝沟藻毒素 2 Gonyautoxin 2,GTX2	$C_{10}H_{17}N_7O_8S$	395.35	60508-89-6

IUPAC 名称	[(3aS,4R,9R,10aS)-2,6-diamino-10,10-dihydroxy-9-sulfooxy-3a,4,8,9-tetrahydro-1H-pyrrolo[1,2-c]purin-4-yl]methyl carbamate

R_1	R_2	R_3	R_4	R_5
H	H	OSO_3^-	$OCONH_2$	OH

膝沟藻毒素 3 Gonyautoxin 3,GTX3	$C_{10}H_{17}N_7O_8S$	395.35	60537-65-7

毒素名称	分子式		分子量		CAS 号

IUPAC 名称	[(3aS,4R,9S,10aS)-2,6-diamino-10,10-dihydroxy-9-sulfooxy-3a,4,8,9-tetrahydro-1H-pyrrolo[1,2-c]purin-4-yl]methyl carbamate				

R_1	R_2	R_3	R_4	R_5
H	OSO_3^-	H	$OCONH_2$	OH

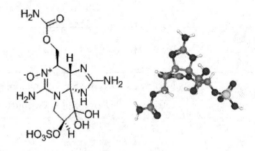

膝沟藻毒素 4 Gonyautoxin 4,GTX4	$C_{10}H_{17}N_7O_9S$	411.35	64296-26-0

IUPAC 名称	[(3aS,4R,9S,10aS)-2,6-diamino-10,10-dihydroxy-5-oxido-9-sulfooxy-3a,4,8,9-tetrahydro-1H-pyrrolo[1,2-c]purin-5-ium-4-yl]methyl carbamate

R_1	R_2	R_3	R_4	R_5
OH	OSO_3^-	H	$OCONH_2$	OH

表 B-2　6 种 N-磺酰氨甲酰基类毒素的化学结构

毒素名称	分子式	分子量	CAS 号
膝沟藻毒素 5 Gonyautoxin 5,GTX5(B1)	$C_{10}H_{17}N_7O_7S$	379.35	64296-25-9

IUPAC 名称	[(3aS,4R,10aS)-2,6-diamino-10,10-dihydroxy-3a,4,8,9-tetrahydro-1H-pyrrolo[1,2-c]purin-4-yl]methoxycarbonylsulfamic acid

R_1	R_2	R_3	R_4	R_5
H	H	H	$OCONHSO_3^-$	OH

毒素名称	分子式	分子量	CAS 号

| 膝沟藻毒素 6
Gonyautoxin 6,GTX6(B2) | $C_{10}H_{17}N_7O_8S$ | 395.35 | 82810-44-4 |

IUPAC 名称	[(3aS,4R,10aS)-2,6-diamino-10,10-dihydroxy-5-oxido-3a,4,8,9-tetrahydro-1H-pyrrolo[1,2-c]purin-5-ium-4-yl]methoxycarbonylsulfamic acid
别名(Synonym)	Gonyautoxin Ⅵ,Toxin B2

R_1	R_2	R_3	R_4	R_5
OH	H	H	$OCONHSO_3^-$	OH

| C1 毒素
C1 toxin,C1 | $C_{10}H_{17}N_7O_{11}S_2$ | 475.40 | |

IUPAC 名称	[(3aS,4R,9R,10aS)-2,6-diamino-10,10-dihydroxy-9-sulfooxy-3a,4,8,9-tetrahydro-1H-pyrrolo[1,2-c]purin-4-yl]methoxycarbonylsulfamic acid
别名(Synonym)	Protogonyautoxin Ⅰ,Toxin C1,Toxin PX1

R_1	R_2	R_3	R_4	R_5
H	H	OSO_3^-	$OCONHSO_3^-$	OH

毒素名称	分子式	分子量	CAS 号
C2 毒素 C2 toxin,C2	$C_{10}H_{17}N_7O_{11}S_2$	475.41	80226-62-6

IUPAC 名称	[(3aS,4R,9S,10aS)-2,6-diamino-10,10-dihydroxy-9-sulfooxy-3a,4,8,9-tetrahydro-1H-pyrrolo[1,2-c]purin-4-yl]methoxycarbonylsulfamic acid

别名(Synonym)	Toxin C2,Gonyautoxin Ⅷ、Gonyautoxin 8,Protogonyautoxin Ⅱ

R_1	R_2	R_3	R_4	R_5
H	OSO_3^-	H	$OCONHSO_3^-$	OH

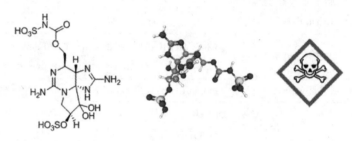

C3 毒素 C3 toxin,C3	$C_{10}H_{17}N_7O_{12}S_2$	491.41	

IUPAC 名称	[(3aS,4R,9R,10aS)-2,6-diamino-10,10-dihydroxy-5-oxido-9-sulfooxy-3a,4,8,9-tetrahydro-1H-pyrrolo[1,2-c]purin-5-ium-4-yl]methoxycarbonylsulfamic acid

别名(Synonym)	Protogonyautoxin 3,Toxin C3,C3a anaphylatoxin,Toxin PX3

R_1	R_2	R_3	R_4	R_5
OH	H	OSO_3^-	$OCONHSO_3^-$	OH

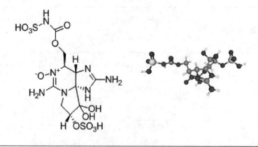

C4 毒素 C4 toxin,C4	$C_{10}H_{17}N_7O_{12}S_2$	491.41	89674-98-6

IUPAC 名称	[(3aS,4R,9S,10aS)-2,6-diamino-10,10-dihydroxy-5-oxido-9-sulfooxy-3a,4,8,9-tetrahydro-1H-pyrrolo[1,2-c]purin-5-ium-4-yl]methoxycarbonylsulfamic acid

别名(Synonym)	N-Sulfocarbamoylgonyautoxin-4,Toxin C4

毒素名称	分子式		分子量		CAS 号
	R_1	R_2	R_3	R_4	R_5
	OH	OSO_3^-	H	$OCONHSO_3^-$	OH

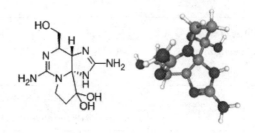

表 B-3　6 种脱氨甲酰基类毒素的化学结构

毒素名称	分子式	分子量	CAS 号
脱氨甲酰基石房蛤毒素 Decarbamoylsaxitoxin,dcSTX	$C_9H_{16}N_6O_3$	256.26	58911-04-9
IUPAC 名称	(3aS,4R,10aS)-2,6-diamino-4-(hydroxymethyl)-3a,4,8,9-tetrahydro-1H-pyrrolo[1,2-c]purine-10,10-diol		
别名(Synonym)	Decarbamylsaxitoxin,Dcstx-saxitoxin		

	R_1	R_2	R_3	R_4	R_5
	H	H	H	OH	OH

毒素名称	分子式	分子量	CAS 号
脱氨甲酰基新石房蛤毒素 Decarbamoylneosaxitoxin, dcNEO	$C_9H_{16}N_6O_4$	272.26	
IUPAC 名称	(3aS,4R,10aS)-2,6-diamino-5-hydroxy-4-(hydroxymethyl)-3a,4,8,9-tetrahydro-1H-pyrrolo[1,2-c]purine-3,7-diium-10,10-diol		
别名(Synonym)	dcneoSTX		

	R_1	R_2	R_3	R_4	R_5
	OH	H	H	OH	OH

续表

毒素名称	分子式	分子量	CAS 号

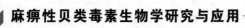

脱氨甲酰基膝沟藻毒素 1 Decarbamoylgonyautoxin 1， dcGTX1	$C_9H_{16}N_6O_8S$	368.33	122075-86-9

IUPAC 名称	［(3aS,4R,10aS)-2-amino-5,10,10-trihydroxy-4-(hydroxymethyl)-6-imino-3a，4，8，9-tetrahydro-3H-pyrrolo［1，2-c］purin-9-yl］ hydrogen sulfate

R_1	R_2	R_3	R_4	R_5
OH	H	OSO_3^-	OH	OH

脱氨甲酰基膝沟藻毒素 2 Decarbamoylgonyautoxin 2， dcGTX2	$C_9H_{16}N_6O_7S$	352.33	

IUPAC 名称	［(3aS,4R,9R,10aS)-2,6-diamino-10,10-dihydroxy-4-(hydroxymethyl)-3a,4,8,9-tetrahydro-1H-pyrrolo[1,2-c]purin-9-yl] hydrogen sulfate

R_1	R_2	R_3	R_4	R_5
H	H	OSO_3^-	OH	OH

毒素名称	分子式	分子量	CAS 号
脱氨甲酰基膝沟藻毒素 3 Decarbamoylgonyautoxin 3， dcGTX3	$C_9H_{16}N_6O_7S$	352.33	87038-53-7

IUPAC 名称	[(3aS,4R,10aS)-2,6-diamino-10,10-dihydroxy-4-(hydroxymethyl)-3a,4,8,9-tetrahydro-1H-pyrrolo[1,2-c]purin-9-yl] hydrogen sulfate

R_1	R_2	R_3	R_4	R_5
H	OSO_3^-	H	OH	OH

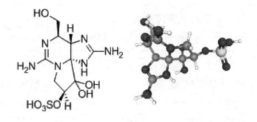

毒素名称	分子式	分子量	
脱氨甲酰基膝沟藻毒素 4 Decarbamoylgonyautoxin 4， dcGTX4	$C_9H_{16}N_6O_8S$	368.33	

IUPAC 名称	[(3aS,4R,10aS)-2,6-diamino-10,10-dihydroxy-4-(hydroxymethyl)-5-oxido-3a,4,8,9-tetrahydro-1H-pyrrolo[1,2-c]purin-5-ium-9-yl] hydrogen sulfate

R_1	R_2	R_3	R_4	R_5
OH	OSO_3^-	H	OH	OH

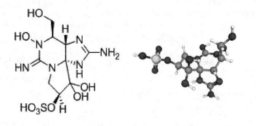

表 B-4　3 种脱氧脱氨甲酰基类毒素的化学结构

毒素名称	分子式	分子量	CAS 号
脱氧脱氨甲酰基石房蛤毒素 Deoxydecarbamoylsaxitoxin，doSTX	$C_9H_{16}N_6O_2$	240.27	
IUPAC 名称	(3aS, 4S, 10aS)-2, 6-diamino-4-methyl-3a, 4, 8, 9-tetrahydro-3H-pyrrolo[1,2-c]purine-10,10-diol		

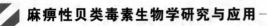
续表

毒素名称	分子式		分子量		CAS 号
	R_1	R_2	R_3	R_4	R_5
	H	H	H	H	OH

（结构图）

脱氧脱氨甲酰基膝沟藻毒素 2 Deoxydecarbamoylgonyautoxin 2, doGTX2	$C_9H_{16}N_6O_6S$	336.32			
IUPAC 名称	[（3aS，4S，9R，10aS）-2，6-diamino-10，10-dihydroxy-4-methyl-3a，4，8，9-tetrahydro-1H-pyrrolo[1，2-c]purin-9-yl] hydrogen sulfate				
	R_1	R_2	R_3	R_4	R_5
	H	H	OSO_3^-	H	OH

（结构图）

脱氧脱氨甲酰基膝沟藻毒素 3 Deoxydecarbamoylgonyautoxin 3, doGTX3	$C_9H_{16}N_6O_6S$	336.33			
IUPAC 名称	[（3aS，4S，9R，10aS）-10，10-dihydroxy-2，6-diimino-4-methyloctahydro-1H，8H-pyrrolo [1，2-c] purin-9-yl] hydrogen sulfate				
	R_1	R_2	R_3	R_4	R_5
	H	OSO_3^-	H	H	OH

（结构图）

表 B-5　6种沃氏鞘丝藻毒素的化学结构

毒素名称	分子式	分子量	CAS 号
沃氏鞘丝藻毒素 1 Lyngbyawolleitoxin 1，LWTX1	$C_{11}H_{18}N_6O_7S$	378.36	
英文名	13-O-acetyl-12β-deoxydecarbamoylsaxitoxin-11β-O-sulfate		
IUPAC 名称	［(3aS，4R，9S，10S，10aS)-10-hydroxy-2，6-diimino-9-(sulfooxy) octahydro-1H，8H-pyrrolo［1,2-c］purin-4-yl］methyl acetate		

R_1	R_2	R_3	R_4	R_5
H	H	OSO_3^-	$OCOCH_3$	H

沃氏鞘丝藻毒素 2 Lyngbyawolleitoxin 2，LWTX2	$C_{11}H_{18}N_6O_8S$	394.36	
英文名	13-O-acetyldecarbamoylsaxitoxin-11β-O-sulfate		
IUPAC 名称	［(3aS，4R，9S，10aS)-10，10-dihydroxy-2，6-diimino-9-(sulfooxy) octahydro-1H，8H-pyrrolo［1,2-c］purin-4-yl］methyl acetate		

R_1	R_2	R_3	R_4	R_5
H	H	OSO_3^-	$OCOCH_3$	OH

沃氏鞘丝藻毒素 3 Lyngbyawolleitoxin 3，LWTX3	$C_{11}H_{18}N_6O_8S$	394.36	
英文名	13-O-acetyldecarbamoylsaxitoxin-11α-O-sulfate		
IUPAC 名称	［(3aS，4R，9R，10aS)-10，10-dihydroxy-2，6-diimino-9-(sulfooxy) octahydro-1H，8H-pyrrolo［1,2-c］purin-4-yl］methyl acetate		

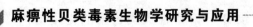
续表

毒素名称	分子式		分子量		CAS 号
	R_1	R_2	R_3	R_4	R_5
	H	OSO_3^-	H	$OCOCH_3$	OH

（结构图）

沃氏鞘丝藻毒素 4 Lyngbyawolleitoxin 4,LWTX4	$C_9 H_{16} N_6 O_2$	240.26
英文名	12β-deoxydecarbamoylsaxitoxin	
IUPAC 名称	(3aS,4R,10R,10aS)-4-(hydroxymethyl)-2,6-diiminooctahydro-1H,8H-pyrrolo[1,2-c]purin-10-ol	

	R_1	R_2	R_3	R_4	R_5
	H	H	H	OH	H

（结构图）

沃氏鞘丝藻毒素 5 Lyngbyawolleitoxin 5,LWTX5	$C_{11} H_{18} N_6 O_4$	298.30
英文名	13-O-acetyldecarbamoylsaxitoxin	
IUPAC 名称	[(3aS,4R,10aS)-10,10-dihydroxy-2,6-diiminooctahydro-1H,8H-pyrrolo[1,2-c]purin-4-yl] methyl acetate	

	R_1	R_2	R_3	R_4	R_5
	H	H	H	$OCOCH_3$	OH

（结构图）

毒素名称	分子式	分子量	CAS 号
沃氏鞘丝藻毒素 6 Lyngbyawolleitoxin 6，LWTX6	$C_{11}H_{18}N_6O_3$	282.30	

英文名	13-O-acetyl-12β-deoxydecarbamoylsaxitoxin
IUPAC 名称	［(3aS，4R，10R，10aS)-10-hydroxy-2，6-diiminooctahydro-1H，8H-pyrrolo［1，2-c］purin-4-yl］methyl acetate

R_1	R_2	R_3	R_4	R_5
H	H	H	$OCOCH_3$	H

表 B-6 18 种 R_4 含疏水取代基的 GC 化学结构

毒素名称	分子式	分子量	CAS 号
苯甲酸酯类毒素 1 *G. catenatum* toxin 1，GC1	$C_{16}H_{20}N_6O_9S$	472.43	

R_1	R_2	R_3	R_4	R_5
H	H	OSO_3^-	OCOPhOH	OH

毒素名称	分子式	分子量	CAS 号
苯甲酸酯类毒素 2 *G. catenatum* toxin 2，GC2	$C_{16}H_{20}N_6O_9S$	472.43	

R_1	R_2	R_3	R_4	R_5
H	OSO_3^-	H	OCOPhOH	OH

续表

毒素名称	分子式	分子量	CAS 号

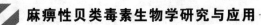

| 苯甲酸酯类毒素 3 | $C_{16}H_{20}N_6O_5$ | 376.37 | |
| *G. catenatum* toxin 3，GC3 | | | |

R_1	R_2	R_3	R_4	R_5
H	H	H	OCOPhOH	OH

| 苯甲酸酯类毒素 4 | $C_{16}H_{20}N_6O_{10}S$ | 488.43 | |
| *G. catenatum* toxin 4，GC4* | | | |

R_1	R_2	R_3	R_4	R_5
OH	H	OSO_3^-	OCOPhOH	OH

| 苯甲酸酯类毒素 5 | $C_{16}H_{20}N_6O_{10}S$ | 488.43 | |
| *G. catenatum* toxin 5，GC5* | | | |

R_1	R_2	R_3	R_4	R_5
OH	OSO_3^-	H	OCOPhOH	OH

毒素名称	分子式	分子量	CAS 号

| 苯甲酸酯类毒素 6
 G. catenatum toxin 6,GC6* | $C_{16}H_{20}N_6O_6$ | 392.37 | |

R_1	R_2	R_3	R_4	R_5
OH	H	H	OCOPhOH	OH

| 苯甲酸酯类毒素 1a
 G. catenatum toxin 1a,GC1a* | $C_{16}H_{20}N_6O_{10}S$ | 488.43 | |

R_1	R_2	R_3	R_4	R_5
H	H	OSO_3^-	$OCOPh(OH)_2$	OH

| 苯甲酸酯类毒素 2a
 G. catenatum toxin 2a,GC2a* | $C_{16}H_{20}N_6O_{10}S$ | 488.43 | |

R_1	R_2	R_3	R_4	R_5
H	OSO_3^-	H	$OCOPh(OH)_2$	OH

毒素名称	分子式	分子量	CAS 号

苯甲酸酯类毒素 3a *G. catenatum* toxin 3a,GC3a*	$C_{16}H_{20}N_6O_6$	392.37	

R_1	R_2	R_3	R_4	R_5
H	H	H	$OCOPh(OH)_2$	OH

苯甲酸酯类毒素 4a *G. catenatum* toxin 4a,GC4a*	$C_{16}H_{20}N_6O_{11}S$	504.43	

R_1	R_2	R_3	R_4	R_5
OH	H	OSO_3^-	$OCOPh(OH)_2$	OH

苯甲酸酯类毒素 5a *G. catenatum* toxin 5a,GC5a*	$C_{16}H_{20}N_6O_{11}S$	504.43	

R_1	R_2	R_3	R_4	R_5
OH	OSO_3^-	H	$OCOPh(OH)_2$	OH

毒素名称	分子式	分子量	CAS 号

| 苯甲酸酯类毒素 6a
G. catenatum toxin 6a,GC6a[*] | $C_{16}H_{20}N_6O_7$ | 408.37 | |

R_1	R_2	R_3	R_4	R_5
OH	H	H	OCOPh(OH)$_2$	OH

| 苯甲酸酯类毒素 1b
G. catenatum toxin 1b,GC1b[*] | $C_{16}H_{20}N_6O_{12}S_2$ | 552.49 | |

R_1	R_2	R_3	R_4	R_5
H	H	OSO$_3^-$	OCOPhSO$_4$	OH

| 苯甲酸酯类毒素 2b
G. catenatum toxin 2b,GC2b[*] | $C_{16}H_{20}N_6O_{12}S_2$ | 552.49 | |

R_1	R_2	R_3	R_4	R_5
H	OSO$_3^-$	H	OCOPhSO$_4$	OH

续表

毒素名称	分子式	分子量	CAS 号

苯甲酸酯类毒素 3b *G. catenatum* toxin 3b,GC3b*	$C_{16}H_{20}N_6O_8S$	456.43	

R_1	R_2	R_3	R_4	R_5
H	H	H	$OCOPhSO_4$	OH

苯甲酸酯类毒素 4b *G. catenatum* toxin 4b,GC4b*	$C_{16}H_{20}N_6O_{13}S_2$	568.49	

R_1	R_2	R_3	R_4	R_5
OH	H	OSO_3^-	$OCOPhSO_4$	OH

苯甲酸酯类毒素 5b *G. catenatum* toxin 5b,GC5b*	$C_{16}H_{20}N_6O_{13}S_2$	568.49	

R_1	R_2	R_3	R_4	R_5
OH	OSO_3^-	H	$OCOPhSO_4$	OH

毒素名称	分子式	分子量	CAS 号

| 苯甲酸酯类毒素 6b
G. catenatum toxin 6b,GC6b* | $C_{16}H_{20}N_6O_9S$ | 472.43 | |

R_1	R_2	R_3	R_4	R_5
OH	H	H	OCOPhSO$_4$	OH

注：* 表示毒素尚未进行结构表征。

表 B-7　7 种其他 STX 类似物的化学结构信息

毒素名称	分子式	分子量	CAS 号
M 毒素 1 Mytilus toxin 1,M1	$C_{10}H_{17}N_7O_8S$	395.35	

R_1	R_2	R_3	R_4	R_5
H	OH	H	OCONHSO$_3^-$	OH

| M 毒素 2
Mytilus toxin 2,M2 | $C_{10}H_{17}N_7O_5$ | 315.29 | |

R_1	R_2	R_3	R_4	R_5
H	OH	H	OCONH$_2$	OH

毒素名称	分子式	分子量	CAS 号

| M 毒素 3 Mytilus toxin 3，M3 | $C_{10}H_{17}N_7O_9S$ | 411.35 | |

R_1	R_2	R_3	R_4	R_5
H	OH	OH	$OCONHSO_3^-$	OH

| M 毒素 4 Mytilus toxin 4，M4 | $C_{10}H_{17}N_7O_6$ | 331.29 | |

R_1	R_2	R_3	R_4	R_5
H	OH	OH	$OCONH_2$	OH

| 11-石房蛤毒素乙醇酸 11-saxitoxinethanoic acid，SEA | $C_{12}H_{19}N_7O_6$ | 357.32 | |

IUPAC 名称	2-[（3as，4R，10aS）-2，6-diamino-4-（carbamoyloxymethyl）-10，10-dihydroxy-3a，4，8，9-tetrahydro-1H-pyrrolo［1，2-c］purin-9-yl］acetic acid

R_1	R_2	R_3	R_4	R_5
H	CH_2COO^-	H	$OCONH_2$	OH

毒素名称	分子式	分子量	CAS 号

STX-uk	$C_{11}H_{19}N_7O_4$	313.32	

R_1	R_2	R_3	R_4	R_5
H	H	H	$OCONHCH_3$	OH

Zetekitoxin AB，ZTX	$C_{16}H_{24}N_8O_{12}S$	552.5	

IUPAC 名称	[(3R，5S，6S，11R，12S，16S)-14，17-diamino-19，19-dihydroxy-6-(hydroxymethyl)-10-oxo-3-sulfooxy-8-oxa-1,9,13,15,18-pentazapentacyclo [9.5.2.1^{3,16}.0^{5,9}.0^{12,16}] nonadeca-14，17-dien-13-yl] methyl N-hydroxycarbamate

主要参考文献

[1] 高贵锋,褚海燕. 微生物组学的技术和方法及其应用[J]. 植物生态学报,2020,44(4): 395-408.

[2] 梁玉波,李冬梅,姚敬元,等. 中国近海藻毒素及有毒微藻产毒原因种调查研究进展[J]. 海洋与湖沼,2019,50(3):511-524.

[3] 齐雨藻. 中国沿海赤潮[M]. 北京:科学出版社,2004.

[4] 唐莹莹,乔玉宝,蒋志伟,等. 东海产麻痹性贝毒素链状亚历山大藻共附生菌群多样性研究[J]. 海洋渔业,2018,40(6):720-727.

[5] 徐韧,洪君超,王桂兰,等. 长江口及其邻近海域的赤潮现象[J]. 海洋通报,1994,13(5):25-29.

[6] 周进,陈国福,朱小山,等. 赤潮过程中"藻-菌"关系研究进展[J]. 生态学报,2014,34(2):269-281.

[7] 周名江,于仁成. 有害赤潮的形成机制、危害效应与防治对策[J]. 自然杂志,2007,29(2):72-77.

[8] 朱建明,周进,王慧,等. 藻菌关系的生态网络研究方法:回顾与展望[J]. 科学通报,2021,66(34):4378-4394.

[9] 朱永官,沈仁芳,贺纪正,等. 中国土壤微生物组:进展与展望[J]. 中国农业文摘·农业工程,2018,30(3):6-12,38.

[10] 郑天凌,苏建强. 海洋微生物在赤潮生消过程中的作用[J]. 水生生物学报,2003,27(3):291-295.

[11] Bickman S R,Campbell K,Elliott C,et al. An innovative portable biosensor system for the rapid detection of freshwater cyanobacterial algal bloom toxins [J]. Environmental Science & Technology,2018,52(20):11691-11698.

[12] Bordner J,Thiessen W E,Bates H A,et al. The structure of a crystalline derivative of saxitoxin[J]. Journal of the American Chemical Society,1975,97(21):6008-6012.

[13] Bricelj V M,Connell L,Konoki K,et al. Sodium channel mutation leading to saxitoxin resistance in clams increases risk of PSP[J]. Nature,2005,434(7034):763-767.

[14] Campbell K,Vilariño N,Botana L M,et al. A european perspective on progress in moving away from the mouse bioassay for marine-toxin analysis[J]. Trends in Analytical Chemistry,2011,30(2):239-253.

[15] Cao X,Guo Z,Wang H,et al. Autoactivation of translation causes the bloom of *Prorocentrum donghaiense* in harmful algal blooms[J]. Journal of Proteome

Research,2021,20(6):3179-3187.

[16] Chae S, Noeiaghaei T, Oh Y, et al. Effective removal of emerging dissolved cyanotoxins from water using hybrid photocatalytic composites [J]. Water Research,2019,149:421-431.

[17] Cho Y,Tsuchiya S,Yoshioka R,et al. The presence of 12β-deoxydecarbamoylsaxitoxin in the Japanese toxic dinoflagellate *Alexandrium* determined by simultaneous analysis for paralytic shellfish toxins using HILIC-LC-MS/MS[J]. Harmful Algae, 2015,49:58-67.

[18] Chekan J R,Fallon T R,Moore B S. Biosynthesis of marine toxins[J]. Current Opinion in Chemical Biology,2020,59:119-129.

[19] Cullen A, D'Agostino P M, Mazmouz R, et al. Insertions within the saxitoxin biosynthetic gene cluster result in differential toxin profiles[J]. ACS Chemical Biology,2018,13(11):3107-3114.

[20] D'Agostino P M,Al-Sinawi B,MazmouzR,et al. Identification of promoter elements in the *Dolichospermum circinale* AWQC131C saxitoxin gene cluster and the experimental analysis of their use for heterologous expression[J]. BMC Microbiology, 2020,20(1):35.

[21] Dell'Aversano C,Walter J A,Burton I W,et al. Isolation and structure elucidation of new and unusual saxitoxin analogues from mussels[J]. Journal of Natural Products,2008,71(9):1518-1523.

[22] Ding L,Qiu J,Li A. Proposed biotransformation pathways for new metabolites of paralytic shellfish toxins based on field and experimental mussel samples[J]. Journal of Agricultural and Food Chemistry,2017,65(27):5494-5502.

[23] Dittami S M,Eveillard D,Tonon T. A metabolic approach to study algal-bacterial interactions in changing environments [J]. Molecular Ecololgy, 2014, 23 (7): 1656-1660.

[24] Gallacher S, Flynn K J, Franco J M, et al. Evidence for production of paralytic shellfish toxins by bacteria associated with *Alexandrium* spp. (Dinophyta)in culture [J]. Applied and Environmental Microbiology,1997,63(1):239-245.

[25] García C, Lagos M, Truan D, et al. Human intoxication with paralytic shellfish toxins:clinical parameters and toxin analysis in plasma and urine[J]. Biological Research,2005,38(2-3):197-205.

[26] Hinzpeter J,Barrientos C,Zamorano Á,et al. Gonyautoxins:first evidence in pain management in total knee arthroplasty[J]. Toxicon,2016,119:180-185.

[27] Iwamoto O, Shinohara R, Nagasawa K. Total synthesis of (−)-and (+)-decarbamoyloxysaxitoxin and (+)-saxitoxin [J]. Chemistry—an Asian Journal, 2009,4(2):277-285.

[28] Jiang Z, Duan Y, Yang X, et al. *Nitratireductor alexandrii* sp. nov. , from phycosphere microbiota of toxic marine dinoflagellate *Alexandrium tamarense*[J].

International Journal of Systematic and Evolutionary Microbiology，2020，70（7）：4390-4397.

[29]　Kaeberlein T，Lewis K，Epstein S S. Isolating "uncultivable" microorganisms in pure culture in a simulated natural environment[J]. Science，2002，296（5570）：1127-1129.

[30]　Koshland D E. The key-lock theory and the induced fit theory[J]. Angewandte Chemie International Edition in English，1995，33（2324）：2375-2378.

[31]　Lagier J C，Grégory D，Matthieu M，et al. Culturing the human microbiota and culturomics[J]. Nature Reviews Microbiology，2018，16：540-550.

[32]　Li Y，Sun X，Hu X，et al. Scallop genome reveals molecular adaptations to semi-sessile life and neurotoxins[J]. Nature Communications，2017，8（1）：1721.

[33]　Lin S，Cheng S，Song B，et al. The Symbiodinium kawagutii genome illuminates dinoflagellate gene expression and coral symbiosis[J]. Science，2015，350（6261）：691-694.

[34]　Li L，Zhao Y，Yan X，et al. Development of a terminal-fixed aptamer and a label-free colorimetric aptasensor for highly sensitive detection of saxitoxin[J]. Sensors and Actuators：B. Chemical，2021，344：130320.

[35]　Li Z，Hu B，Zhou R，et al. Selection and application of aptamers with high-affinity and high-specificity against dinophysistoxin-1 [J]. RSC Advances，2020，10：8181-8189.

[36]　Li Z，Jin X，Wu T，et al. Structure of human $Na_v1.5$ reveals the fast inactivation-related segments as a mutational hotspot for the long QT syndrome[J]. Proceedings of the National Academy of Sciences of the United States of America，2021，118（11）：e2100069118.

[37]　Logan M M，Toma T，Thomas-Tran R，et al. Asymmetric synthesis of batrachotoxin：Enantiomeric toxins show functional divergence against Na_v[J]. Science，2016，354（6314）：865-869.

[38]　Lukowski A L，Denomme N，Hinze M E，et al. Biocatalytic detoxification of paralytic shellfish toxins[J]. ACS Chemical Biology，2019，14（5）：941-948.

[39]　Mulcahy J V，Pajouhesh H，Beckley J T，et al. Challenges and opportunities for therapeutics targeting the voltage-gated sodium channel isoform Na_v 1.7[J]. Journal of Medicinal Chemistry，2019，62（19）：8695-8710.

[40]　Nishikawa T，Wang C，Akimoto T，et al. Synthesis of an advanced model of zetekitoxin AB focusing on the N-Acylisoxazolidine amide structure corresponding to C13-C17[J]. Asian Journal of Organic Chemistry，2014，3：1308-1311.

[41]　McCallum M E，Balskus E P. Enzymes that detoxify marine toxins[J]. Nature，2019，570（7761）：316-317.

[42]　Minowa T，Cho Y，Oshima Y，Konoki K，et al. Identification of a novel saxitoxin analogue，12β-deoxygonyautoxin 3，in the cyanobacterium，*Anabaena circinalis*

（TA04）[J]. Toxins,2019,11(9):539.

[43] O'Malley H A, Isom L L. Sodium channel β subunits: emerging targets in channelopathies[J]. Annual Review of Physiology,2015,77:481-504.

[44] Onodera H, Satake M, Oshima Y, et al. New saxitoxin analogues from the freshwater filamentous cyanobacterium *Lyngbya wollei*[J]. Natural Toxins,1997,5(4):146-151.

[45] Orr R,A Stüken,Murray S,et al. Evolution and distribution of saxitoxin biosynthesis in dinoflagellates[J]. Marine Drugs,2013,11(8):2814-2828.

[46] Pan X,Li Z,Zhou Q,et al. Structure of the human voltage-gated sodium channel $Na_v1.4$ in complex with β1[J]. Science,2018,362(6412):eaau2486.

[47] Plumley F G. Marine algal toxins:Biochemistry,genetics,and molecular biology[J]. Limnology and Oceanography,1997,142:1252-1264.

[48] Qiang L,Zhang Y,Guo X,et al. A rapid and ultrasensitive colorimetric biosensor based on aptamer functionalized Au nanoparticles for detection of saxitoxin[J]. RSC Advances,2020,10(26):15293-15298.

[49] Qiu J,Meng F,Ding L,et al. Dynamics of paralytic shellfish toxins and their metabolites during time course exposure of scallops chlamys farreri and mussels mytilus galloprovincialis to *Alexandrium pacificum*[J]. Aquatic Toxicology,2018,200:233-240.

[50] Raposo M, Gomes M, Botelho M J, et al. Paralytic shellfish toxins (PSP)-transforming enzymes:a review[J]. Toxins,2020,12(5):344.

[51] Testai E, Scardala S, Vichi S, et al. Risk to human health associated with the environmental occurrence of cyanobacterial neurotoxic alkaloids anatoxins and saxitoxins[J]. Critical Reviews in Toxicology,2016,46(5):385-419.

[52] Narahashi T. Tetrodotoxin:a brief history[J]. Proceedings of the Japan Academy, Series B Physical and Biological Sciences,2008,84(5):147-154.

[53] Valenzuela C, Torres C, V Muñoz, et al. Evaluation of neosaxitoxin as a local anesthetic during piglet castration:a potential alternative for lidocaine[J]. Toxicon, 2019,164:26-30.

[54] Walker J R,Merit J E,Thomas-Tran R,et al. Marked difference in saxitoxin and tetrodotoxin affinity for the human nociceptive voltage-gated sodium channel($Na_v1.7$)[J]. Proceedings of the National Academy of Sciences,2012,109(44):18102-18107.

[55] Walker J R, Merit J E, Thomas-Tran R, et al. Divergent synthesis of natural derivatives of (＋)-saxitoxin including 11-saxitoxinethanoic acid[J]. Angewandte Chemie International Editionin English,2019,58(6):1689-1693.

[56] Wang D Z, Zhang S F, Zhang Y, et al. Paralytic shellfish toxin biosynthesis in cyanobacteria and dinoflagellates:a molecular overview[J]. Journal of proteomics, 2016,135:132-140.

[57] Wang C,Oki M,Nishikawa T,et al. Total synthesis of 11-saxitoxinethanoic acid and

evaluation of its inhibitory activity on voltage-gated sodium channels [J]. Angewandte Chemie International Editionin English,2016,55(38):11600-11603.

[58] Wang H,Kim H,Park H,et al. Temperature influences the content and biosynthesis gene expression of saxitoxins(STXs)in the toxigenic dinoflagellate Alexandrium pacificum[J]. Science of The Total Environment,2021,802:149801.

[59] Yang Q,Feng Q,Zhang B,et al. *Marinobacter alexandrii* sp. nov.,a novel yellow-pigmented and algae growth-promoting bacterium isolated marine phycosphere microbiota[J]. Antonie van Leeuwenhoek,2021,114(6):709-718.

[60] Yang Q,Zhang X,Li L,et al. *Ponticoccus alexandrii* sp. nov.,a novel bacterium isolated from the marine toxigenic dinoflagellate *Alexandrium minutum* [J]. Antonie van Leeuwenhoek,2018,111(6):995-1000.

[61] Yang Q,Ge Y M,Iqbal N M,et al. *Sulfitobacter alexandrii* sp. nov.,a new microalgae growth-promoting bacterium with exopolysaccharides bioflocculanting potential isolated from marine phycosphere[J]. Antonie van Leeuwenhoek,2021, 114(7):1091-1106.

[62] Yang Q,Jiang Z W,Huang C H,et al. *Hoeflea prorocentri* sp. nov.,isolated from a culture of the marine dinoflagellate *Prorocentrum mexicanum* PM01[J]. Antonie van Leeuwenhoek,2018,111(10):1845-1853.

[63] Yang Q,Jiang Z,Zhou X,et al. *Nioella ostreopsis* sp. nov.,isolated from toxic dinoflagellate,*Ostreopsis lenticularis* [J]. International Journal of Systematic and Evolutionary Microbiology,2020,70(2):759-765.

[64] Yang Q,Feng Q,Zhang B,et al. *Haliea alexandrii* sp. nov.,isolated from phycosphere microbiota of the toxin-producing dinoflagellate *Alexandrium catenella* [J]. International Journal of Systematic and Evolutionary Microbiology,2020,70 (2):1133-1138.

[65] Yang Q,Jiang Z,Zhou X,et al. Draft genome sequence of *marinobacter* sp. strain LZ-6,isolated from the toxic dinoflagellate *Alexandrium catenella* [J]. Microbiology Resource Announcement,2019,8(37):e00795-19.

[66] Yang Q,Jiang Z,Zhou X,et al. *Saccharospirillum alexandrii* sp. nov.,isolated from the toxigenic marine dinoflagellate *Alexandrium catenella* LZT09 [J]. International Journal of Systematic and Evolutionary Microbiology,2020,70(2): 820-826.

[67] Thomas-Tran R,Du Bois J. Mutant cycle analysis with modified saxitoxins reveals specific interactions critical to attaining high-affinity inhibition of hNa$_v$1.7[J]. Proceedings of the National Academy of Sciences,2016,113(21):5856-5861.

[68] Seymour J R,Amin S A,Raina J B,et al. Zooming in on the phycosphere:the ecological interface for phytoplankton-bacteria relationships [J]. Nature Microbiology,2017,2:17065.

[69] Shen H,Li Z,Jiang Y,et al. Structural basis for the modulation of voltage-gated

sodium channels by animal toxins[J]. Science,2018,362(6412):eaau 2596.

[70] Ueno S,Nakazaki A,Nishikawa T. A synthetic strategy for saxitoxin skeleton by a cascade bromocyclization: total synthsis of (＋)-decarbamoyl-α-saxitoxinol [J]. Organic Letters,2016,18(24):6368-6371.

[71] Sun A,Chai J,Xiao T,et al. Development of a selective fluorescence nanosensor based on molecularly imprinted-quantum dot optosensing materials for saxitoxin detection in shellfish samples[J]. Sensors and Actuators B-chemical,2018,258:408-414.

[72] Thottumkara A P,William H,Parsons J,et al. Saxitoxin[J]. Angewandte Chemie International Editionin English,2014,53(23):5760-5784.

[73] Tsuchiya S,Cho Y,Konoki K,et al. Biosynthetic route towards saxitoxin and shunt pathway[J]. Scientific Reports,2016,6:20340.

[74] Zhang X L,Li G X,Ge Y M,et al. *Sphingopyxis microcysteis* sp. nov. ,a novel bioactive exopolysaccharides-bearing Sphingomonadaceae isolated from the *Microcytis phycosphere*[J]. Antonie van Leeuwenhoek,2021,114(6):845-857.

[75] Zhang X L,Qi M,Li Q H,et al. *Maricaulis alexandrii* sp. nov. ,a novel active bioflocculants-bearing and dimorphic prosthecate bacterium isolated from marine phycosphere[J]. Antonie van Leeuwenhoek,2021,114(8):1195-1203.

[76] Zakon H H. Adaptive evolution of voltage-gated sodium channels:the first 800 million years[J]. Proceedings of the National Academy of Sciences,2012,109(Suppl 1):10619-10625.

[77] Zhao L,Qi X,Yan X,et al. Engineering aptamer with enhanced affinity by triple helix-based terminal fixation[J]. Journal of the American Chemical Society,2019,141(44):17493-17497.

[78] Zhao Y,Li L,Yan X,et al. Emerging roles of the aptasensors as superior bioaffinity sensors for monitoring shellfish toxins in marine food chain [J]. Journal of Hazardous Materials,2022,421:126690.

[79] Zheng X,Hu B,Gao S X,et al. A saxitoxin-binding aptamer with higher affinity and inhibitory activity optimized by rational site-directed mutagenesis and truncation[J]. Toxicon,2015,101:41-47.

[80] Zhou X,Zhang X A,Jiang Z W,et al. Combined characterization of a new member of *Marivita cryptomonadis*,strain LZ-15-2 isolated from cultivable phycosphere microbiota of toxic HAB dinoflagellate *Alexandrium catenella* LZT09[J]. Brazilian Journal of Microbiology,2021,52(2):739-748.

[81] Zhu W Z,Ge Y M,Gao H M,et al. *Gephyromycinifex aptenodytis* gen. nov. ,sp. nov. ,isolated from gut of Antarctic emperor penguin *Aptenodytes forsteri* [J]. Antonie van Leeuwenhoek, 2021,114(12):2003-2017.

后　记

　　藻菌都是地球早期生命形式,两者已共存了数亿年,紧密相伴的藻际菌群是藻类起源与进化的"活化石"。藻际(phycosphere)是由藻细胞核心及其胞外多聚物(ECP)共同形成的特殊富营养微环境。胶质性的藻际环境中富含有机质,是重要的海洋微观有机碳库。

　　藻际是藻菌互作(ABI)的特殊生态位。而藻际菌群(phycosphere microbiota,PM)则是栖息于藻际、具有独特结构与功能的微生物群落系统。藻际菌群作为海洋微食物环的重要组成,可通过对藻源 ECP 与细胞碎片再矿化,并向高营养级传递;或转化有机碳释放至海洋;亦可借助微生物碳泵实现数千年之久的海洋碳储存。

　　在长期进化过程中,藻类及其藻际细菌之间形成了互惠共生(营养物质与生长因子传递、信息素调节、协同保护、化学防御),或相互竞争及拮抗(营养竞争、产生化感物质、释放毒素或溶藻物质等)等密切生态关系。并随着藻的生存环境与生长时期的改变而发生着动态演绎,凸显了结构可变与功能可塑的智能性。藻际细菌具有不同的存在形式,既可与藻体无稳定接触而存在于藻际内;或吸附藻透明外部聚合物颗粒等营附生于藻细胞表面;又可共生于胞内(细胞核、细胞质或细胞器内),甚至随藻繁殖传递至子代。在此过程中,藻菌之间既有多种代谢产物如抗菌素、毒素等化感物质,群体感应物质,碳、氮、磷等营养元素,吲哚-3-乙酸(IAA)等植物生长素,铁载体、维生素 B_{12} 等生长因子等的相互交流,也有重要的遗传物质,如 PSP 合成基因在跨界物种之间的水平基因转移(HGT)与基因融合。

　　海洋浮游藻类是赤潮的始因,而藻菌关系渗透于藻华的发生、发展、演替、衰退、消亡全过程。而赤潮每个阶段的驱动力,均来自其生态系统内所有生物种群的结构及功能多样性。因此,只有早日揭示藻菌之间的这种复杂跨界关联,才能最终破解麻痹性贝类毒素产生之谜,也可为实现"以菌治藻"、探索有害藻华的生物防治开辟一条新途径。

　　近年来,随着培养组学、基因组尺度代谢网络、生态代谢组学等新兴技术的涌现,极大拓展了对人类与微生物及环境的关系的新认知。同时,无疑将为解答严重威胁人类生存与可持续发展的赤潮、新型冠状病毒肺炎(COVID-19)等环境、医学等多领域难题提供研究新思路。

　　藻菌关系是破解麻痹性贝类毒素产生之谜的关键。为搭建连通藻际菌群结构与其功能内涵之间的桥梁,必须创造性地把多学科研究理念与多维组学技术有机组合,以顺利开启阐释复杂多变的藻菌关系之门。本书对麻痹性贝类毒素(PSP)生物学研究与应用的最新成果进行了系统的归纳总结。

张晓玲　杨桥